本教材第4版为"十四五"职业教育国家规划教材
国家卫生健康委员会"十四五"规划教材
全国高等职业教育专科教材

供护理、助产专业用

社区护理学

第5版

主　编　徐国辉　左凤林

副主编　郭树榜　连剑娟

编　者（以姓氏笔画为序）

左凤林（重庆三峡医药高等专科学校）

冯亚静（承德护理职业学院）

刘　璐（沧州医学高等专科学校）

李姗姗（甘肃卫生职业学院）

李春芬（重庆三峡医药高等专科学校附属人民医院）

杨　瑞（山西医科大学汾阳学院）

连剑娟（福建卫生职业技术学院）

罗　婕（海南卫生健康职业学院）

郝庆娟（黑龙江护理高等专科学校）

徐国辉（承德护理职业学院）

郭树榜（菏泽医学专科学校）

曹　俊（四川护理职业学院）

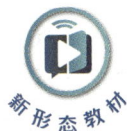

新形态教材

人民卫生出版社
·北京·

图书在版编目（CIP）数据

社区护理学 / 徐国辉，左凤林主编. -- 5 版.
北京：人民卫生出版社，2024.11（2025.6重印）.
（高等职业教育专科护理类专业教材）. -- ISBN 978
-7-117-37138-4

Ⅰ. R473.2
中国国家版本馆 CIP 数据核字第 2024GN1307 号

人卫智网	www.ipmph.com	医学教育、学术、考试、健康，购书智慧智能综合服务平台
人卫官网	www.pmph.com	人卫官方资讯发布平台

社区护理学
Shequ Hulixue
第 5 版

主　　编：徐国辉　左凤林
出版发行：人民卫生出版社（中继线 010-59780011）
地　　址：北京市朝阳区潘家园南里 19 号
邮　　编：100021
E - mail：pmph @ pmph.com
购书热线：010-59787592　010-59787584　010-65264830
印　　刷：人卫印务（北京）有限公司
经　　销：新华书店
开　　本：850×1168　1/16　印张：13
字　　数：367 千字
版　　次：2000 年 1 月第 1 版　2024 年 11 月第 5 版
印　　次：2025 年 6 月第 2 次印刷
标准书号：ISBN 978-7-117-37138-4
定　　价：52.00 元
打击盗版举报电话：010-59787491　E-mail：WQ @ pmph.com
质量问题联系电话：010-59787234　E-mail：zhiliang @ pmph.com
数字融合服务电话：4001118166　E-mail：zengzhi @ pmph.com

　　高等职业教育专科护理类专业教材是由原卫生部教材办公室依据原国家教育委员会"面向21世纪高等教育教学内容和课程体系改革"课题研究成果规划并组织全国高等医药院校专家编写的"面向21世纪课程教材"。本套教材是我国高等职业教育专科护理类专业的第一套规划教材,于1999年出版后,分别于2005年、2012年和2017年进行了修订。

　　随着《国家职业教育改革实施方案》《关于深化现代职业教育体系建设改革的意见》《关于加快医学教育创新发展的指导意见》等文件的实施,我国卫生健康职业教育迈入高质量发展的新阶段。为更好地发挥教材作为新时代护理类专业技术技能人才培养的重要支撑作用,在全国卫生健康职业教育教学指导委员会指导下,经广泛调研启动了第五轮修订工作。

　　第五轮修订以习近平新时代中国特色社会主义思想为指导,全面落实党的二十大精神,紧紧围绕立德树人根本任务,以打造"培根铸魂、启智增慧"的精品教材为目标,满足服务健康中国和积极应对人口老龄化国家战略对高素质护理类专业技术技能人才的培养需求。本轮修订重点:

　　1. 强化全流程管理。 履行"尺寸教材、国之大者"职责,成立由行业、院校等参与的第五届教材建设评审委员会,在加强顶层设计的同时,积极协同和发挥多方面力量。严格执行人民卫生出版社关于医学教材修订编写的系列管理规定,加强编写人员资质审核,强化编写人员培训和编写全流程管理。

　　2. 秉承三基五性。 本轮修订秉承医学教材编写的优良传统,以专业教学标准等为依据,基于护理类专业学生需要掌握的基本理论、基本知识和基本技能精选素材,体现思想性、科学性、先进性、启发性和适用性,注重理论与实践相结合,适应"三教"改革的需要。各教材传承白求恩精神、红医精神、伟大抗疫精神等,弘扬"敬佑生命、救死扶伤、甘于奉献、大爱无疆"的崇高精神,契合以人的健康为中心的优质护理服务理念,强调团队合作和个性化服务,注重人文关怀。

　　3. 顺应数字化转型。 进入数字时代,国家大力推进教育数字化转型,探索智慧教育。近年来,医学技术飞速发展,包括电子病历、远程监护、智能医疗设备等的普及,护理在技术、理念、模式等方面发生了显著的变化。本轮修订整合优质数字资源,形成更多可听、可视、可练、可互动的数字资源,通过教学课件、思维导图、线上练习等引导学生主动学习和思考,提升护理类专业师生的数字化技能和数字素养。

　　第五轮教材全部为新形态教材,探索开发了活页式教材《助产综合实训》,供高等职业教育专科护理类专业选用。

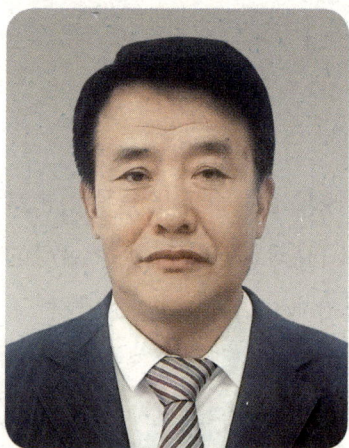

徐国辉

教授

现任承德护理职业学院副校长。兼任全国卫生健康职业教育教学指导委员会校企业合作专委会副主任委员、河北省护理学会护理教育专业委员会副主任委员。从事教学工作 30 余年，主要承担社区护理、预防医学和卫生统计等学科的教学工作。主编教材 7 部，其中"十二五"和"十四五"职业教育国家规划教材各 1 部。发表论文 20 篇，承担科研课题 13 项。获河北省职业教育教学成果奖二等奖、三等奖各 1 项。

希望同学们努力学习，弘扬"敬佑生命、救死扶伤、甘于奉献、大爱无疆"的大医精神，走进社区，勇担社区居民健康守护人之责，为健康中国贡献力量。

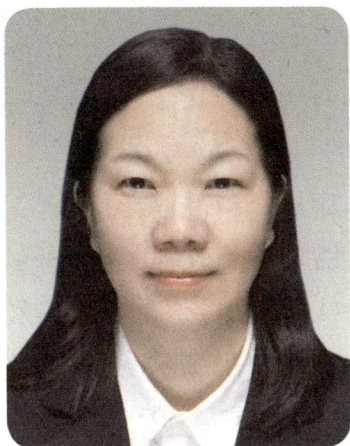

左凤林
教授

现任重庆三峡医药高等专科学校护理学院党总支书记、院长。从事临床护理及教学工作 40 年。重庆市第二批职业院校教师教学团队负责人，第二届全国乡村振兴职业技能大赛育婴员技能大赛裁判长。主编教材 10 余部，其中"十三五""十四五"职业教育国家规划教材各 1 部；获重庆市教学成果奖三等奖 1 项。

希望同学们通过学习本教材，获得社区护士专业能力，增强基层服务意识，提升人文关怀和团队协作能力。

社区护理学是在护理学、临床医学、预防医学、社会学、康复医学等相关学科基础上，为适应公众健康需求，在护理实践过程中综合发展而形成的一门理论性和实践性较强的新兴学科。随着医药卫生体制改革的不断深化和健康优先发展战略的部署实施，社区卫生服务的网底作用越发凸显。社区护理作为社区卫生服务的重要组成部分，在积极应对人口老龄化国家战略中发挥了重要作用，其服务内涵与外延进一步丰富和拓展。社区护理在现代护理教育中十分重要，是护理专业学生的必修课程。

《社区护理学（第4版）》列选首批"十四五"职业教育国家规划教材。本教材是在第4版的基础上，结合《"十四五"国民健康规划》相关要求和社区护理发展的新形势进行修订的。本次修订坚持以人民健康为中心，强化大健康、大卫生理念，紧紧围绕护理类专业培养目标，将预防为主的思想贯穿始终。全书以基本公共卫生服务为框架，以社区、家庭和人群为主线修订编写。在以社区为中心的护理中介绍社区护理程序、流行病学方法在社区护理中的应用、社区健康管理、社区健康教育与健康促进、社区环境与健康、社区突发公共卫生事件的护理与管理。以家庭为中心的护理介绍了社区家庭护理。以人群为中心的护理中介绍了社区人群保健与护理、社区慢性病患者的护理与管理、传染病患者的社区护理与管理、社区康复护理。

本教材修订体现三方面特色：一是将《"健康中国2030"规划纲要》《健康中国行动（2019—2030年）》《全国护理事业发展规划（2021—2025年）》等文件要求融入教材，突出时代特征。二是突出爱国情怀、大医精神、基层服务意识、劳动意识、环保意识、创新意识和团队精神的培养，强化立德树人理念。三是重点对教材内容进行整合，突出社区岗位需求。如将传染病患者的社区护理与管理另设一章编写，将社区健康档案并入健康管理章节。

本教材阐述社区护理的基本理论、基本知识和基本技能，教材内容贴近职业岗位，以预防、保健、护理、康复为中心，强化社区护理实践技能的培养。全书共12章，按36学时编写，其中理论28学时、实践8学时，各院校在使用过程中可根据教学要求适当调整。

教学大纲
（参考）

本教材在编写过程中得到了各参编单位领导和老师的大力支持与帮助，在此表示衷心的感谢！

社区护理学是一门综合性学科，其涉及内容广泛，而我们的学识水平有限、经验不足，本书难免存在不妥和疏漏之处，恳请广大读者赐教指正。

徐国辉

2024年11月

第一章 │ 社区护理概述

ER 1-1
教学课件

ER 1-2
思维导图

学习目标

1. 掌握：社区的概念与构成要素；社区卫生服务的概念；社区护理的概念、特点及内容。
2. 熟悉：社区的功能；社区卫生服务的内容与特征；社区护士的任职条件；社区护理中的法律问题与风险防范。
3. 了解：健康社区的定义、发展及标准；社区卫生服务机构设置要求；社区护理的发展。
4. 能够运用所学知识和技能积极参与社区卫生服务活动。
5. 具有扎根基层、为基层医疗卫生服务的意识。

社区护理是社区卫生服务的重要组成部分。近年来，随着健康优先发展战略的全面实施和医药卫生体制改革的不断深化，发展和完善社区卫生服务，提高全民健康水平，已成为我国医药卫生工作的长期发展目标之一。面对工业化、城镇化、人口老龄化、疾病谱变化、生态环境及生活方式变化等带来的一系列新的挑战，人们对社区卫生服务和社区护理的需求也不断提高，这也使社区护理的内涵和服务对象不断拓展。

第一节 社 区

情景导入

某街道位于某市的中心城区，辖区总面积约 3.58 平方公里，总人口约 5.98 万人，其中户籍人口 1.99 万人，流动人口 3.99 万人。辖区内设有 1 个居委会、11 个花园小区、4 个城中村、2 所学校、6 所幼儿园。除此以外，该街道有慈善超市、志愿者服务站、综合医院、商场、网吧、餐馆及众多便利店，使得居民生活非常便利。

请思考：
1. 该街道能否作为一个社区，为什么？
2. 社区的构成要素是什么？
3. 社区具有哪些功能？

一、社区的概念与构成要素

（一）社区的概念

社区（community）一词来源于拉丁文，原意是团体、共同。1881 年，德国社会学家滕尼斯（F.Tonnies）最早提出"community"一词。20 世纪 30 年代，我国著名社会学家费孝通先生将"community"翻译成"社区"，从而将此概念引入国内，并依据我国的特点将社区定义为：社区是若干社会群体

（家庭、氏族）或社会组织（机关、团体）聚集在某一地域里所形成的一个生活上相互关联的大集体。社区不同于行政区域划分，更趋于一组共同生活、具有共同特征和共同需求的区域人群组成的社会群体，生活上相互关联，从事文化、经济、政治等社会实体活动。

关于社区的概念，不同的时期对社区的解释不同，学术界有诸多界定。大多数学者认为社区是指聚居在一定地域范围内的人们所组成的社会生活共同体。世界卫生组织（WHO）认为社区是由共同地域、价值或利益体系所决定的社会群体。《中共中央办公厅、国务院办公厅关于转发〈民政部关于在全国推进城市社区建设的意见〉的通知》中将社区定义为社区是指聚居在一定地域范围内的人们所组成的社会生活共同体。随着社会的不断发展与进步，社区的概念将被赋予更多新的内涵。

（二）社区的构成要素

虽然关于社区概念的表述不尽相同，但是对社区主要构成要素的认识是一致的。普遍认为社区应包括人群、地域、社会认同、社会互动及社会管理。

1. 人群　一定数量的人群是社区的主体，是构成社区的第一要素。人群要素反映了整个社区内部的人口关系和社区整体面貌，主要包括人口的数量、构成及分布。WHO认为一个有代表性的社区，人口数量在10万~30万，人口过多或过少都不利于社区的正常分工和协作。人口的构成包括年龄、性别、职业、信仰、文化程度及健康状况等，反映社区内不同人口的特点及素质；人口的分布指社区内部人口的集散状态。

2. 地域　地域通常是指一定的地域空间，自然要素与人文因素作用形成的综合体。一定范围的地域又称地方或地理疆界，是社区存在的基本自然环境条件。地域要素是社区维持存在和不断发展的前提，是决定社区变迁的重要条件。社区范围可根据行政区域或地理范围来划分。WHO认为一个有代表性的社区，面积在5 000~50 000平方公里。在我国，城市社区一般按街道办事处管辖范围划分，以街道和居委会为基本单位；农村社区一般以乡、镇和村划分。人群和地域是构成社区的基本要素。

3. 社会认同　社会认同是社区的重要文化要素，包括同一社区的人群的文化背景、生活方式和认同意识等。同一社区的居民通常具有相似的文化背景、行为背景、价值观念、风俗习惯与管理方式，社区人群具有明确的"归属感"与"社会情结"。在生活上，社区居民可能会具有共同的需要，面临共同的问题，比较容易产生相似的社会意识、行为规范、生活方式和文化氛围等，从而促使社区人与人之间形成强烈的凝聚力和浓厚的归属感。

4. 社会互动　社会互动是指社区居民由于生活所需，彼此之间进行各种社会活动所产生的依赖与竞争等互动，具体包括生活制度、社区设施及管理机构等。社区居民的衣、食、住、行、娱乐等均需与他人共同完成，因此社区需要建立必要的生活制度、规范管理与社区道德等。社区需要不可或缺的生活服务设施，例如住房、社区卫生服务网点、生产工厂、库房、学校、医疗机构、文化娱乐场所、商业网点、交通和通信等，而设施及其运行制度的完善程度是判断社区发达程度的重要标准。

5. 社会管理　社区的社会管理机构和管理制度是维持社会良好秩序的重要保障。我国社区的基层管理机构是社区的居委会和派出所，通过两者之间联合以达到规范管理社区居民的户籍、治安、环境卫生、生活福利等，从而可以科学有效地规范社区人群的社会行为，协调居民在社区的人际关系，协助解决社区的各种问题，满足社区居民生活的基本需要。

二、社区的功能

（一）社会参与功能

社区可以组建各种社区团体与组织，如小区业主委员会、小区党建群、小区活动中心等，也可以举办形式多样的活动。居住在社区的居民可以通过积极参与社区的各种活动从而达到互相认识、彼此沟通、增进交流的目的。

（二）社会服务功能

社区通常为居民提供各种服务设施，如学校、医疗机构、商业网点、文化娱乐场所等。通过以上服务设施，社区可以为社区居民和单位提供社会化服务，从而满足社区居民生活需要和精神需要。相关服务包括生活服务、教育服务、卫生保健服务、文化体育服务、治安调解服务等。

（三）社会保障功能

社区的社会保障功能主要包括弱势群体的救助和权益保障、社区自组织保障和社区托底保障功能。弱势群体的救助和权益保障是指社区为弱势群体提供最基本的生活需要的同时，还满足其精神和心理需要，并保障其享有正当的权利等。社区自组织保障是指以社区组织为主导，通过社区内部资源的优化整合，为社区居民提供具有社区特色的保障项目。如：为居民提供定期的健康检查、为居民修建文娱中心等。社区可为特殊群体提供特殊保障服务项目，如：建立社区残疾人就业服务中心，建立社区互助小组等。社区还可以通过发展本社区经济来为居民提供补充社会保险及补充社会救助等。社区托底保障是指社区成员享受法定的基本保障之后，如果仍然生活困难，社区保障中心将提供托底保障，保证其基本生活水平。社区可以通过整合社区内部资源、社区与社区之间的资源、社区与社会之间的资源来拓宽社区社会保障的资金来源，及时为符合条件的困难群体发放托底保障资金，保证社区托底保障功能的发挥。

（四）社会管理功能

为了解决居民面临的各种各样的问题，协调社区各种错综复杂的关系，满足社区居民的多方面需要，社区必须设立专门的管理部门并制定相应的社区规章制度，以维持社会的稳定。管理部门负责管理生活在社区的人群的社会生活事务。在我国，社区通常具有其独特的各种管理机构：在城市，基层社区管理组织是居民委员会；在农村，基层社区管理组织是村民委员会。管理包括对社会保险对象的社区管理、社会福利的社区管理、社会救助对象的社区管理等。社区建立社会保障对象档案，加强社区人力资源管理和财力物力管理，积极开发整合社区社会保障所需的各项资源，及时为社会保障对象提供社会管理。

（五）安全稳定功能

社区安全直接关系到社区居民的切身利益，社区安全是社区居民最基本的保障需要。当前，我国城市社区主要通过保安执勤、警民联防等方式为社区居民提供安全保障。面对外来人口增多的形势，一些城市社区专门加强对外来人口的管理，为无业人员等特殊外来群体建立个人档案，并为他们提供就业机会，杜绝社区治安隐患。社区通过维护社区环境和社会秩序，化解各种社会矛盾，制定一系列条例、规范和制度，积极控制不道德及违法行为，以达到保障居民生命与财产安全的目的。

三、健康社区

（一）健康社区的定义

健康社区的定义必须建立在对"健康"和"社区"双重理解的基础上。有学者将健康社区定义为拥有健康的物质环境、人文环境及健康人群的社区。也有学者认为健康社区是以提升社区居民健康水平为终极目标，通过组织多种群众性活动，传播健康理念、普及健康知识、传授健康生活技能、促进健康行为实践的城市或农村生活区域。还有学者认为健康社区可理解为：通过健康促进，使个人、家庭具备良好的生活方式和生活行为，在社区创建良好的自然环境、物理环境、社会心理环境，达到创建具有健康人群、健康环境的健康社区。健康社区主要包括健康政策、健康环境、健康人群及健康管理体系。

（二）健康社区的发展

在 20 世纪 60 年代末，美国提出健康社区的概念。美国政府要求政府、组织、企业及健康部门进行深入积极沟通，互相了解，有效解决地方面临的问题与群众的需求，从而提高社会的生活质量和人们的健康水平。20 世纪 80 年代，WHO 启动"健康城市计划"，倡导"健康城市""健康社区"等全球性战略行动。WHO 指出"健康城市应该是一个不断开发、发展自然和社会环境，并不断扩大社会资源，使人们在享受生命和充分发挥潜能方面能够互相支持的城市。"

健康社区是伴随着社会的发展而形成的一种相对的、动态的宏观健康概念，是在社区建设中，必须把健康问题建立在社区文化和社区组织的结构上，通过社区中的个人与团体共同努力达到的相对舒适、安全与平衡的状态。健康社区旨在通过社区建设的认识，让越来越多的人意识到城市已从工业城市发展到绿色城市、生态城市及健康城市，发展中的城市不再是经济增长实体，更应该是改善人类健康的家园。健康社区概念的建立，不仅可以提高人们的健康意识，还可以创建健康环境，倡导健康消费，建设健康家庭，从而改善居民的生存环境和生命质量，推动社会的不断进步和经济的稳步发展。

（三）健康社区的标准

判断社区健康与否并无固定的标准，而是由社区居民自己决定需要的是什么样的健康状态。不过，社区卫生工作人员可以通过使用一些客观的标准来协助并引导社区居民评估其社区的健康状态。如 1990 年斯普拉德利（Spradley）提出评估健康社区的 10 个要点；1977 年卡特瑞（Cottrell）指出有能力的社区所必须具备的 8 个条件；这些都可作为社区卫生工作人员评估社区是否健康的标准。2020 年 3 月 21 日，由中国建筑科学研究院有限公司、中国城市科学研究会等单位联合编制的《健康社区评价标准》（以下简称《标准》）是我国健康系列标准的核心标准之一，是我国健康社区发展的引领性和规范性标准。《标准》旨在指导和规范健康社区规划、建设、评价，实现健康社区性能的提升，从而达到贯彻落实健康中国战略部署，提高人民幸福感和获得感，增进人民福祉。《标准》的编制为健康社区建设指标的实现提供了可操作、可实施的技术依据，为捍卫人民健康、保障经济发展、维护社会和谐稳定发挥了重要的支撑作用。

> **知识链接**
>
> ### 智慧社区
>
> 智慧社区是充分应用大数据、云计算和人工智能等信息技术手段，整合社区各类服务资源，打造基于信息化、智能化管理与服务的社区治理新形态。2022 年 5 月，国家九部门印发的《关于深入推进智慧社区建设的意见》（民发〔2022〕29 号）中明确提出智慧社区的建设目标是：到 2025 年，基本构建起网格化管理、精细化服务、信息化支撑、开放共享的智慧社区服务平台，初步打造成智慧共享、和睦共治的新型数字社区，社区治理和服务智能化水平显著提高，更好感知社会态势、畅通沟通渠道、辅助决策施政、方便群众办事。同时提出集约建设智慧社区平台、拓展智慧社区治理场景、构筑社区数字生活新图景、推进大数据在社区应用、精简归并社区数据录入和加强智慧社区基础设施建设改造六项重点建设任务。

第二节　社区卫生服务

> **情景导入**
>
> 社区护士小王在值夜班时，一位女士携一名小男孩前来就诊。据该女士描述，小孩是在看动画片时不慎将葡萄粒吸入气管，家人连续拍击后背无效便赶来就诊。小王了解情况后迅速实施海姆立克急救法将葡萄粒排出。在随后观察时，小王为该女士讲解了海姆立克急救法

的操作要点,并嘱咐男孩养成好的生活习惯,避免类似事件的发生。

请思考:
1. 护士小王这次社区卫生服务的对象是谁?
2. 护士小王这次社区卫生服务的内容是什么?
3. 社区卫生服务的特点有哪些?

一、社区卫生服务的概念与内容

(一)社区卫生服务的概念

社区卫生服务(community health service,CHS)是社区建设的重要组成部分,是在政府领导、社会参与、上级卫生机构指导下,以基层卫生机构为主体,全科医生为骨干,合理使用社区资源和适宜技术,以人的健康为中心、家庭为单位、社区为范围、需求为导向,以妇女、儿童、老年人、慢性病病人、残疾人等为服务重点,以解决社区主要卫生问题、满足基本卫生服务为目的,融预防、保健、医疗、康复、健康教育、计划生育技术指导等为一体的,有效、经济、方便、综合、连续的基层卫生服务。

(二)社区卫生服务的内容

社区卫生服务是社区建设中的一项重要的工作内容。《国务院关于发展城市社区卫生服务的指导意见》《城市社区卫生服务机构管理办法(试行)》及《社区卫生服务机构绩效考核办法(试行)》文件中明确提出社区卫生服务的工作内容,具体包括以下几个方面:

1. 预防 负责社区内儿童计划免疫接种、传染病的预防和控制、卫生监督及管理;提供心理咨询、精神卫生、合理营养、饮食卫生、居住和环境卫生等公共卫生技术指导与咨询服务。

2. 保健 为社区人群提供全生命周期的保健服务是社区卫生服务的重点工作内容之一,主要包括社区妇女、儿童保健,生殖健康保健,眼、口腔保健,老年保健和急诊自救指导等。

3. 医疗 对常见病、多发病及诊断明确的慢性病患者进行诊疗及护理,做好院前急救工作,为需要的患者安排会诊和转诊,提供医疗咨询服务。根据需要开设家庭病床与临终关怀服务。社区医疗特别强调使用适宜技术、中医中药等,以达到适应社区群众的需求,减轻医疗负担。

4. 康复 社区康复是指患者或残疾者经过临床治疗后,为促进其身心的进一步康复,由社区继续提供的医疗保健服务。社区康复不同于医疗康复,它体现了集医疗与预防保健于一体,身心全面兼顾,连续性、协调性的全科医疗服务的基本原则。社区康复的宗旨是充分利用社区资源,使患者或残疾者在社区或家庭通过康复训练,促使疾病好转或痊愈。

5. 健康教育 通过有组织、有计划、有评价的社会教育活动,如建立社区健康教育网络、编制健康教育宣传材料等多种形式,广泛开展以提高群体健康知晓率和卫生习惯形成率为目的的健康教育与健康促进,促使人们自觉地采纳有益于健康的行为和生活方式,消除或减轻影响健康的危害因素,以达到预防疾病、促进健康、提高生活质量的目的。社区健康教育需建立组织机构,由社区领导和社区卫生服务机构共同负责,组织有关部门和社会团体及社会有关人士参加。

6. 计划生育技术指导 计划生育是我国的一项基本国策,社区卫生服务可为优生优育、计划生育提供方便、有效的技术指导和宣传教育。

二、社区卫生服务的对象与特征

(一)社区卫生服务的对象

社区卫生服务的对象是社区全体居民,主要以社区的妇女、儿童、老年人、慢性病病人、残疾人、贫困居民等为重点。社区卫生服务中心一般不承担重大的医疗服务,主要提供的是基础性的康复和诊疗服务。

（二）社区卫生服务的特征

1. 广泛性　主要指服务对象的广泛性，服务对象包括健康人群、亚健康人群、高危人群、重点保护人群及患者等。

2. 综合性　指预防、治疗、康复和健康促进相结合；院外服务与院内服务相结合；卫生部门与家庭、社区服务相结合。

3. 连续性　社区卫生服务贯穿生命周期的全过程，覆盖生命的各个阶段以及疾病发生、发展的全过程。

4. 协调性　协调各部门之间、各类人员之间的相互关系，使其密切合作，以保证社区卫生服务各项活动的实施。

知识链接

基本医疗卫生服务

基本医疗卫生服务是指维护人体健康所必需、与经济社会发展水平相适应、公民可公平获得的，采用适宜药物、适宜技术、适宜设备提供的疾病预防、诊断、治疗、护理和康复等服务。基本医疗卫生服务包括基本公共卫生服务和基本医疗服务。基本公共卫生服务由国家免费提供。国家基本公共卫生服务项目由国务院卫生健康主管部门会同国务院财政部门、中医药主管部门等共同确定。各省、自治区、直辖市人民政府可以在国家基本公共卫生服务项目基础上，补充确定本行政区域的基本公共卫生服务项目，并报国务院卫生健康主管部门备案。目前，国家基本公共卫生服务项目有 14 项内容，包括城乡居民健康档案管理、健康教育、预防接种、0~6 岁儿童健康管理、孕产妇健康管理、老年人健康管理、慢性病患者健康管理（高血压、2 型糖尿病）、严重精神障碍患者管理、卫生计生监督协管、中医药健康管理、肺结核患者健康管理、传染病及突发公共卫生事件报告和处理、免费提供避孕药具、健康素养促进行动。

三、社区卫生服务的方式

社区卫生服务是区别于综合性医院、专科医院以及专业预防保健机构的基层卫生服务，它的特点是贴近居民、就近就医、防治结合、综合服务，充分体现积极主动的服务模式。主要服务方式有：

（一）主动上门服务

上门服务是社区卫生服务的一种重要的服务方式，是建立和谐医患关系的一项重要工作。在做好健康宣教的基础上，与居民订立健康保健合同，向社区居民公布联系电话，提供预约和家庭出诊服务。在社区卫生调查和社区诊断的基础上，对合同服务对象及重点人群定期上门巡诊，及时处理发现的健康问题，为其提供保健服务，做到方便快捷。

（二）开设家庭病床

以家庭作为治疗护理场所，根据居民的需求，选择适宜在家庭环境下进行医疗或康复的病种，开设家庭病床，进行规范的管理和服务，让患者在熟悉的家庭环境中接受医疗和护理，既有利于促进疾病的康复，又可减轻家庭经济负担和人力负担。

（三）开展健康咨询

卫生服务专业人员应在诊治疾病中，建立并充分发挥居民健康档案的作用，向居民提供家庭保健指导，向患者讲解疾病的转归和发展趋势、如何进行预防和日常的保健措施，耐心地接受居民的健康咨询，将健康教育和卫生保健知识的传播有机地融入医疗服务之中，帮助社区居民形成良好的卫生习惯与健康的生活方式。

（四）实施双向转诊

转诊包括正向转诊和逆向转诊，正向转诊是指由下级（社区）医院向上级医院逐级转诊，逆向转诊是指由上级医院向下级（社区）医院转诊。在我国医疗体制改革进程中，双向转诊制是在社区首诊基础上建立的扶持社区医疗卫生，解决"看病难、看病贵"的一项重要举措，是建立"小病在社区、大病进医院、康复回社区"的就医新格局。

四、社区卫生服务机构设置要求

（一）社区卫生服务机构设置的原则

社区卫生服务机构设置要严格执行国家对医疗卫生机构的管理法规，机构设置审批程序须依法严格执行准入制度。社区卫生服务机构的建设，要坚持社区参与原则，运行应引入竞争机制，管理制度参照《城市社区卫生服务机构设置和编制指导意见》。社区卫生服务机构覆盖情况，应综合考虑区域内卫生计生资源、服务半径、服务人口以及城镇化、老龄化、人口流动迁移等因素，制订科学、合理的社区卫生服务机构设置规划，按照规划逐步健全社区卫生服务网络。主体是社区卫生服务中心和社区卫生服务站，诊所、门诊部、医务室等其他承担初级诊疗任务的基层医疗卫生机构是社区卫生服务网络的重要组成部分。社区卫生服务机构业务用房、床位、基本设备、常用药品及急救药品应根据社区卫生服务的功能、居民的需求配置；卫生人力应按适宜比例配置。

（二）社区卫生服务机构设置的要求

1. 社区卫生服务中心　社区卫生服务中心原则上按街道办事处范围设置，以政府举办为主。在人口较多、服务半径较大、社区卫生服务中心难以覆盖的社区，可适当设置社区卫生服务站或增设社区卫生服务中心。人口规模大于10万人的街道办事处，应增设社区卫生服务中心。人口规模小于3万人的街道办事处，其社区卫生服务机构的设置由区（市、县）政府卫生行政部门确定。社区卫生服务中心的建筑面积不少于1 000m²，公共卫生服务用房和基本医疗服务用房面积应为1:1。社区卫生服务中心原则上不设住院病床，但可根据实际情况设定一定数量的以护理康复为主要功能的病床，数量不能超过50张，每设立1张床位至少增加30m²建筑面积。如需设置季节性传染病门诊，要增加相应的建设面积。社区卫生服务中心命名：区名＋所在街道名＋识别名（可选）＋社区卫生服务中心。

根据服务功能、服务人口、居民的服务需要，按照精干、效能的原则设置卫生专业技术岗位，配备适宜学历与职称层次的从事全科医学、公共卫生、中医（含中西医结合）等专业的执业医师和护士，药剂、检验等其他有关卫生技术人员根据需要合理配置。①从事社区卫生服务的专业技术人员须具备法定执业资格。②根据功能、任务及服务人口需求，配备适宜类别、层次及数量的卫生技术人员。辖区人口每万人至少配备2名全科医师和2名社区护士。在全科医师资格认可制度尚未普遍实施的情况下，暂由经过全科医师岗位培训合格、具有中级以上专业技术职称的临床执业医师承担。医护人员在上岗前需接受全科医学与社区护理等知识培训。③待国家有关部门颁布社区卫生服务机构人员编制标准后，按有关规定执行。

2. 社区卫生服务站　社区卫生服务站在社区卫生服务中心的统一管理和指导下，承担所辖社区范围内人群的基本公共卫生服务和普通常见病、多发病的初级诊治、康复等工作。社区卫生服务站的面积不少于150m²，原则上不设住院病床，至少设诊断室、治疗室及预防保健室，有健康教育宣传栏等设施，符合国家卫生标准与无障碍设计要求。其他参照社区卫生服务中心设置指导标准。社区卫生服务站命名：所在街道名＋所在居民小区名＋社区卫生服务站。

3. 社区医院　2020年国家卫生健康委员会在试点工作的基础上，提出全面开展社区医院建设工作。社区医院以社区、家庭和居民为服务对象，以居民健康为中心，提供常见病、多发病和慢性病的基本医疗服务和基本公共卫生服务，属于非营利性医疗机构。社区医院设置应当符合区域医疗卫生服务体系规划和医疗机构设置规划，在现有社区卫生服务中心和有条件的乡镇卫生院的基础上，医疗服务能力达到一定水平，加挂社区医院牌子。社区医院实际开放床位数≥30张，可按照服务人口1.0~1.5张/千人配置，主要以老年、康复、护理、安宁疗护床位为主。床位使用率≥75%。社区医院设置科室主要有临床科室、公共卫生科室、医疗技术科室、管理科室及其他科室。社区医院的基本功能有：

（1）具备常见病、多发病、慢性病的门诊、住院诊疗综合服务能力；符合条件的，可提供适宜的手术操作项目。

（2）开展基本公共卫生服务，承担辖区的公共卫生管理和计划生育技术服务工作，能够提供健康管理、康复指导等个性化的签约服务。

（3）具备辖区内居民基层首诊、双向转诊等分级诊疗功能，开展远程医疗服务，提供部分常见病、慢性病的在线复诊服务。

（4）对周边基层医疗卫生机构开展技术指导和帮扶。

第三节　社区护理

情景导入

社区护士小王，工作中接待了一位陈女士。陈女士，65岁，主诉头痛、胸闷1周，劳累与情绪激动时症状加重，休息后症状缓解，退休在家，有高血压病史。小王为其查体：身高162cm，体重75kg，血压168 / 108mmHg。小王对陈女士进行安慰和劝解，嘱咐其按时吃药，保持良好的心态。

请思考：
1. 社区护士在本次社区护理中的角色有哪些？
2. 社区护士提供了哪些社区护理服务？

一、社区护理的概念

社区护理（community care）起源于公共卫生护理，20世纪70年代由美国护士露丝·依思曼首次提出，1980年美国护士协会（American Nurses Association，ANA）将社区护理定义为：将公共卫生学及护理学理论和技术相结合，以促进和维护社区人群健康的一门综合学科。社区护理以健康为中心，以社区人群为对象，利用护理学和公共卫生学中的诸多概念和技术，通过广泛的持续性的护理活动，维持和促进社区健康、预防疾病、减少残障，从而达到提高社区人群生活质量的最终目的。

我国对社区护理的定义：综合应用护理学和公共卫生学的理论与技术，以社区为范围、家庭为单位，以社区人群健康为中心，将医疗、预防、保健、康复、健康教育、计划生育等融入护理，并以促进和维护人群健康为最终目的，提供连续性的、动态性的和综合性的护理服务。

二、社区护理的特点与内容

（一）社区护理的特点

社区护理是社区卫生服务的重要内容，具有以下特点：

1. 侧重性　社区护理工作更侧重于积极主动预防，以基本卫生保健为主体，以健康为中心，通过运用公共卫生及护理的专业理论、技术和方法，促进和维护社区人群健康，减少疾病的发生。社区护理不是单纯对患者的治疗护理，更重要的是如何预防疾病、促进健康。社区护理的中心任务是提高社区人群的健康水平。

2. 广泛性　社区护理是以人群为主要服务对象即社区全体人群，包括个人、家庭、团体等，既有健康人群、亚健康人群、高危人群，也有重点保健人群与患病人群。社区护理通过运用护理程序的工作方法，从个人、家庭、社区三个层面收集、整理和分析社区人群的健康资料，从而了解社区人群的健康状况与分布情况，以达到发现和解决存在的健康问题的目的。

3. 综合性　由于社区护理的服务对象具有广泛性，健康的影响因素具有多样性，导致社区人群在健康问题上存在不同程度的差异，这就要求社区护士应从整体、全面的观点出发，对服务的社区人群提供集卫生管理、社会支持、家庭护理、个人防护、心理健康等多方面为一体的综合性服务。

4. 自主性和独立性　社区护理的工作范围广，服务对象广泛，护理场所分散，因此需要社区护理人员提供上门的主动服务。社区护理人员常常需要单独解决健康问题和做出决策，需要有良好的认识问题、分析问题、解决问题及应急处理的能力，因此社区护理人员必须具备自主性，并能独立分析判断和解决问题。

5. 长期性和连续性　社区护理人员需要对社区人群的健康情况长期关注，了解服务对象在生命各周期可能出现的健康问题，因此社区护理人员常常是为服务对象提供具有长期性和连续性的服务。

6. 可及性和协调性　社区护理工作的内容既包括基本医疗护理服务，又包括基本公共卫生服务。为社区人群尽可能及时提供相应的服务，体现服务的就近性、方便性及主动性，这就是社区护理的可及性。同时，社区卫生服务范围广泛、内容多样，需要各专业、各部门人员共同配合。社区护理人员不仅需要与全科医生、公卫医生、康复师密切合作，还需与社区的行政部门、政府机关、福利机构、教育场所、厂矿企业、社区居民等合作，从而统筹并协同调动社区资源，动员社区公众参与，为社区提供相对完整且系统的综合性健康服务。

> **知识链接**
>
> **"互联网 + 护理服务"**
>
> 2019年国家卫生健康委员会启动了"互联网 + 护理服务"试点工作。"互联网 + 护理服务"主要是指医疗机构利用在本机构注册的护士，依托互联网等信息技术，以"线上申请、线下服务"的模式为主，为出院患者或罹患疾病且行动不便的特殊人群提供的护理服务，将护理服务从机构内延伸至社区、家庭。服务重点是为高龄或失能老年人、康复期患者和终末期患者等行动不便的人群，提供慢性病管理、康复护理、专项护理、健康教育、安宁疗护等方面的护理服务。医疗机构在提供"互联网 + 护理服务"前对申请者进行首诊，对其疾病情况、健康需求等进行评估，经评估认为可以提供"互联网 + 护理服务"的，可派出具备相应资质和技术能力的护士提供相关服务。护士在执业过程中严格遵守有关法律法规、职业道德规范和技术操作标准，规范服务行为，切实保障医疗质量和安全。服务过程中产生的数据资料应当全程留痕，可查询、可追溯，满足行业监管需求。

（二）社区护理的内容

根据社区卫生服务机构的功能，社区护理工作内容应包括以下方面：

1. 提供社区预防保健　为社区不同年龄阶段人群提供预防保健服务，以儿童、妇女、老年人为重点人群。

2. 提供个体及家庭健康护理　通过家庭访视和居家护理等方式对家庭中存在健康问题的个体进行护理和保健指导，了解和发现家庭健康问题，对个体及其家庭提供整体健康护理。

3. 提供康复护理 为社区的伤、残者及慢性病患者提供康复护理服务，帮助他们改善健康状况，恢复身体功能。主要服务形式包括长期护理、短期护理、日间护理、老年人福利中心的护理等。

4. 实施健康教育 以促进和维护居民健康为目标，为社区各类人群提供有计划、有组织、有评价的健康教育活动，从而提高居民对健康的认识，使居民养成健康的生活方式及行为，最终提高其健康水平。

5. 开展计划免疫与预防接种 参与完成社区儿童的计划免疫任务，进行免疫接种的实施和管理。

6. 进行定期健康检查 与全科医师共同进行定期的健康检查的组织与管理，并建立居民健康档案。

7. 实施慢性病患者管理 实施社区慢性病患者和其他疾病患者的管理，为社区的高血压、糖尿病、冠心病等慢性病患者、传染病患者及精神障碍患者提供所需的护理管理服务。

8. 提供急、重症患者转诊服务 对在社区无法进行妥善抢救和管理的急、重症患者，做到安全转诊到相关的医疗机构，使他们得到及时、必要的救治。

9. 提供社区临终护理服务 帮助临终患者减少痛苦，安详地走完人生最后的阶段，同时尽量减少患者离世给患者家庭成员带来的影响，为社区临终患者及其家属提供所需要的综合护理服务。

10. 其他 参与社区卫生监督管理工作。

三、社区护士与角色要求

社区护士的角色是指在社区护理服务中，社区护士所特有的地位和职能，以及应当承担的义务，也反映出社区护士在社区与其他成员之间的关系。

(一) 社区护士的任职条件

1. 具有国家护士执业资格并经过注册。

2. 通过地（市）级以上卫生行政部门规定的社区护士岗位培训。

3. 独立从事家庭访视护理工作的社区护士，应具有在医疗机构从事临床护理工作 5 年以上的工作经历。

(二) 社区护士的角色要求

社区护士不同于医院临床护士，其服务对象、内容、范畴、性质与医院护士有诸多不同。随着社会的不断进步与社区护士的角色多样化发展，新时代要求社区护士应该具备的角色多种多样，包括照顾者、咨询者、教育者、代言人、组织者、管理者、协调者、合作者、观察者、研究者等，在不同场合、不同情况、不同时间内社区护士扮演不同的角色。

四、社区护理的发展

(一) 国外社区护理的发展

社区护理起源于西方国家，追溯社区护理的发展历史，其经历了家庭护理阶段、地段访视护理阶段、公共卫生护理阶段及社区护理阶段，见表 1-1。

表 1-1　社区护理的发展阶段

发展阶段	护理对象	护理类型	护理内容
家庭护理阶段	有病的个人	以个体为导向	治疗护理
地段访视护理阶段	有病的个人	以个体为导向	治疗护理
公共卫生护理阶段	有需要的群体和家庭	以家庭为导向	治疗护理、预防保健
社区护理阶段	个人、家庭、社区	以人群为导向	治疗护理、疾病预防、健康促进

1. **家庭护理阶段（19 世纪中期以前）** 这个时期服务资源匮乏，医疗水平局限，即社区护理相对空白，多数患者在家休养，主要由家庭主妇进行看护与照顾。由于家庭主妇文化水平较低，没有经过照护的专业训练，通常只能给予患者简单的生活照顾。这些简单基础的家庭护理为早期的护理和社区护理奠定了基础。

2. **地段访视护理阶段（19 世纪中期至 19 世纪末期）** 这个时期以贫困患者作为主要对象，仍然提供以治疗护理为中心的服务，但服务形式转换为地段访视护理。如这一时期的英国、美国主要侧重于对居家贫困患者的护理，包括指导家属对患者进行护理。从事地段访视护理的人员多数为志愿者，少数为经过专业培训的护士志愿者。

3. **公共卫生护理阶段（19 世纪末期到 20 世纪 70 年代）** 此时期服务对象从贫困患者个体扩大为家庭、群体，服务内容也由单纯的医疗护理扩展到预防保健、健康宣教、环境检测等公共卫生护理服务。此阶段的公共卫生护理者多为经过系统学习的护士，少数为志愿者。在此阶段，护士获得了更多的自主权，公共卫生护理工作的范围也从个人走向了社会。

4. **社区护理阶段（20 世纪 70 年代至今）** 该时期服务对象涵盖个人、家庭和社区，为其提供涵盖治疗、预防和健康促进的综合性社区护理服务。世界各国越来越多的护士以社区为范围，以健康促进、疾病防治为目标，提供医疗护理和公共卫生护理服务。

（二）国内社区护理的发展

在我国，公共卫生护理的发展起始于 1925 年。当时，北京协和医学院在护理教育中增设了预防医学课程，并由协和医院格兰特（Grand）教授发起，北京协和医学院与北京市卫生科联合创办了公共卫生教学区，称为"第一卫生事务所"，以开展相关实践。1932 年我国开始训练公共卫生护士。1945 年北京协和医学院成立公共卫生护理系，公共卫生护理课程包括健康教育、心理卫生、家庭访视与护理技术指导。1950 年后，我国取消了高等护理教育及公共卫生护理的相关课程。1983 年恢复高等护理教育后，一些高校护理专业的课程设置中增加了护士预防保健知识和技能的训练。1994 年国家所属的八所医科大学与泰国清迈大学联合举办了护理硕士班，开设了社区健康护理和家庭健康护理课程。1996 年中华护理学会在北京举办了"全国首届社区护理学术会议"，倡导发展和完善我国的社区护理，重点是社区中的老年人护理、母婴护理、慢性病及家庭护理等。1997 年中共中央国务院颁布了《国务院关于卫生改革与发展的决定》，明确提出要"改革城市卫生服务体系，积极发展社区卫生服务，逐步形成功能合理、方便群众的卫生服务网络"。1999 年卫生部等 10 个部门制定了《关于发展城市社区卫生服务的若干意见》，提出了发展社区服务的具体政策措施。

2000 年卫生部印发了《社区护士岗位培训大纲》，社区护士岗位培训开始展开。2002 年卫生部出台了《社区护理管理的指导意见（试行）》，规范了社区护理工作任务与社区护士职责，推动了社区护理发展。2005 年卫生部发布的《中国护理事业发展规划纲要（2005—2010 年）》中指出发展社区护理，拓宽护理服务。2006 年人事部、卫生部、教育部、财政部、国家中医药管理局颁布的《关于加强城市社区卫生人才队伍建设的指导意见》，明确指出加强社区护理学学科建设、社区护理学教育、社区护理学师资队伍建设、社区护理课程和教材建设，有条件的医学院校要成立社区护理学系，将该类学科纳入学校重点建设学科整体规划之中，护理学本、专科专业教育要开设社区护理学课程。

2011 年《中国护理事业发展规划纲要 2011—2015 年》中指出，"十二五"期间将逐步建立和完善"以机构为支撑、居家为基础、社区为依托"的长期护理服务体系，提高对长期卧床患者、晚期姑息治疗患者、老年慢性病患者等人群提供长期护理、康复、健康教育、临终关怀等服务的能力。2016 年《全国护理事业发展规划（2016—2020 年）》中指出，护理服务领域逐步从医疗机构向社区和家庭拓展，服务内容从疾病临床治疗向慢性病管理、老年护理、长期照护、康复促进、安宁疗护等方面延伸,努力满足人民群众日益多样化、多层次的健康需求。

进入新时代,党中央、国务院做出全面推进健康中国建设的重要部署,要求以人民为中心,为人民提供全方位全周期健康服务。护理事业需要紧紧围绕人民健康需求,构建全面全程、优质高效的护理服务体系,不断满足群众差异化的护理服务需求。同时,积极应对人口老龄化对护理事业发展提出了新任务。2022年国家卫生健康委员会印发的《全国护理事业发展规划(2021—2025年)》(以下简称《规划》)中提出护理内涵外延进一步丰富和拓展,老年、中医、社区和居家护理服务供给显著增加的建设目标,要求采取有效措施增加护士队伍数量,特别是从事老年护理、儿科护理、中医护理、社区护理、传染病护理和安宁疗护工作的相关紧缺护理专业护士以及在基层医疗机构工作的护士数量。《规划》提出支持医疗机构积极提供"互联网+护理服务"、延续护理、上门护理等,将机构内护理服务延伸至社区和居家,为出院患者、生命终末期患者或行动不便、高龄体弱、失能失智老年人提供便捷、专业的医疗护理服务。

五、社区护理中的法律问题与风险防范

随着我国法制的逐步健全和卫生法规的逐渐完善,社区护理受到社会各界的关注。由于社区护理的特殊性,以及医疗卫生体制改革的不断深入,患者维权意识的普遍提高,社区护士在进行社区护理过程中存在法律风险,应注重加强社区护理行为的法律风险的防范。

(一) 任职资格的问题

2002年卫生部发布的《社区护理管理的指导意见(试行)》明确规定了社区护士任职的基本条件,对社区护理人员的任职资格有了明确规定,在制度上保障了患者接受护理服务的安全性。

(二) 隐私权的问题

《护士条例》第18条规定:护士应当尊重、关心、爱护患者,保护患者的隐私。《中华人民共和国母婴保健法》第34条规定:从事母婴保健工作的人员应严格遵守职业道德,为当事人保守秘密。《医疗事故处理条例》实施后,患者的病情隐私受到了空前重视。在社区护理中,护理人员往往与服务对象密切接触,容易获得护理对象的信任,对其个人隐私和家庭情况比较了解。社区护理人员在履行职责时可能接触到患者的个人信息和隐私信息,需遵守相关法律法规,严格保护患者的隐私,不得非法泄露或滥用。

(三) 生命健康权的问题

《中华人民共和国民法典》第1004条规定:自然人享有健康权。社区护理人员在护理的过程中,必须尊重患者的健康权。社区护理人员应通过专业培训和持续教育,掌握相关健康安全知识和技能,遵守操作规程,有效预防和应对事故和突发情况。

(四) 护理文件规范书写的问题

社区护理记录是社区护理的重要组成部分,是《医疗事故处理条例》明确规定允许患者复制的客观记录,具有法律效力。社区护士应按照规范进行护理记录,减少护理纠纷发生。

(五) 医用废物处理的问题

社区护理工作中产生的医疗废物分散且远离集中处理地点,容易发生随意丢弃或流失,如果不加强管理,极易造成医源性感染及意外伤害而引发纠纷。因此,在社区护理工作中应该及时妥善处理医用废物。

(六) 建立健全社区护理规章制度

医疗机构有各种部门规章,护理行业有多种专业制度,如查对制度、交接班制度、危重患者抢救制度等,只有不断建立规范的社区护理规章制度并严格执行,才能保障社区护理管理的规范化、法制化与制度化。

(罗 婕)

1. 社区护理的概念、特点及内容是什么？

2. 某社区卫生服务站管辖社区占地面积 2.1 平方公里，人口为 3.1 万人，其中 3 岁以下儿童占 7.56%，60 岁及以上老年人占 10.36%。该社区卫生服务站使用多年，场所设施渐显陈旧。社区卫生服务中心对服务站启动改造升级，着力打造中医特色品牌，为居民提供更优质的中医药服务。改造提升中，服务站点的检测设备更智能化，增设中医智能化体质辨识体验互动设备，大力提升就诊效率。就诊环境也大为改善，设置中医药特色文化角站点，集中医医疗、中药知识、养生保健、养老康复等宣传教育和文化体验功能于一体。

请思考：

(1) 社区卫生服务的对象有哪些？

(2) 社区卫生服务的内容有哪些？

(3) 如何评价该社区卫生服务的特色？

ER 1-3

练习题

第二章 ｜ 社区护理程序

教学课件

思维导图

学习目标

1. 掌握：社区护理评估内容和方法；社区护理诊断标准和确定方法。
2. 熟悉：社区护理诊断的形成、社区护理计划的制订；社区护理评价的内容和方法。
3. 了解：社区护理诊断的陈述方式；社区护理计划的实施。
4. 学会：运用社区护理程序在社区中开展护理工作。
5. 具有关注社区整体健康的观念和严谨求实的工作作风。

社区护理程序是以社区为中心，为护理对象确认护理问题和解决问题的系统的、科学的工作方法，是一个综合的、动态的、具有决策和反馈功能的过程。社区护理程序包括社区护理评估、社区护理诊断、社区护理计划制订、社区护理计划实施和社区护理评价 5 个步骤。

第一节　社区护理评估

情景导入

小李是桃李社区卫生服务站新入职的护士，入职前小李通过互联网对该社区有了初步了解。入职后，为了便于开展工作，小李需要对社区进行全面调查评估。

请思考：
1. 对社区评估的内容有哪些？
2. 采用哪些方法收集社区资料？
3. 对收集的资料如何进行整理分析？

社区护理评估（community nursing assessment）是社区护理程序的第一步，是社区护士收集、记录、核实、整理、分析社区健康相关资料的过程。其目的是明确社区存在或潜在的健康问题，并找出导致这些健康问题的相关因素，为社区护理诊断及制订护理计划提供参考依据。

一、社区护理评估的内容

根据构成社区的基本要素，社区护理评估的内容分为地理环境特征、人口群体特征和社会系统三大部分。

（一）地理环境特征

社区人群的健康会受其地理位置、自然或人为环境及社区资源多少的影响。需收集的社区地理环境特征的资料主要包括：

1. 社区基本情况　包括社区的名称、类型、所处地理位置、东西南北界线、面积大小、与整个大环境的关系等,这是社区护士了解一个社区时需掌握的最基本的资料。

2.自然环境 包括气候、地貌、土壤、水文和植被等。这些自然环境对社区居民健康或生命有无威胁,社区居民是否很好地利用了这些自然资源。

3.人为环境 包括社区的房屋、桥梁、工厂、学校、医院等建筑设施。评估这些人为环境对社区自然环境的影响,是否会对居民的生命安全造成威胁,社区生活设施及医疗保健服务设施的分布及便利情况如何等。

(二)人口群体特征

1.人口数量和密度 社区人口数量的多少和密度的高低将直接影响社区所需卫生保健资源及其分配情况。人口过多、密度过大会使社区卫生保健服务的工作负荷增加,还会增加生活的压力及环境污染的可能性;人口密度太小则会增加提供社区卫生服务的难度。

2.人口构成 包括人口的性别、年龄、籍贯、文化程度、婚姻状况、教育程度、职业、分娩及计划生育等基本特征的构成情况。根据年龄构成可以确定社区的主要需求;根据职业构成可了解社区居民的收入水平及判断职业是否会对健康产生危害;根据婚姻状况构成可了解社区主要家庭类型及判断有无潜在的影响家庭健康的因素存在;根据文化程度构成可了解居民接受知识的能力等。

3.人口增长趋势与流动率 社区人口的大量增长会导致不同的医疗保健需求。相反,社区人口的大量流失又会影响社区的生存与竞争。

4.人口健康状况 社区居民的主要死亡原因、死亡年龄、各种疾病死亡率、主要疾病谱、人口的平均寿命、高危人群数、职业健康状况等可作为衡量社区人口健康状况的指标。

5.健康行为 指居民为了增强体质和维持身心健康而进行的各种活动,包括基本健康行为、保健行为、疾病预防和治疗行为、避开环境危害和戒除不良嗜好的行为、意外事故发生后的自救行为,了解社区有无与健康有关的习俗或迷信等行为。

(三)社会系统

一个完善的社区应具备卫生保健、经济、交通与安全、沟通、宗教、社会服务及福利、娱乐、教育、政治共九大社会系统。社区护士对社区进行评估时,要评估各系统健全与否、功能是否正常、能否满足居民的需求。

1.卫生保健系统 评估社区卫生服务机构的种类、功能、地理位置、服务范围、服务时间、卫生经费来源、收费情况,医护人员的数量、素质、技术水平,设备与人口的比例,就诊人员特征等,以及这些机构能否为社区居民提供全面的健康服务、卫生服务资源的利用率、居民的接受度和满意度等。同时评估社区的转诊程序,以及保健机构与其他机构的配合情况。

2.经济系统 社区的经济状况决定可以投入到社区卫生服务中的资金多少,社区居民的经济水平影响居民的健康行为和健康需求。社区护士评估时需了解居民的经济状况,如人均收入、职业类别、失业率、社区中的贫困户比例等,以制订适合不同人群的护理计划。

3.政治系统 评估社区健康保健的相关政策、政府对大众健康的关心程度以及用于卫生服务的经费等;还需评估社区主要管理机构的分布情况、社区中各负责人的联系方式和工作时间,以便在实施计划时得到他们的帮助和支持。

4.社会服务及福利系统 社会服务机构包括商店、饭店、旅馆、托儿所、敬老院、家政服务公司等。评估社会服务机构的分布和利用度,还要了解福利政策及申请条件,民众的接受度、满意度等。

5.交通与安全系统 评估交通是否便利,尤其是去医疗保健机构是否方便,主要的出行方式、路况优劣、费用高低,有无道路标志不清、交通混乱、人车混杂的情况,是否为残障者创造了无障碍通道等;评估社区安全系统,主要包括社区的治安现状,居民的安全感,有无安装消防设备,附近有无消防队、警察局、环保局等。

6. 沟通系统 评估社区居民平常获取信息的途径，如电视、报纸、网络、杂志、电话、信件、自媒体等，为将来制订计划时选择合适的沟通途径提供依据。

7. 娱乐系统 评估社区娱乐设施的类型、数量、分布、利用度、居民的满意度等情况。

8. 教育系统 评估社区教育机构的类型、数量、分布、师资、教育经费投入、居民的接受度和满意度以及适龄人口就学率等。

9. 宗教系统 评估社区中有无宗教组织，若有宗教组织应了解宗教类型、信徒人数、有无领导人、活动场地，以及对居民健康的影响等情况。

二、社区护理评估的方法

社区护理评估的资料包括主观资料和客观资料。社区护士需要根据评估目的、评估对象和资料的特点选择不同的方法进行资料收集。常用的评估方法有：

（一）实地考察法

实地考察法也称挡风玻璃式调查法。通过走访社区实地考察，利用各种敏锐的感官去主动收集社区的资料，了解社区的现状、居民的生活情形及健康需求等。如去看居民的生活、社区的自然环境和人为环境，去闻社区空气中有无特殊气味，去听社区中有无噪声污染等。

（二）查阅文献法

通过网络或有关机构（如卫生局、疾病预防控制中心、图书馆等）查阅人口普查、人口流动、健康统计、疾病统计等资料。这是资料收集的重要方法，最大优点是花费较少时间可获得巨大的信息量。

（三）重点人物访谈法

通过访谈社区中重点人物来了解社区的发展过程、社区的主要健康问题及需求、居民健康观念等。重点人物一般是社区中居住时间比较长的人或社区管理者，以及对社区非常了解的人。

（四）参与式观察法

社区护士参与到社区居民的活动中，并有意识地对居民进行观察以了解他们的生活习惯、健康行为等。

（五）社区讨论会

通过讨论会的形式了解社区居民的需求及居民对社区健康问题的态度和看法，给社区居民提供发表意见和建议的机会。讨论会还可提高居民参与社区活动的积极性，是解决社区健康问题方案的较佳途径。

（六）问卷调查法

问卷调查法是由经过统一培训的调查员，用统一的调查问卷对调查对象进行访谈来收集资料，适用于对现实问题、较大样本、较短时期、相对简单的调查，被调查对象应有一定文字理解能力和表达能力。信访法是将设计好的问卷通过书信的方式寄给调查对象，然后进行回收整理，从而了解社区存在的健康问题。

三、资料分析

通过评估所获得的社区资料是繁杂的，需要对资料进行归类、复核、概括、比较等。通过分析，可发现社区的护理需要，为下一步的社区护理诊断做准备。资料分析的步骤如下：

（一）资料的归类

收集完资料后，应对其进行分类整理。分类的方式很多，如可以把资料按地理环境特征、人口群体特征、社会系统特征分为三类；也可把资料从流行病学方面分为生物系统类、环境系统类、生活型态系统类与卫生保健系统类。

（二）资料的复核

归类后，需根据收集过程的可靠程度进行复核，比较主观资料与客观资料，检查有无遗漏、矛盾之处，以确定所收集资料的客观性和有效性，不确定的资料需再次收集，不确切的资料需进行删除。

（三）资料的概括

资料复核后，进行归纳总结。观察、访谈所得资料可通过文字分析的方法归纳整理；二手资料的数据和问卷调查的结果一般通过计算构成比、平均数、率、百分比等统计指标进行归纳整理，并用表格、图表、坐标等形式进行概括。

（四）比较分析

概括后的数据还需进行比较分析，包括不同区域的横向比较分析，不同时间的纵向比较分析，也可找一个标准来比较分析，这个标准可以参照省市标准、国家标准或国际标准。如社区老年人口比例可与国际老龄化标准比较以判断该社区是否存在人口老龄化。其他的资料和数据，如婴儿死亡率、疾病的发生率和病死率、学龄儿童就学率、社区劳动人口就业率、居民住房条件和经济条件等，都可用这个方法来做出正确诊断。

第二节　社区护理诊断

情景导入

社区护士小李在社区评估中发现：桃李社区儿童肥胖率达到12.4%，明显高于其他社区。经调查该社区儿童普遍运动较少，且摄入食物不合理，如摄入过多的碳水化合物，高脂肪、高热卡的食物。进一步调查发现儿童家长多缺乏预防肥胖的知识，且学校也未开展有效的健康教育活动。

请思考：

1. 请提出社区护理诊断？
2. 社区护理诊断是如何形成？

社区护理诊断（community nursing diagnosis）是对个人、家庭及社区现存的或潜在的健康问题的判断。它反映社区的健康需求，为社区护士选择有效的护理措施提供依据。

一、社区护理诊断的形成

（一）社区护理诊断标准

社区护士提出的护理问题要能反映社区人群目前的健康状况，考虑到与社区健康需要相关的各种因素。一个准确的社区护理诊断的形成，除了要求评估时收集、分析资料的过程严谨之外，护理诊断的描述也应是清晰、有针对性的。同时所做出的社区护理诊断必须符合以下标准：

1. 此诊断应反映出社区人群目前的健康状况。
2. 与社区健康需求有关的各种因素均应考虑在内。
3. 每个诊断合乎逻辑且确切。
4. 必须依据取得的各项评估资料做出诊断。

（二）社区护理诊断的构成要素

社区护理诊断一般包含三个要素（PES）：健康问题（problem）、相关因素（etiology）、症状和体征（signs and symptoms）。

1. 健康问题　健康问题是对社区健康状况及需求进行的简洁描述,根据问题的性质可分为现存的(actual)、潜在的(risk)和健康的(wellness)护理诊断。

2. 相关因素　相关因素指认为与社区护理问题有关的各方面的相关因素和危险因素。一个社区健康问题有可能是多种原因共同作用的结果,而这些原因之间也可能存在关联,找出这些原因中的主要原因并进行描述很重要。只有在明确问题产生的原因后,制订干预措施时才可有针对性地消除或减弱这些原因,使问题得以解决或缓解。

3. 症状和体征　症状和体征是指社区健康问题的具体表现,也常是社区健康问题的诊断依据。

(三)社区护理诊断的陈述方式

完整的社区护理诊断应采用三段式陈述法,即 PES。但在实际工作中,有的诊断不一定三个要素都陈述。

1. 一段式陈述法(P)　一段式陈述法只有问题,而没有原因和相关因素,多用于健康的社区护理诊断的陈述。如:社区环境卫生状况良好(P)。

2. 二段式陈述法(PE,SE)　二段式陈述法多用于潜在的社区健康问题的陈述,社区健康问题或症状和体征为社区护理诊断的第一部分,原因为第二部分,两部分之间常用"与……有关"连接。如:社区老人缺乏照顾(P)　与社区缺乏养老机构、空巢老人较多(E)有关。

3. 三段式陈述法(PSE)　三段式陈述法多用于陈述现存的社区健康问题。如:社区儿童青少年肥胖率过高(P):社区儿童青少年肥胖率超过20%(S)与社区不重视儿童青少年合理膳食有关(E)。

二、社区护理诊断优先顺序的确定

当出现多个社区护理诊断时,就需对这些诊断排序,社区护士需判断哪个诊断最重要,需优先处理。常用的确定优先顺序的方法有 Muecke 法和 Stanhope&Lancaster 法。

(一)Muecke 法

Muecke 法的社区诊断标准有 8 个评分因素,社区问题根据此标准进行赋分,根据得分情况确定优先顺序,见表2-1。

表 2-1　Muecke 护理诊断优先顺序确定方法

社区健康问题	社区对健康问题的认知程度	社区对解决健康问题的动机	健康问题的严重性	社区可利用的资源	采取措施的预防效果	社区护士解决问题的能力	现有的健康政策和目标	解决问题的迅速性及持续效果	总分
健康问题1									
健康问题2									
健康问题3									

Muecke 评定表采取 0~2 分的标准(0 表示不太重要,不需要优先处理;1 表示有些重要,可以处理;2 表示非常重要,必须优先处理)。

(二)Stanhope&Lancaster 法

Stanhope&Lancaster 法与 Muecke 法的区别在于突出了资源对实施护理计划的重要性。评估时将评估因素中的资源一项单独提出,并分别对 7 个评估因素的资源状况进行评价,再用资源的分值乘以重要性分值,得到该健康问题的最后分数,见表2-2。

表2-2 Stanhope&Lancaster护理诊断优先顺序确定方法

社区诊断	社区对健康问题的认知程度		社区对解决健康问题的动机		健康问题的严重性		采取措施的预防效果		社区护士解决问题的能力		现有的健康政策和目标		解决问题的迅速性及持续效果		总分
	重要性	资源	重要性	资源	重要性	资源	重要性	资源	重要性	资源	重要性	资源	重要性	资源	
健康问题1															
健康问题2															
健康问题3															

Stanhope&Lancaster法采用1~10分的标准进行评定,所得综合分数越高者,越是急需解决的问题。

知识链接

Omaha护理诊断系统

　　Omaha护理诊断系统是专用于社区护理实践的分类系统,是美国护士协会认可的十二种标准化护理语言之一,包括护理问题分类系统(problem classification scheme,PCS)、干预分类系统(intervention scheme,IS)和结果评定系统(problem rating scale for outcomes,PRSO)三部分,广泛用于多个国家和地区的社区及家庭护理机构。

　　Omaha护理诊断系统将社区健康问题分为环境、心理社会、生理和健康相关行为4个领域,下属44项具体健康问题分类。其中,环境领域指围绕个体、家庭、邻居、社区内在和外在的不健康因素;心理社会领域指与沟通、人际关系、行为、发展相关的问题;生理领域指维持生命过程中各种身体功能的状况;健康相关行为领域指与维持和促进安宁、早期恢复和最大限度康复相关的行为。

第三节　社区护理计划

情景导入

　　社区护士小李针对桃李社区儿童肥胖率过高的健康问题,需制订社区护理计划。

请思考:

1. 如何确定社区护理目标?

2. 如何制订一份社区护理计划表?

　　社区护理计划(community nursing planning)是社区护士根据确定的社区健康问题,制订相应的活动目标和具体实施方案的过程。

一、确定社区护理目标

　　社区护理目标是指通过护理干预后,期望社区的健康状况所能达到的结果。它可以是功能的改进、行为的改变、知识的增加及情感的稳定等。护理目标分为长期目标和短期目标。长期目标又称总体目标,是期望达到的最终结果。短期目标又称具体目标,可由多个子目标组成,具体而明确,达到的时间相对短一些。

一个社区护理计划可有多个目标。每个目标均应做到 SMART（specific、measurable、attainable、relevant、timely）,即特定的、可测量的、可达到的、相关的、有时间期限的。一个明确的、合乎实际的目标是衡量社区护理计划优劣的标准,是制订社区护理干预措施的指南,同时也是实施社区护理干预措施的动力。

书写目标时应注意:①目标的陈述应清楚、具体,且与目前社区问题相关。②陈述中要包括具体的评价日期和时间。③一个护理诊断可制订多个目标,但是一个目标只针对一个护理诊断。④可以使用长期目标与短期目标相结合的方法。⑤陈述时,避免使用一些含糊不清的语句。

二、制订社区护理计划

制订社区护理计划是一个复杂的过程,要充分考虑社区内外可利用的资源及其局限性。应邀请个人、家庭和相关机构人员共同协商,寻找最佳的有效措施。

(一) 制订社区护理干预措施

社区护理干预措施是指社区护士为实现预期目标所进行的一系列活动。常用的社区护理干预措施有:

1. 评估性措施 评估是保证护理措施安全有效实施的关键。社区护士在执行护理活动前、执行护理活动过程中以及完成护理活动后,必须评估该活动是否安全适当。

2. 教育性措施 健康教育是一种特定的护理活动。健康教育既可以是某项护理措施的一部分,也可以作为一个独立的、完整的护理措施而存在。通过健康教育可加深人们对问题的认识。

3. 预防、治疗、康复性措施 是护理干预措施的重要内容。

制订护理措施应基于合理性和可行性原则,兼顾人力、物力、财力资源,特别是社区卫生服务资源。同时,社区护士应与社区人群协商并达成共识,以确定最佳的干预方法和策略。护理干预措施的恰当与否,直接关系到预期目标是否能实现,所以制订具体的干预措施应考虑:①采取什么措施。②谁是目标人群。③需要什么资源,如仪器、场地、经费等。④由谁去负责落实每一项措施。⑤怎样去落实这些措施。⑥每一项措施在什么时间进行。⑦完成这些措施要花多久的时间。⑧这些措施在什么地方完成。

(二) 制订社区护理评价计划

护理计划实施的监测与评价是控制护理计划实施质量、保证实现护理目标的重要措施。评价贯穿在工作结束和实施社区护理计划的整个过程中。因此在计划阶段就应完成评价方案的设计。评价计划包括评价指标、评价时间、评价手段、评价方法及评价范围等。

(三) 制订社区护理计划表

为保证护理实施的顺利进行,社区护士最好能拟定一个社区护理计划表,以指导护理实施,同时便于评价。计划表应包括护理问题、具体目标、实施内容、执行者、时间、场所、评价标准和评价方法等。

第四节 社区护理计划的实施与社区护理评价

情景导入

社区护士小李通过健康教育等有效干预措施,1 年后,桃李社区居民对预防儿童肥胖有关知识的知晓率明显提高。

请思考:
1. 针对此项护理计划,还需要设立哪些评价指标?
2. 如何对护理活动进行评价?

一、社区护理计划的实施

社区护理计划的实施是将所指定的计划付诸实践,有效利用社区资源,开展的护理实践活动。在实施计划过程中,不仅仅是按计划执行护理操作,更重要的是引导、帮助和组织社区居民主动参与到社区护理实施中来,与其他医务人员和社区居民合作,以使每项措施得以完成。

(一)实施前准备

在正式实施计划前,社区护士和服务对象再次明确双方各自的责任;要提供良好的实施环境,确保有充足的场地、室温适宜、设备完好;实施者是否已明确服务方法、预期结果;社区居民的健康意识是否已被唤起。只有在实施计划前明确这些问题,并充分准备,才能保证护理计划的顺利实施。

(二)实施计划

在计划实施过程中,社区护士要注意与合作者、服务对象进行良好的沟通,分工协作。如家庭访视可由经验丰富的访视护士执行;社区康复可由康复治疗师或经过相应培训的医护人员来执行;患者生活上的照料可由经过培训的家属来承担。通过合理的分工与合作,有效完成护理计划。在实施过程中,有时会出现一些不利因素,社区护士要善于观察和思考,充分利用自己的智慧、专业知识和技能,随机应变,及时发现和处理计划实施过程中出现的各种问题和困难,使计划中的干预措施都能得到贯彻落实。

(三)实施后的记录

在实施过程中及时做好记录。记录的内容包括护理措施的执行情况、执行计划过程中所观察到的问题、护理对象的反应、护理效果及产生的新需求等。记录内容要求真实、准确、详细、及时。详细的记录可使整个实施过程具有连续性,即使执行的人员变动,也不会导致干预中断。记录格式常采用 PIO(problem, intervention, outcome)格式,也就是"问题 + 护理措施 + 结果"的书写格式。详细的记录也为最终的评价提供了原始资料;为护理、教学和科研工作提供了重要依据;可作为证明文件,提供法律上的依据;还可作为收取费用的依据。

知识链接

社区参与

社区参与(community participation)是指社区居民在没有任何强制力驱使的情况下,自发自愿地参与到社区的各种活动中或事务中去。社区参与是一种重要的公民参与形式,体现了居民对社区责任,同时也是对社区共同利益的分享。通过社区参与,每个居民都有机会发挥自己的能力和才华,为社区的整体福祉做出贡献。此外,社区参与也是社区民主管理的体现,允许居民就涉及自身利益的事宜发表意见,以保护和维护个人的权益。社区参与不仅仅指个人参与,也包括社会层面的集体参与。社区参与可以采取多种形式,如居民会议、居民代表制、社区志愿者、社区咨询和投诉机制等。

二、社区护理评价

社区护理评价（community nursing evaluation）是社区护理程序的最后一步，是对一项工作的全面检查、总结和评估，是对预期目标已经达到的程度和护理工作取得的结果的客观判断，是总结经验、吸取教训、改进工作的系统化措施。社区护理评价是一个持续进行的过程，应贯穿于社区护理程序中的每一步。

（一）评价的类型

1. 过程评价　过程评价是对护理程序的各个阶段进行评价。各个阶段评价的内容包括：①社区护理评估阶段：收集的资料是否可靠，收集资料的方法是否恰当，收集的资料是否涵盖社区护理对象的健康问题、能否反映现实情况等。②社区护理诊断阶段：社区护理诊断是否反映社区居民的健康问题、原因或相关因素是否明确，所确定的诊断是否为社区护理措施所能解决的，等等。③社区护理计划阶段：目标是否以护理对象为中心，是否明确具体；护理措施是否考虑有效利用社区资源，是否具体可行；护理计划的制订有无社区居民的参与等。④社区护理实施阶段：是否严格执行护理计划，护理对象是否确实获得所需要的支持和帮助，护理计划是否按预期目标所规定的时间进行，是否花费最少的人力、物力和财力，是否如实记录了护理对象对护理措施的反应等。⑤社区护理评价阶段：是否制订了社区护理评价标准，对评价过程中发现的问题是否及时进行了修正，评价是否由护理对象、社区护士和其他相关人员共同参与，评价是否实事求是等。

2. 结果评价　结果评价是对计划项目实施情况所达到的目标和指标的评价。在服务对象经过各项按计划的护理后，针对护理活动的近期和远期效果进行评价。评价的结果决定对原有计划是继续、停止还是修订。

（二）社区护理评价的指标

1. 社区居民的群体健康指标　包括社区居民就诊率、慢性病的管理率、疫苗接种率、传染病隔离消毒率、疫点及时处理率、老年人定期健康检查率、高危孕产妇系统管理覆盖率、0~6岁儿童系统管理覆盖率、社区居民健康知识知晓率、社区居民健康行为形成率，以及转诊患者、残疾人、院外精神病患者的康复指导率，各年龄人群发病率、患病率和死亡率的变化等。

2. 社区卫生服务满意度的评价指标　包括社区居民对社区护理服务的满意度、社区居民对社区护理人员服务态度的满意度、社区居民对社区护理服务价格的满意度等，同时也包括社区护士对本人工作内容的满意度。

3. 社区卫生资源的评价指标　包括社区卫生服务中心（站）的数量、人员配备情况、人均卫生服务经费、社区卫生服务专项经费等。

4. 社区卫生服务影响力评价指标　社区卫生服务影响力是反映社区健康护理服务给社区居民健康水平和社区居民健康质量带来的社会效益，可从效益的持久性、影响程度和受益人群的广泛性来判断。

（徐国辉）

思考题

1. 简述社区护理程序的基本步骤。

2. 社区护士小张在社区工作中发现社区居民成年男子高血压患病率高达21%，为有效地改善这一现状，她首先对社区进行了全面评估。请问：

（1）社区护士小张需从哪些方面进行评估？

（2）可通过哪些方法来收集相关资料？

ER 2-3

练习题

第三章 | 流行病学方法在社区护理中的应用

ER 3-1 教学课件　　ER 3-2 思维导图

学习目标

1. 掌握：流行病学的定义；三级预防的内容；疾病发生的条件。
2. 熟悉：流行病学的研究方法；疾病的"三间"分布；流行病学调查的基本步骤。
3. 了解：常用的流行病学统计指标计算方法和流行病学在社区护理中的应用。
4. 学会：运用流行病学指标评价社区的健康问题。
5. 具有预防为主的意识和实事求是、严谨细致的科学态度。

在社区护理工作中，通常需要医务人员借助流行病学方法进一步明确社区人群的疾病、健康状况及其变化规律，发现影响社区居民健康状况的影响因素，以便制订相应的护理计划。因此，掌握流行病学的基本知识及相关技能，可为社区护理的实践奠定科学的基础。

第一节　流行病学概述

情景导入

社区护士小王发现近期因流行性感冒就诊的人数突然增多，为及时了解患者情况并进行有效预防，社区卫生服务站的工作人员对就诊的患者进行一般的体格检查后对患者进行了生活方式的调查，并根据调查结果制订了一些有针对性的预防流感的方案。

请思考：

1. 疾病发生的条件有哪些？
2. 社区护士可以采取哪些预防措施？

一、流行病学的定义

流行病学（epidemiology）是研究疾病和健康状态在人群中的分布及其影响因素，以及制订和评价预防、控制和消灭疾病及促进健康的策略与措施的科学。它的研究对象是人群，并且是具有某种特征的人群；研究内容包括疾病与健康状况；研究重点是疾病和健康状态的分布及其影响因素；研究目的是为控制和消灭疾病及促进健康提供科学的依据。

社区流行病学

社区流行病学是流行病学的重要分支学科，是以流行病学基本原理为理论基础，以社区为现场，以家庭为单位，以预防、医疗、保健、康复、健康教育和计划生育技术指导为导向，研究和发现社区卫生问题，提出解决社区卫生问题的对策，综合提高社区居民健康水平和生命质量。

二、疾病发生的条件与三级预防

（一）疾病发生的条件

任何疾病在人群中的发生都是由致病因子、宿主和环境三个要素所决定，也称为"疾病三要素"。

1. 致病因子　致病因子是疾病发生的重要基本条件。引起疾病的致病因子很多，按其性质可分为：①生物性致病因子，如病原微生物、寄生虫及有害动植物等。②物理性致病因子，如高温、噪声、振动、电离辐射、电磁辐射等。③化学性致病因子，如有害气体、重金属、农药以及高分子化合物等。

2. 宿主　宿主指受致病因子直接或间接作用的人体。宿主有很多特征与疾病有关，如遗传、免疫状况、年龄、性别、种族、生理状态、性格及精神状态、行为等。

3. 环境　环境指人类生存空间各要素的总和，分为自然环境及社会环境。由于宿主和致病因子均处于环境之中，离不开环境的影响，因此，环境对疾病的发生发展具有重要作用。

（二）疾病的三级预防

疾病的预防不仅仅是指阻止疾病的发生，还包括疾病发生后阻止或延缓其发展以及康复防残，最大限度地减少疾病造成的危害。疾病的自然史主要包括发病前期、发病期和发病后期，针对这三个阶段，疾病的预防可表述为第一级预防、第二级预防及第三级预防。

1. 第一级预防（primary prevention）　第一级预防又称为病因预防，是在疾病或伤害尚未发生时针对病因或危险因素所采取的措施，是预防、控制和消灭疾病的根本措施，也是预防医学的最终奋斗目标。第一级预防主要包括健康促进和健康保护两方面措施。前者是通过创造促进健康的环境使人群避免或减少机体对病因的暴露，改变机体的易感性，保护健康人免于发病，降低发病率，包括健康教育、自我保健和环境保护与检测。后者则是对有明确病因或危险因素或特异预防手段的疾病采取的措施，以避免疾病发生，如计划免疫预防传染病发生、孕前补充叶酸以预防胎儿神经管缺陷等。

2. 第二级预防（secondary prevention）　第二级预防又称为临床前期预防，是疾病初期采取的早期发现、早期诊断、早期治疗的措施，以阻断病程进展，防止病情继续蔓延或减缓发展，也被称为"三早"预防。对传染病还必须做到早报告和早隔离的"五早预防"，将患者安置在特定的场所，便于集中管理、消毒和治疗，切断与健康人群接触的途径，以防止传染病的蔓延。第二级预防措施包括普查、筛选（检）、高危人群的重点监护及设立专科门诊等。

3. 第三级预防（tertiary prevention）　第三级预防又称为临床期预防，是对患者及时采取有效治疗措施，防止病情恶化，预防并发症和后遗症，防止伤残；对已丧失劳动能力或残疾者，通过医疗康复，尽量恢复或保留其功能，即做到病而不残、残而不废。第三级预防措施主要有专科治疗或由社区建立家庭病床，加强心理咨询和指导。

三、疾病流行强度

疾病的流行强度是指某种疾病在某一定时间内、某人群中发病数量的变化及其病例间的联系程度,常用散发、流行、大流行和暴发来表示。

1. 散发（sporadic） 散发是指某病发病率呈历年来一般水平,且各病例之间没有明显联系。确定某病在某地区是否散发,应根据当地前 3 年该病发病率与当年发病率对比,如未显著超过既往的一般发病率,即为散发。

2. 流行（epidemic） 流行是指某病在某地区的发病率显著超过历年水平(一般为前 3 年平均发病率的 3~10 倍)。

3. 大流行（pandemic） 大流行是指某病在短时间内迅速蔓延,发病率大大超过该地区的流行水平,流行范围短期内就可超过省界、国界甚至洲界,从而形成大流行。如流行性感冒、霍乱等,历史上曾多次发生世界大流行。

4. 暴发（outbreak） 暴发是指在一个局部地区或集体单位中,短时间内突然有很多相同患者出现的现象。如集体食堂的食物中毒、托儿机构的麻疹暴发等。

四、疾病分布

疾病分布是指疾病在不同地区、不同时间和不同人群中出现的频率和动态变化的特征,又称疾病的三间分布。它是一个连续的、不断变化的动态过程,受自然因素和社会因素的影响(如病因、环境和人群特征)。准确描述疾病的分布特征,可以了解疾病的流行规律,提供病因研究线索,为制订防治对策和措施提供依据。

1. 人群分布 人群的一些固有特性或社会特性均可构成疾病或健康状态的人群特征。通过对疾病人群分布特征的描述和分析,不但可以探讨病因,而且还有助于发现社区高危人群和提出重点保护对象。

（1）**年龄**:年龄是人群分布中最重要的因素,几乎所有疾病的发病率或死亡率均与年龄有关。造成年龄分布差异的原因主要是不同年龄人群有不同的免疫水平、不同的行为和生活方式,以及对致病因子暴露的机会不同。随着年龄的变化,大部分疾病的发生频率也都有变化。

（2）**性别**:许多疾病的发病率有一定的性别分布差异。疾病在不同性别间分布差异的原因主要与人体的解剖生理特点、内分泌以及人们的行为、生活方式(如吸烟、酗酒等)和暴露机会不同有关。如宫颈癌仅发生于女性,乳腺癌女性多见,其余的绝大多数癌症的死亡率大多男性高于女性。

（3）**职业**:不同职业对某些疾病的发生有明显的影响,这主要是由于不同职业暴露于致病因子的机会、劳动者的文化水平以及体力劳动强度和精神紧张程度等的不同。如脑力劳动者的心脑血管疾病发生率高于体力劳动者等。在职业病的发病分析中,职业史是必不可少的前提条件,如煤矿工人易患矽肺,炼焦工人易患肺癌。

（4）**种族与民族**:许多疾病在不同的种族和民族中发病率有较大差异,其主要原因有遗传因素、风俗习惯、饮食习惯、信仰的不同,以及生活居住地区的自然条件和社会条件不同等。如我国广东是世界上鼻咽癌的高发区,而移居到东南亚、美国的中国广东籍人鼻咽癌发病率仍然高。

（5）**信仰**:不同人群因信仰的不同,其生活方式会有明显的差异,这些势必对疾病的发生和分布规律产生一定的影响。

（6）**婚姻状况与家庭**:婚姻状况不同对人的健康有明显的影响。家庭成员的数量、年龄、性别、免疫水平、文化水平、生活习惯等对疾病的分布均产生影响。如家庭成员共同生活,密切接触,致使一些传染病如结核、病毒性肝炎、细菌性痢疾等易在家庭中传播。

（7）**人口流动**:流动人口是传染病暴发流行的高危因素,是疫区和非疫区之间疾病传播的纽带,也给儿童计划免疫的实施增加了难度。

2. 时间分布 任何疾病的发生和流行都会随着时间的推移而不断变化,从而表现出相应的时间特征。研究疾病的时间分布和变化，有助于探索病因的流行因素，预测疾病的发展趋势和评价防治措施的效果等。

(1) **短期波动**（rapid fluctuation）：又称为暴发或时点流行，是指在短时间内接触或暴露同一致病因素可致某病病例数突然增多的现象。容易发生短期波动或暴发的疾病主要是急性传染病和急性中毒性疾病，如麻疹、流行性脑脊髓膜炎、食物中毒等。

(2) **季节性**（seasonal variation）：是指疾病发病率随着季节而波动的现象。季节性有三种表现形式：一种是季节性升高，即一年四季均可发生，但在一定季节，某病发病率升高，如呼吸道传染病一般冬春季节高发，肠道传染病则多发于夏秋季节。另一种是严格的季节性，即一年中只在某些季节有某病的发生，如吸血节肢动物传播的疾病大多呈严格的季节性。还有一种是无季节性，即疾病的发生无明显的季节升高现象，表现为一年四季均可发病。

(3) **周期性**（periodicity）：是指某种疾病有规律地每隔一定时期出现一次流行高峰的现象。人体免疫水平的变化是疾病流行出现周期性的主要原因。在应用有效疫苗预防疾病之前，多数呼吸道传染病都具有周期性。如甲型流感每隔 3~4 年有一次小流行，每隔 10~15 年会出现一次世界性大流行。有些传染病由于实施有效预防措施，会改变周期性规律，如我国自 1965 年开始普种麻疹减毒活疫苗，麻疹的发病率降低，周期性流行规律也不复存在。

(4) **长期趋势**（secular trend）：又称为长期变异，是指疾病经过一个相当长的时期后（通常为几年、十几年或几十年），其发病率、死亡率或临床表现等方面发生变化的现象。如近数十年来，许多传染病从流行发展到基本消灭，但心脑血管疾病、恶性肿瘤的死亡率却逐年上升。

3. 地区分布　多数疾病的发生都存在地区差异，描述疾病的地区分布，可以按国家或行政区域、自然环境条件、城乡等进行比较。疾病的地区分布特征与环境条件有关，能够反映致病因子和环境因素的地区差别。

(1) **疾病在国家间与国家内的分布**：不同的行政区域在社会制度、经济发展水平、信仰、文化、生活习惯及自然条件等许多方面存在差异，因此不同国家之间或同一个国家内的不同区域之间疾病发生也存在差异。有些疾病虽然遍布全世界，但在不同国家之间分布不均衡。如霍乱在印度较多见；肝癌在亚洲、非洲多见；乳腺癌、肠癌在北美、北欧发病率较高，亚洲和非洲各国发病率较低。疾病在一个国家内的分布也有差异。

(2) **疾病的城乡分布**：城市与农村由于生活环境、卫生状况、人口密度、交通条件、工业水平、动植物的分布等情况不同，许多疾病在地区分布上表现出明显的城乡差别。如城市由于人口流动性大、人口多、人口密度大、交通拥挤、居住拥挤等，呼吸道传染病易于传播和流行；肺癌、高血压等慢性病和交通事故也在城市高发。而农村的特点与城市不同，农村部分地区存在供水和其他卫生设施不完善，卫生条件相对较差，因此肠道传染病如痢疾、伤寒较城市高发；钩虫病、疟疾、流行性出血热、钩端螺旋体病以及虫媒传染病的发病率均明显高于城市；一些地方病如地方性甲状腺肿、氟骨症等的发病率也高于城市。

(3) **疾病的地方性**：由于自然因素或社会因素的影响，一些疾病在某一地区的发病率往往较高或只在某一地区发生，不需自外地输入传染源，这种状况称为疾病的地方性。地方性疾病简称地方病。疾病的地方性表现在以下三个方面：①统计地方性：由于生活习惯、卫生条件或信仰等因素导致疾病呈现地方性分布，称为统计地方性。②自然地方性：疾病的地方性与该地的自然环境密切相关，这种地方性称为自然地方性。如黄热病流行在非洲和南美洲，其分布与埃及伊蚊的分布一致；碘缺乏病与环境中缺碘有关。③自然疫源性：一些疾病的病原体不依靠人而能在自然界的野生动物中繁殖，只有在一定的条件下才传给人，这种现象称为自然疫源性；具有自然疫源性的疾病称为自然疫源性疾病，如森林脑炎、流行性出血热等。

第二节　常用的流行病学研究方法和基本步骤

情景导入

　　社区卫生服务站为了解高血压健康管理干预方案的效果，对社区高血压患者进行了一项为期一年的社区人群干预试验。因人力、物力资源的限制，抽取了 30 名高血压患者作为研究对象进行研究。

请思考：
1. 本研究属于流行病学研究中的哪种研究方法？
2. 为什么采用抽样调查？你将如何抽样？

一、流行病学研究方法

　　流行病学研究方法的分类目前很多，按设计特点一般分为四类，即描述性研究、分析性研究、实验性研究与理论性研究（图 3-1）。描述性研究与分析性研究通常又被称为观察性研究或观察法。

（一）描述性研究

　　描述性研究（descriptive study）又称描述性流行病学，是观察法中的重要方法，是流行病学研究的基础。描述性研究是指研究者根据日常工作记录资料或通过特殊调查获得的资料，按不同的地区、时间和人群的特征分组，描述疾病或健康状况与暴露因素的分布情况，在此基础上进行比较分析，进而提出病因假设和线索。描述性研究包括现况研究、筛检、生态学研究。

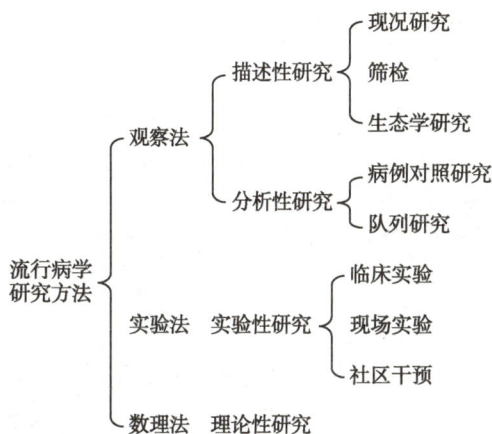

图 3-1　流行病学研究方法

　　1. 现况研究（prevalence study）　现况研究是描述性研究中应用最广泛的研究方法，它适用于病程较长且发病率较高疾病的调查。由于现况研究所搜集的资料都是当时的情况，故名现况研究或现况调查。现况研究所用的指标主要是患病率，又称患病率调查。它是在某一时点或在一个短暂时间内调查某一特定人群的疾病或健康状况，以及人群的某些特征与疾病之间的关系，如同时间上的一个横断面，因而又称横断面研究或横断面调查。现况研究的方式有普查、抽样调查、筛查和典型案例调查等。

　　（1）**普查**（census）：普查是在一定时间内对一定范围的人群中的每一个成员做调查或检查。"一定时间"应该较短，甚至是指某时点，可以是 1~2 天或 1~2 周，一般不宜超过 1 个月，大规模的普查也应在 2~3 个月内完成。普查的优点：能够提供疾病分布情况、流行因素及病因研究的线索；能够发现人群中的全部病例，尤其是早期病例，使其得到及时治疗。普查的缺点：调查对象众多，工作量大，容易漏诊或误诊，尤其是要做实验或特殊检查的现况研究，往往因为工作量大、花费多而受限。

　　（2）**抽样调查**（sampling study）：抽样调查是指从研究对象的总体中随机抽取部分观察单位进行调查的方法。抽样调查有省时、省力、省物的优点，但专业性较强，有抽样误差等因素会影响调查结果的准确性和可靠性。为使样本对总体有足够的代表性，在抽样时必须遵循随机化的原则，即保证总体中所有个体都有同等被抽取的机会，并保证样本含量足够大。常用的抽样方法有单纯随机抽样、系统抽样、分层抽样、整群抽样和多阶段抽样等。

　　2. 筛检（screening）　筛检是指运用快速、简便的试验、检查或其他手段，从表面健康的人群中发现那些未被识别的可疑病人或有缺陷者。它是一项预防性医疗活动,服务对象是表面健康的人群,其主要目的是早期发现病人、筛查高危人群及为研究疾病的自然史提供临床前期信息。筛查试验应对人体无害、操作简便,且能快速得出可靠的结果评价。筛检是社区健康调查中常用的方法,如对社区高血压、糖尿病的筛检。

3. 生态学研究(ecological study) 生态学研究是在群体水平上研究因素与疾病之间的关系,即以群体为分析单位,描述某因素的暴露情况与疾病的频率,如描述或比较全国不同地区和/或不同时间某种疾病的发生率或死亡率分布情况。如研究空气污染与肺癌的关系、食物污染与肝癌的关系等。

(二) 分析性研究

分析性研究(analytical study)又称分析性流行病学,是选择一个特定的人群,将描述性研究提出的病因或流行因素进行分析检验,从而验证所提出的假设,主要包括病例对照研究和队列研究。

1. 病例对照研究(case-control study) 病例对照研究又称回顾性研究,是指选择患有特定疾病的人群作为病例组和未患这种疾病的人群作为对照组,调查两组人群过去暴露于某种可能危险因素的比例,判断暴露危险因素是否与疾病有关联及其关联程度大小的一种观察性研究方法。由于病例对照研究是先有结果,再追溯可能与疾病或事件有关的原因,其调查方向是回顾性的,因此也称为回顾性研究。

病例对照研究是一种"由果推因"的研究方法,其优点是所需的样本量小,节省人力、物力;研究周期短,可以较快获得结果;可以同时探讨多种因素与一种疾病的关系,特别适合多病因疾病的病因研究。缺点是样本代表性难以保证;暴露测量往往不够精确、可靠;不能直接计算发病率或死亡率,也不适用于暴露比例很低的因素;获得的数据信息可能出现选择性偏倚和回忆性偏倚,最终影响研究结果的真实性。

2. 队列研究(cohort study) 队列研究又称为群组研究、定群研究、前瞻性研究、发病率研究或随访研究。队列研究是选定暴露和未暴露于某种因素的两组人群,追踪其各自的发病结局,比较两者发病结局的差异,从而判断暴露因素与发病有无因果关联及关联大小的一种观察性研究方法。队列研究与病例对照研究不同,队列研究是先确定所研究的可疑致病因素或引起某事件发生的因素,然后再追踪观察其结果,是"由因推果"的调查方法。优点在于暴露资料比较真实可靠,可计算发病率或死亡率,检验病因假说的能力强。缺点是容易造成失访偏倚,耗费较多人力、物力,实施难度大;此外,队列研究不适用于发病率很低的疾病的病因研究。

(三) 实验性研究

实验性研究(experimental study)又称流行病学实验或干预性研究,是随机地将实验人群分成实验组和对照组,实验组人为地接受(或排除)某种因素如新疗法或其他任何干预措施,对照组则不接受(或不排除)某种因素或给安慰剂,然后以随访(即跟踪观察)方法确定结果,验证假设。实验性研究属实验法,与观察法的根本区别在于研究者有目的地对研究对象施加了某些处理方法或护理措施。即实验性研究中必须有干预措施。实验法的优点在于干预措施可精确测量和控制、两组间可比性较好、减少了主观因素的影响、论证强度高等。缺点是研究设计和实施难度较大、可能存在伦理问题、费用较高等。目前实验性研究方法主要包括临床试验、现场试验、社区试验。

1. 临床试验(clinical trials) 临床试验是将病人作为研究对象,运用随机分配的原则将试验对象分为实验组和对照组,给予前者某种治疗措施,不给后者该措施或给予安慰剂,经过一段时间观察后评价该措施产生的效应,其目的是评价临床治疗和预防措施的效果和进行病因研究。

2. 现场试验(field trials) 现场试验是以现场中尚未患病的人群作为研究对象,以个体为单位,将研究人群随机分为实验组和对照组,将所研究的干预措施给予实验组人群后,随访观察一段时间并比较两组人群的预期结局发生率,根据两组的差异判断干预措施的效果。为提高实验的效率,通常在高危人群中进行研究。如用乙型肝炎疫苗在母亲为乙型肝炎表面抗原(HBsAg)阳性的婴儿中进行预防乙肝病毒感染的试验。

3. 社区试验(community trials) 社区试验是以现场中尚未患病的人群作为研究对象,以群体为单位进行抽样、分组和干预,试验社区给予干预措施,对照社区不给予干预措施,随访观察一段时间,通过比较两个社区人群研究结局的发生率,判断干预措施的效果。社区试验可以看作是现场试验的一种扩展,二者的主要区别在于:现场试验接受干预的基本单位是个人,而社区试验接受干预的基本单位是整个社区,或其某一人群的各个亚人群。如评价食盐加碘预防地方性甲状腺肿的效果。

(四)理论性研究

理论性研究也称理论流行病学研究、数学模型研究,即通过数学模型的方法模拟疾病流行的过程,高度概括地探讨疾病流行的动力学。理论性研究是在观察性研究和实验性研究的基础上,通过对疾病或健康状况的分布与影响因素之间内在关系的深入研究,根据所获得的资料建立相关的数学模型或计算机仿真模型,模拟健康或疾病在人群中的分布规律,定量表达各种危险因素与疾病和健康之间的关系,以此来分析和预测疾病流行规律和流行趋势、检验疾病防治效果、指导制订疾病预防和控制的措施。

知识链接

多阶段抽样

多阶段抽样是指将抽样过程分阶段进行,每个阶段使用的抽样方法往往不同,即将各种抽样方法结合使用,其在大型流行病学调查中常用。多阶段抽样是先将一个很大的总体划分为若干子总体,即一阶单位,再把一阶单位划分为若干个更小的单位,成为二阶单位,照此继续下去划出更小的单位,依次称为三阶单位、四阶单位等,然后分别按随机原则逐阶抽样。

二、流行病学调查基本步骤

流行病调查的步骤因调查目的、要求和调查方法的不同而有所差异,但基本步骤包括以下五个方面。

(一)拟订调查计划

流行病学调查是一项涉及面广泛且需要较长时间观察的细致工作。在调查工作开始前,必须拟订周密的调查研究计划。

1. 明确调查目的 社区流行病学调查的目的主要有:①发现社区面临的主要健康问题,群众健康需求及优先顺序。②探讨健康问题的形成原因。③发现高危人群,确定卫生干预和预防保健措施。④评价各类防治保健措施的效果。

2. 确定调查对象 社区流行病学调查的调查对象应根据调查目的而确定,一般包括:①以社区为对象。②以家庭为对象。③以某一特定人群为对象。④以特定病人为对象。

3. 确定调查方法 调查方法的选择与调查目的密切相关,同时要考虑人力、物力和财力等。调查方法按调查时间可分为暴发调查、现况调查、病例对照研究、队列研究;按调查对象可分为普查、个案调查、抽样调查等。各种方法各有优缺点,应根据调查目的选择适当的调查方法,同时注意各种方法结合使用,取长补短。

4. 明确调查项目 流行病学调查项目一般包括:①一般情况:如年龄、性别、民族、职业等。②疾病或健康状况:包括既往史和现病史等。③暴露因素:指与疾病有关的各种因素。

5. 制订具体实施方案 流行病学调查具体实施方案有两种:①先进行预调查,然后进行正式调查。目的是尽可能使问题由开放式转为闭合式和正确估计调查样本含量。对新内容的调查或在某地区首次调查，一定要选择一个点先进行预调查。②直接进行正式调查。对已进行过多次相同内容的调查，可直接进行正式调查。

（二）编制调查表

调查表是调查工作中收集资料的重要工具，是调查成功的主要环节。

1. 调查表的主要内容 调查表一般分为三部分。①一般项目：包括姓名、性别、年龄、文化程度、职业、联系方式和地址等。②调查项目：根据调查目的拟定，是直接用于调查指标所必需以及排除混杂因素所必需的项目，是调查表的实质部分。③备查项目：是为了保证分析项目填写得完整和准确，与调查目的无关，做核查核对用的项目。内容包括调查员姓名、调查日期、编号、复核结果、未调查原因等。

2. 编制调查表注意事项 ①切题：即围绕调查目的，必要的分析项目不能少。②准确：定义准确，标准明确，不使人产生误解。③可分析：指标应尽量采用可供统计分析的客观的指标和定量的指标。④通俗易懂：即提问要适合调查对象的受教育程度，尽量避免用专业术语。⑤内容适量：控制调查时间，访问时间过久会影响调查对象的配合程度。⑥排序问题：调查项目的排序应按逻辑顺列，先易后难，先一般后隐私，不能遗漏可能的答案。

3. 调查表提问的方式 ①封闭式：即在问题后面附有可供选择的答案和固定的回答格式。②开放式：即在问题后面没有备选答案，由调查对象自由回答问题，获取的资料有一定的启发性，但统计分析困难。

（三）培训调查人员

流行病学调查的工作量较大，参加人员较多，有时还需要在不同地区同时开展调查工作。因此，在调查实施前必须对调查人员进行培训，以有效控制误差。培训的内容主要包括：①学习掌握有关调查的基本知识及操作技术。②明确调查的目的和意义、调查设计原则和方法。③统一指标含义和填写方式。④明确调查工作进程和注意事项。⑤确定对调查质量的考核办法。⑥强化调查人员具有高度的工作责任心和实事求是的科学态度，能对调查材料保密。

（四）实施调查

按照调查计划确定的调查目的、要求和方法正式开展调查。一般情况下，现场调查时间不宜超过 1 个月，若时间过长会影响调查质量。在调查过程中如遇到"无应答"的问题，应查明原因，及时纠正和补救。应注意，调查方法一旦确定，除特殊情况，在整个调查过程中都应保持一致，以保证信息的同质性。建立检查、监督机制是保证信息质量的必要手段，如抽样重复调查、计算机逻辑检错等都可以使信息质量问题得以及时发现、及时解决。

（五）总结调查工作

调查结束后，在原始资料的基础上对资料进行整理和分析，包括资料的核查、分类、汇总，计算相应的指标，经统计分析得出结论，根据结论撰写调查报告。

三、流行病学在社区护理中的应用

随着社区护理的发展，其服务范围不断地拓宽，流行病学在社区护理中的应用也越来越重要，具体表现在以下几个方面：

（一）社区人群健康信息采集

社区护士在护理实践中，需要应用各种流行病学方法和统计指标，采集社区人群的健康信息，作为社区护理的基础资料或参考资料。这些资料来源主要有：①常规工作记录，如病例资料、户籍人口资料、医疗保险资料等。②各种统计报表，如人口出生、死亡报表，居民疾病、损伤、传染病报表等资料。③流行病学调查，如个案调查、暴发调查等所获得的资料。

（二）社区人群健康的监测及健康管理

通过流行病学调查研究，可掌握社区人群的健康状况，从而分析社区人群的健康需求，做出社区护理诊断，制订社区护理计划和护理措施，有效地开展社区健康管理服务。

（三）评价社区疾病防制（干预）措施的效果

社区护理干预的重点是人群不良行为的消除和健康行为的建立，主要干预内容有控制吸烟、维持平衡膳食、控制高血压、加强体育锻炼、安全的性行为、意外伤害防范等。评价干预的效果，需要通过直接行为观察、交谈、问卷调查、标准检查等方法实现，评价的过程正是流行病学方法的具体运用。

（四）进行健康筛查，发现高危人群

居民的健康筛查是社区护士的重要职责之一，通过筛查，社区护士能够确认自己所服务的社区中的高危人群，并能给予持续性照顾，以预防疾病发生。

第三节　社区护理中常用的流行病学统计指标

情景导入

年初，某社区卫生服务站对登记在册的 700 名儿童（其中男孩 384 人，女孩 316 人）进行了视力筛查，结果显示有 55 名儿童存在视力问题。年底再次筛查时发现存在视力问题的儿童增加到 75 人。

请思考：
1. 根据以上内容，可以计算哪些流行病学统计指标？
2. 如何计算这些指标？这些指标有什么含义？

社区护理评估、制订计划、实施干预及效果评价都要依靠统计指标来观察和衡量。下面介绍社区护理工作中常用的流行病学统计指标及计算方法。

一、率和比的概念

（一）率

率（rate）表示在一定条件下某现象实际发生的例数与可能发生该现象的总例数之比，用于说明单位时间内某现象发生的频率或强度。一般用百分率、千分率、万分率或十万分率表示。

$$率 = \frac{某现象实际发生的例数}{可能发生该现象的总例数} \times k$$

k=100%、1 000‰……

（二）比

比（ratio）也称相对比，表示两个数值相除所得的值，说明两者的相对水平，常用倍数或者百分数表述。甲、乙两个指标可以性质相同，也可以性质不同。

$$相对比 = \frac{甲指标}{乙指标}（或 \times 100\%）$$

（三）构成比

构成比（proportion）表示事物内部各组成部分占总体的比重，常以百分数表示。

$$构成比 = \frac{某事物内部某一部分的数量（个体数）}{同一事物内部的整体数量（个体数之和）} \times 100\%$$

二、生命统计指标

（一）出生率

出生率（birth rate）又称粗出生率（crude birth rate），是指某地某年平均每千人口中的出生（活产）人数，是反映一个国家或地区人口生育水平的基本指标。

$$出生率 = \frac{某地某年活产总数}{该地同年平均人口数} \times 1\,000‰$$

期间平均人口数的计算方法有两种：一种是用该期间的期初人口数与期末人口数之和除以2所得的人口数为期间平均人口数；另一种是用该期间的中间时间点的人口数作为期间平均人口数。如：若观察期间为一年，则可以用该人群该年年初（1月1日零时）与该年年终（12月31日24时）的人口数之和除以2所得的人口数，或以该年年中（即7月1日）的人口数作为该年的年平均人口数。以此类推，可求任何期间的平均人口数。

（二）死亡率

死亡率（mortality rate）是指在一定期间（通常为1年）内，某人群中死于某病（或死于所有病因）的频率。死亡率是测量人群死亡危险最常用的指标。

$$死亡率 = \frac{某期间内（因某病）死亡总数}{同期平均人口数} \times k$$

k=100%，1 000‰，或10 000/万，……

死于所有原因的死亡率也称全死因死亡率或粗死亡率（crude mortality rate）。死亡率也可按年龄、性别、病种等不同特征分别计算年龄别死亡专率、性别死亡专率、某病死亡专率等。

死亡率是用于衡量某一时期、一个地区人群死亡危险性大小的一个指标，是一个国家或地区卫生、经济和文化水平的综合反映，可为该地区经济建设及卫生保健工作的规划提供科学依据。通过比较不同人群的死亡率，可以帮助确定可能的病因。

（三）婴儿死亡率

婴儿死亡率（infant mortality rate，IMR）是指活产儿在不满1周岁死亡的人数与同期活产数的比率。一般以年为单位，用千分率表示。

$$婴儿死亡率 = \frac{某年某地1周岁以内婴儿死亡数}{该地同期的活产数} \times 1\,000‰$$

婴儿死亡率经常作为衡量一个国家或地区居民健康状况和社会经济发展水平的综合指数，是反映妇幼保健工作水平的重要指标。

（四）死因构成比

死因构成比（proportionate mortality rate）是某类死因的死亡数占总死亡数的百分比。按各类死因构成比例的大小由高到低排列的位次称为死因顺位，它可以说明各种死因的相对重要性，可用于分析何种疾病是造成当地居民死亡的主要原因，从而确定不同时期卫生保健工作的重点。

$$死因构成比 = \frac{因某病死亡人数}{总死亡人数} \times 100\%$$

（五）平均期望寿命

平均期望寿命又称预期寿命（life expectancy），是指同时出生的一代人，活到某个年龄尚能生存的年数。它是以各年龄别死亡率为依据，运用统计学方法计算而得，因不受人口年龄构成的影响，各国家或地区平均期望寿命可直接比较。出生时（0岁）平均期望寿命是最常用的指标，称为人口平均寿命，是评价人群健康状况以及社会经济发展和人民生活质量的最重要指标之一。

三、疾病统计指标

（一）发病率

发病率（incidence rate）是指在一定期间内（通常为 1 年）某人群中某病新发病例出现的频率。

$$发病率 = \frac{一定时期内某人群中发生某病的新病例数}{同期暴露人口数} \times k$$

k=100%，1 000‰，或 10 000/ 万，……

公式中分子是一定期间内的某病新发生的病例数。若在观察期间内一个人多次患病时，则应多次计为新发病例数，如流感、腹泻等急性疾病。对发病时间难确定的一些疾病，如高血压、恶性肿瘤等，则应根据统一的标准来确定新病例，一般可将初次诊断时间作为发病时间。分母中所确定的暴露人口是指可能会发生该病的人群，对那些不可能患该病的人，不应计入分母。但在实际工作中，描述某些地区某人群的某病发病率时，分母多用该人群该时间内的平均人口。发病率可按不同特征（年龄、性别、职业、民族、种族、婚姻状况、病因等）分别计算，此即发病专率。

发病率是一个非常重要的常用指标，对于描述死亡率极低或非致死性的疾病尤为重要，常用来描述疾病的分布，探讨发病因素，提出病因假设和评价防治措施的效果等。

（二）罹患率

罹患率（attack rate）与发病率一样，是测量新发病例频率的指标，通常指在某一局限范围，短时间内的发病率。观察时间可以日、周、月等为单位，一般也可称为发病率，常用百分率表示。该指标应用较为灵活，多用于较小范围的人群在短时间内疾病频率的测量。罹患率可以根据暴露程度精确地测量发病概率，多用于描述食物中毒、职业中毒及传染病的暴发流行。

（三）患病率

患病率（prevalence）也称现患率或流行率，是指某特定时间内，现患某病（新、旧病例）病例所占的比例，可按时间不同分为期间患病率和时点患病率。时点患病率在实际中其时间长度为不超过 1 个月，期间患病率通常超过 1 个月。

$$患病率 = \frac{特定时间内某人群中某新旧病例数}{同期观察人口数} \times k$$

k=100%，1 000‰，或 10 000/ 万，……

人群中某病患病率的高低受很多因素的影响，常见的影响因素见表 3-1，其中发病率和病程对患病率的影响较大。当某地某病的发病率和病程在相当长的时间内保持稳定时，患病率＝发病率×病程。患病率主要用于描述病程较长的慢性病的发生或流行情况，如冠心病、糖尿病、肺结核等，可为制定卫生政策、医疗卫生设施的规划、合理分配卫生资源、评估医疗质量以及医疗费用投入等提供科学的依据。

表 3-1　导致患病率升高和降低的因素

患病率升高	患病率降低
病程延长	病程缩短
患者寿命的延长	病死率增高
新病例增加（发病率增高）	新病例减少（发病率下降）
病例迁入	病例迁出
健康者迁出	健康者迁入
诊断水平提高	治愈率提高
报告率提高	—

（四）感染率

感染率（infection rate）是指在某个时间内被检查的人群中，某病现有感染者人数所占的比例，通常用百分率表示。其性质与患病率相似，患病率的分子是指病例，而感染率的分子是指感染者。

$$感染率 = \frac{受检者中阳性人数}{受检人数} \times 100\%$$

感染率是评价人群健康状况常用的指标，常用于研究某种传染病或寄生虫病的感染情况和防治工作的效果，估计某病的流行趋势，也可为制订防治措施提供依据。

（五）续发率

续发率（secondary attack rate，SAR）也称二代发病率，指某种传染病易感接触者中，在最短潜伏期与最长潜伏期之间续发病例的人数占所有易感接触者总数的百分率。

$$续发率 = \frac{易感接触者中的二代病例数}{易感接触者总数} \times 100\%$$

续发病例指在一个家庭或某较小的群体单位如集体宿舍、幼儿园班组中第一个病例发生后，在该病最短与最长潜伏期之间出现的病例，亦称二代病例。计算续发率时，须将原发病例从分子及分母中去除。续发率常用于家庭、集体单位或幼儿园等发生传染病时的流行病学调查，可用于分析比较不同传染病传染性的大小、流行因素及评价防治措施等。

（六）病死率

病死率（fatality rate）是表示一定时期内（通常为1年）患某病的全部病人中因该病死亡者的比例。

$$病死率 = \frac{一定期间内因某病死亡人数}{同期患某病的人数} \times 100\%$$

病死率表示确诊病人的死亡概率，它可反映疾病的严重程度和医疗、诊断水平。病死率通常用于病程短的急性病，以衡量疾病对人生命威胁的程度。

（七）存活率

存活率（survival rate）亦称生存率，指患某种疾病的人（或接受某种治疗措施的病人）经 n 年随访期终止时仍存活的病例数与全部病例数之比。

$$存活率 = \frac{随访满n年尚存活的病例数}{开始随访的病例数} \times 100\%$$

研究存活率必须有随访制度。首先确定随访起始时间和终止时间。一般以确诊日期、手术日期或住院日期为起始时间。n 年通常以1、3、5或10年计算。存活率常用于评价某些慢性病的远期疗效，较多地应用于疾病队列研究中对结局的衡量。

（八）治愈率

治愈率（cure rate）是表示接受治疗的病人中治愈的频率。

$$治愈率 = \frac{治愈病人数}{接受治疗病人数} \times 100\%$$

四、人群健康状况的复合指标

（一）潜在减寿年数

潜在减寿年数（potential years of life lost，PYLL）是指一定时期（一般为1年）某人群各年龄组死亡者的期望寿命与实际死亡年龄之差的总和，即死亡所造成的寿命损失。该指标在考虑死亡数量的基础上，以期望寿命为基准，进一步衡量死亡造成的寿命损失，强调了早死对健康的损害。PYLL 是评价人群健康水平的一个重要指标，多用于估计导致某人群早死的各种死因的相对重要性，为确定不同年龄组的重点防治疾病提供科学的依据。

（二）伤残调整寿命年

伤残调整寿命年（disability adjusted life year，DALY）是指从发病到死亡所损失的全部健康寿命年，包括因早死所致的寿命损失年和疾病所致伤残引起的健康寿命损失年两部分。该指标是一个定量计算因各种疾病造成的早死与伤残对健康寿命年损失的综合指标，即是对疾病死亡和疾病伤残而损失的健康寿命年的综合测量，是用于测量疾病负担的主要指标之一。

（冯亚静）

思考题

1. 常用社区流行病学方法有哪些？各有何特点？
2. 某社区为了解本社区老年人高血压的患病情况，近期组织社区医务人员对社区老年人进行了调查。该社区共有老年人 6 856 名，因社区医务人员精力有限，在调查过程中共调查了 2 468 名老年人，经调查发现患高血压的老年人共有 710 人。

请思考：
(1) 该项研究属于哪种研究类型？
(2) 该项调查属于哪种调查类型？
(3) 该项调查采用哪个指标描述比较合适？

ER 3-3

练习题

第四章 | 社区健康管理

教学课件

思维导图

学习目标

1. 掌握：健康管理的概念、基本步骤和基本策略；社区居民健康档案建立流程。
2. 熟悉：健康管理目标与任务、特点以及健康风险评估的基本步骤；社区健康档案的使用与管理内容。
3. 了解：健康管理在社区护理中的应用。
4. 学会：运用健康管理技术为社区居民提供护理服务；能够为社区服务对象建立居民健康档案。
5. 具有预防为主的思想观念和科学的管理思维。

　　随着社会的发展、科技的进步及医学模式的转变，人们对健康的认识不断深入，对健康的需求也与日俱增，健康管理已成为世界各国提高国民健康水平的重要举措。如何在社区卫生服务中运用健康管理技术，进行健康风险评估和干预，建立社区居民健康档案，越来越重要。

第一节　概　述

情景导入

　　《健康中国行动（2019—2030 年）》中指出，我国现有吸烟者约 3 亿人，每年因吸烟相关疾病所致的死亡人数超过 100 万，迫切需要对烟草危害加以预防。

请思考：

1. 作为社区护士，如何进行健康监测以降低社区居民因吸烟带来的健康危害？
2. 针对吸烟者，如何进行健康干预？

一、健康管理的概念、目标、任务和特点

（一）健康管理的概念

　　健康管理（health management）是以现代健康理念为基础，应用现代医学和管理学知识，对个体或群体的健康进行全面监测、分析、评估，提供健康咨询和指导，并对健康危险因素进行干预、管理的全过程。其核心是对健康危险因素的管理，也就是对健康危险因素的识别、评估、预测以及干预。健康管理是一个长期的、连续不断的、周而复始的过程，即在实施健康干预措施一定时间后，需要评价效果、调整计划和干预措施。只有循环往复，持之以恒，才能达到健康管理的预期效果。

（二）健康管理的目标与任务

1. 健康管理的目标　健康管理的宏观目标是调动个体、群体及整个社会的积极性，最大限度地利

用有限的资源来达到最大的健康效应。健康管理的微观目标是提高个体或群体的健康意识,促进其学习与掌握健康管理知识和技能,使个体或群体最终实现自我管理,降低疾病危险因素,避免或延缓疾病的发生、发展,减少医疗保健费用,提升健康水平,最终目标是提高生活质量,达到身心健康的生活状态。

2. 健康管理的任务 健康管理的任务是针对健康资源进行组织、指挥、协调和控制,即对个体和群体进行全面监测、分析,提供健康咨询和指导,以及对健康危险因素进行干预的过程。健康需求可针对一种危险因素,也可针对一种疾病状态。健康管理一般不涉及疾病的诊断和治疗过程。健康管理侧重于人群健康,根据人群健康状态不同,健康管理任务的侧重点有所不同。

(1)**健康人群**:通过健康监测与维护,实施健康管理,消除健康危险因素,以减少疾病的发生,即为健康的人管理健康。

(2)**亚健康人群**:对亚健康人群的健康危险因素进行评估,监控亚健康状态,开展健康保健指导,即实现疾病预警。

(3)**高危人群**:对于已有明显危险因素或处于高危环境中的人群,要定期进行健康体检与疾病危险性评价,并在健康顾问的指导下采取干预措施,降低风险,预防疾病的发生,即降低疾病风险。

(4)**患病人群**:对于已患病者,在治疗的同时要寻找病因,监控危险因素,并给予营养、运动等方面的科学指导,降低风险水平,延缓疾病的进程,提高生命质量,即提供专业服务。

(三) 健康管理的特点

健康管理是把健康纳入管理的过程,是人们为了实现健康管理目标而采取有效手段和科学统筹的过程,特点如下:

1. 群体化 健康管理与传统的疾病管理主要区别在于健康管理着眼于健康而不是疾病,更侧重于群体。健康管理的群体观念及其相适应的管理模式能够更充分地体现预防为主的思想,能够有效地降低发病率,减轻疾病负担和健康损害。

2. 全程化 健康管理是对个体或群体健康进行监测、分析、评估、咨询指导及对健康危险因素进行干预的全过程,这体现了管理过程的全程化。另外,由于从健康到疾病的演变过程是连续的,这也要求健康管理应该是全程的、连续的。

3. 标准化 健康管理是以健康信息收集、整理、分析、评估为基础,健康监测需要收集标准化的健康信息,建立规范的健康档案,所获得的大量的健康相关信息也需要用标准化的方法进行分析和风险评估;健康指导和对健康危险因素的干预是否有效也需要借助循证医学证据、科学方法和标准规范来证实。因此,标准化是健康管理的重要科学基础。

4. 个性化 在健康管理过程中,根据不同个体的健康状态、所暴露的健康危险因素和遗传等情况,提出有针对性的健康指导方案和干预措施。

5. 系统化 健康管理是一个系统的工程,除了人才队伍、科学管理和相关的技术手段支撑外,还需要政府、医疗卫生部门、健康管理机构以及保险业的密切合作。

二、健康管理的基本步骤

健康管理是一种前瞻性的卫生服务模式,其目的是以最少的投入获取最大的健康效应,从而提高医疗服务的效益。健康管理包括以下三个基本步骤:

(一) 健康监测

健康监测(health surveillance)是对特定目标人群或个人的健康危险因素进行定期和不间断的观察,以掌握其健康及疾病状况。健康监测可采用日常健康监测、健康调查和专项调查的形式。健康监测是健康管理的工作基础,对健康危险因素的早期干预和疾病的早期发现具有重要意义。健康监测的基本内容是:

1. 建立健康档案 个人健康档案的建立应符合卫生行政主管部门的规范要求,包括个人信息、个人健康信息、疾病家族史、个人疾病相关信息(就诊、检查、诊断等)、生活方式(膳食、运动、饮酒、吸烟等)等内容。

2. 动态健康监测　通过健康体检和健康咨询等多种健康管理服务形式或通过在健康管理服务机构指导下的健康自我管理,对健康状态进行动态监测,并保证健康管理服务机构和管理对象之间的健康和疾病相关信息得到及时的、有效的沟通,做到及时干预健康危险因素和控制疾病进展。

3. 干预评价效果　对上一个周期健康管理循环中的干预措施和健康指导计划的实际效果情况,可以通过健康监测的相关数据来验证,使健康指导计划不断完善。

4. 专项健康管理服务的健康监测　可用于专项的健康管理服务,与常规健康监测有所不同的是监测对象是特殊的群体或特殊的患者群体,监测指标依据专项内容或特定疾病的特点来设计,监测频率和形式也应根据管理需要决定。

(二) 健康与疾病风险评估

综合现代生物医学、心理学、社会学和管理学等学科的成果基础,通过采用统计学、数学模型、现代信息技术等手段,对个体的健康信息进行综合的数据分析处理,对服务对象的健康状况进行评估和预测,并提供评估、预测和指导报告。风险评估的目的是帮助个体全面综合了解自身健康状况、强化健康意识,制订个性化的健康干预措施并对其效果进行评价。

(三) 健康干预

健康干预(health intervention)是在健康监测和健康与疾病风险评估的基础上,针对个体和群体的健康和疾病风险状态以及主要健康危险因素,制订个性化的健康指导方案,采取预防性干预措施和临床干预手段,防止或延缓疾病发生和进展,以达到疾病控制和健康促进的目的。

1. 个人健康咨询　在了解健康状况及进行风险评估后,可以为个体提供不同层次的健康咨询服务,让服务对象了解自己的健康状况和疾病的危险因素,了解提高健康水平的具体措施、确定预防疾病发生的具体方案。其内容主要包括解析个人健康信息、评估健康检查结果、提供健康指导意见、制订个人健康管理计划和制订随访跟踪计划等。

2. 个人健康管理后续服务　个人健康管理后续服务是健康管理计划实行的监督、保证与完善步骤,具体根据服务人群或个体的需求,结合实际的医疗资源实施。其内容和方式主要包括以现代信息技术为建设平台,对个体健康信息进行查询、做出指导,定期发送健康管理通信与提示,以提供个性化的健康改善计划。定期随访是检查健康管理计划的实施情况,并检查主要危险因素的变化情况。此外,健康教育也是后续服务的重要措施,在生活方式改变和疾病控制方面有良好的效果。

3. 专项健康管理服务　对于特殊个体或特定人群,可根据特定的健康目标或疾病的预防指向制订专项健康管理服务。对于已经患有慢性病的个体,可针对特定疾病或危险因素提供专项服务,如糖尿病管理、血脂管理、心血管疾病危险因素管理、精神压力缓解、营养和膳食咨询等。

第二节　健康管理基本策略及应用

情景导入

王先生,40 岁,公司经理,有 20 年吸烟史,经常宴请客户,长期加班熬夜,近来身体不适,诊断为冠状动脉粥样硬化性心脏病。

请思考:

1. 对王先生的生活方式进行评估,存在哪些健康危险因素?

2. 请采用一些干预技术对王先生的生活方式进行管理?

健康管理基本策略是对个体或群体实施健康管理、维护健康的基本方式,是通过健康信息的收集、健康风险评估和健康干预等方式控制健康风险,从而达到维护健康的主要手段。其基本策略有生活方式管理、健康需求管理、疾病管理、灾难性病伤管理、因工残疾管理、综合的人群健康管理。

一、健康管理的基本策略

(一)生活方式管理

生活方式管理(life style management)主要是通过健康教育和健康促进措施来保护人们远离不良行为,减少健康危险因素对健康的损害。膳食、运动、吸烟、饮酒、精神压力等是目前对我国人群进行生活方式管理的重点。

1.生活方式管理特点

(1)**以个体为中心,强调个体的健康观念和作用**:不同的文化背景使人们的兴趣、爱好、嗜好、价值取向等方面有所不同,因而生活习惯和行为方式也有所差异。生活方式是由个体自己来掌控的,选择何种生活方式是个人的意愿。生活方式管理旨在告诉人们应坚持有利于健康的生活方式。健康管理者要提供条件供大家进行健康生活方式的体验,指导人们掌握改善生活方式的技巧等,但不能替代个人对生活方式的选择,即便是个人一时代替性地做出选择,也很难长久坚持。

(2)**以预防为主,有效整合三级预防**:预防是生活方式管理的核心,但其含义不仅是预防疾病的发生,还在于其能在一定程度上逆转或延缓疾病的发展。在生活方式管理中以第一级预防最为重要,但同时针对个体和群体的特点,有效地整合了三级预防。

(3)**形式多样化,强调综合性**:生活方式管理策略是其他健康管理策略的基础,它可以以多种不同的形式出现,也可以融入健康管理的其他策略中。如生活方式管理可以纳入疾病管理项目中,用于延缓并发症的发生或降低疾病的损害;可以在需求管理项目中出现,通过提醒人们进行预防性的医学检查等手段来帮助人们更好地实现健康需求。不管运用到何种健康管理策略中,生活方式管理的目的都是相同的,即通过选择健康的生活方式,减少疾病的危险因素。

2.生活方式管理干预技术
生活方式管理策略主要通过一些干预技术来促使人们改变生活方式,朝着有利于健康的方向发展。常用的干预技术有以下四种:

(1)**教育**:是一种有目的、有组织、有计划、系统地传授知识和技术规范等的社会活动。通过传递知识,使教育对象树立正确的健康态度,改变不健康的行为和生活方式。将生活方式管理策略通过教育的手段实施是干预技术最直观的方式。健康管理中的教育强调个体化的教育方案,针对不同的对象建立有效的生活方式指导,注重教育对象针对自身的情况进行自我管理。

(2)**激励**:又称行为矫正(behavior modification),是通过正面强化、反面强化、反馈促进、惩罚等措施进行行为矫正的方法。个体在激励的作用下,不断产生改变生活方式的动力,从而达到预防的最终目的。因此,激励在干预技术中起到至关重要的内驱力作用。激励有助于挖掘个体的潜能,提升干预效果。通过激励,个体不断提升自身内驱力,从内心渴望自我的突破和改变。

(3)**训练**:是通过一系列的参与式训练与体验,培训个体掌握行为矫正的技术。通过训练,使个体有计划、有步骤地学习和掌握生活方式管理技术,不断提升个体的生活方式管理,这是生活方式管理干预技术中最高效的技术。训练在于不断增强个体新的生活方式频率,从而使个体对新的生活方式快速适应,最终获得习惯性。训练包括六个部分:①讲课:在教室里讲述技术被合理利用的案例。②示范:详细描述技术操作过程。③实践:参与者亲自动手练习新技术。④反馈:由训练人员向学员提供行为适度和效度的反馈信息。⑤强化:提供奖赏性反馈来强化训练行为,如口头表扬或物质奖励。⑥家庭作业:通过布置家庭作业鼓励个人课后练习新技术。

(4)**营销**:是指通过社会营销和健康交流活动,帮助建立健康管理方案的知名度,营造健康的大环境,促进个体改变不健康的行为,是生活方式管理干预技术中最具有社会性的手段。社会营销是通过名人效应让人们接受社会观念，改变行为。健康交流活动是为指定的人群组织的与健康相关的交流会。一个成功的健康交流会必须有一份详细的健康交流计划，其中包括市场分析、营销策略、产品分配、训练、监控、评估、管理、时间表和预算等。

（二）健康需求管理

健康需求管理是指在一定的时期内、一定的价格水平上，人们愿意且有能力购买的卫生服务量，它包括：由需要转化来的需求，即有效需求；没有需要的需求，如认知需求和诱导需求等。健康需求管理实质上是通过帮助健康消费者维护自身健康和寻求恰当的卫生服务，控制卫生成本，促进卫生服务的合理利用。健康需求管理的目标是减少昂贵的、并非临床必需的医疗服务，同时改善人群的健康状况。

健康需求管理主要有两种实现途径：一种是通过对需求方的管理来实现；另一种是通过对供应方的管理来实现。健康需求管理通过一系列的服务手段和工具，影响和指导人们的卫生保健需求，帮助解决一些就医和健康管理等方面的问题。通常采用的方法有24小时电话就诊分流服务、转诊服务、基于互联网的卫生信息服务、健康课堂、服务预约等。

（三）疾病管理

疾病管理（disease management）是以疾病发展的自然过程为基础的、综合的、一体化的保健和费用支付体系。其目的是通过确定目标，临床综合分析，协调保健服务，提供医疗支持，从而改善患者的健康状况，减少不必要的医疗费用。

1. 疾病管理的特点

（1）**目标人群是患特定疾病的个体**：如糖尿病管理项目的管理对象是已确诊患有1型糖尿病或2型糖尿病的患者。疾病管理以人群为基础，重视疾病发生发展全过程管理，强调预防、保健、医疗等多学科合作，提倡资源的早利用，减少非必要的医疗花费，提高卫生资源和资金的使用效率。

（2）**关注个体或群体连续性的健康状况与生活质量**：疾病管理不以单个病例或单次就诊事件为中心，而是关注个体或群体连续性的健康状况与生活质量，这也是疾病管理与传统的单个病例管理的区别。

（3）**强调医疗卫生服务及干预措施的综合协调**：疾病管理关注健康状况的持续性改善过程。大多数国家卫生服务系统复杂多样，医疗卫生服务及干预措施由多个服务者提供，需要综合协调。

2. 疾病管理的过程　疾病管理的过程应包括筛查患者、患者分层、制订疾病管理计划、执行疾病管理计划和定期随访、效果评价5个阶段。

（1）**筛查患者**：疾病管理的目标人群主要是疾病的高危人群和疾病患者，筛查这类人群是疾病管理的重要步骤。筛查患者的方法有：①从已建立的健康档案中寻找所需要管理的患者，进行登记核实，最好是将健康档案和社区常规诊疗信息连接起来，开展持续性保健服务。②对常规体检或常规门诊就诊发现属于管理范围的患者进行登记。③其他途径的筛查，如流行病学筛查等。

（2）**患者分层**：为确定随访率、干预的方式和干预的强度，需要将精力放在危险度高、自我保护意识差的人群上。根据患者的危险程度进行分层，一般分为3~5层，层级越高，危险程度越高。

（3）**制订疾病管理计划**：针对每个患者的实际情况，在患者的共同参与下，分步骤设立管理目标，并逐步实现。管理计划的制订应有伸缩性，目标的设立具有可行性，要求具体、清楚、可操作。一次不可设定太多的目标，最好一次设定一个目标。

（4）**执行疾病管理计划和定期随访**：常见的疾病管理干预方式有电话咨询指导、邮寄健康教育资料或上门家访。对患者定期随访的内容包括健康教育、临床用药指导、健康生活方式建立等。此外，协调也是疾病管理的一项重要内容，主要是协调卫生保健服务，为患者建立双向转诊和急诊通道。

（5）**效果评价**：是衡量疾病管理成功与否的重要指标之一。评价反馈结果对于发现疾病管理的不足、提高疾病管理质量有着重要的作用。效果评价主要从临床治疗情况、经济情况、患者表现和服务质量等方面进行综合考虑。

（四）灾难性病伤管理

灾难性病伤管理（disaster illness-injury management）是疾病管理的一个特殊类型，它关注的是"灾难性"的疾病或伤害。这里的"灾难性"可以是指对健康危害十分严重的病伤，也可以指医疗服务花费巨大的病伤，如肿瘤、肾衰竭、严重外伤等情形。

疾病管理的特点对灾难性病伤管理同样适用。灾难性病伤本身所具有的一些特点注定了它的复杂性和艰难性，如需要长期复杂的医疗卫生服务，服务可及性受家庭、经济、保险等各方面的影响较大。一般来说，良好的灾难性病伤管理具有以下特征：①转诊及时。②综合考虑多方面因素，制订适宜的医疗服务计划。③具备一支包含多种医学专科及综合业务能力的队伍，能够有效地应对可能出现的多种医疗服务需要。④最大限度地帮助患者进行自我管理。⑤尽可能使患者及其家人满意。

（五）因工残疾管理

因工残疾管理（management of disability at work）是针对因工作导致的伤残人员进行评估以及机体和心理恢复的过程，其目的是促进因工伤残人员的身心康复，提高其生活质量，使其尽早返回工作岗位，以及减少费用和代价。因工残疾管理的具体内容是：①防止残疾恶化。②注重功能性能力而不是疼痛。③设定实际康复和返工期望值。④详细说明限制事项和可行事项。⑤评估社会学和社会心理学因素。⑥与患者和雇主进行有效的沟通。⑦有需要时考虑复职情况。⑧实行循环管理。

（六）综合的人群健康管理

综合的人群健康管理（comprehensive health management for population）是通过协调上述不同的健康管理策略来对一个确定的人群提供更为全面的健康管理。这些策略都是以人的健康需要为中心而发展起来的。健康管理实践中基本上应该都要考虑采取综合的人群健康管理模式。

二、健康管理在社区卫生服务中的应用

社区健康管理是以社区为范围，以全科医生为核心，包括社区护士、心理咨询师、健康管理师、营养师等，基于管理理论和新健康理念对社区人群的健康危险因素进行全面监测、分析、评估以及预测和预防的全过程。与个性化健康管理相比较，社区健康管理不局限于个人，而是社区特定的人群；收集资料较为复杂，不仅包括个人，还包括家庭和社区，并且健康管理的所有策略都需要使用。

（一）社区健康管理的内容

综合社区卫生服务的特点和需要，健康管理可以在识别控制健康危险因素，实施个体化健康干预，指导医疗需求和医疗服务，以及实现全程健康信息管理等方面提供帮助。因此社区卫生服务内容如社区诊断、健康档案管理、健康教育、慢性疾病防治、精神卫生、妇幼保健、老年保健、康复等诸多内容都可以看作是属于健康管理的范畴，同时服务中既有对亚健康人群和高危人群的健康管理，也有对疾病人群的健康管理。社区健康管理的主要内容有：

1. 建立居民健康档案　健康档案是开展社区健康管理的基础，建立个人和家庭健康档案是对社区居民进行动态管理的最好工具。健康档案是用来记录居民的生命体征以及健康相关的行为和事件。它主要包括健康现状、既往病史、诊断治疗情况、家族病史、历次体检结果及个人的生理、心理、社会、文化、压力调适和生活行为等。它是一个动态、连续且全面的过程，通过详细完整的健康记录为居民提供全方位的健康管理服务。

2. 健康风险分析与评估管理　健康风险分析与评估是对个人的健康状况及未来患病和 / 或死亡危险性的量化评估，也是进行健康风险管理的基础和关键。在社区，根据个人的健康史、家族史、生活方式及精神压力等调查情况，为居民提供反映各项检查指标的健康体检报告、精神压力评估报告、疾病危险度评估报告、心理健康评估报告、运动状况评估报告等。

3. 健康体检管理　健康体检是以社区人群的健康需求为基础，本着早发现、早干预的原则，根据

个人的年龄、性别、工作特点等选择体检项目。检查的结果对后期健康干预活动具有明确的指导意义。

4. 健康管理咨询 根据健康评估结果，开展健康咨询服务。咨询方式包括个人前往社区卫生中心进行咨询、社区医护人员通过电话和 E-mail 提供咨询以及上门服务进行面对面交流沟通。咨询内容：解读个人体检信息、健康评估结果及其对健康的影响，制订个人健康管理计划，提供健康指导，制订随访跟踪计划等。

5. 社区疾病管理 利用健康管理的技术和方法对社区居民开展疾病管理服务，重点是慢性病及其相关危险因素的管理，如糖尿病管理和心脑血管病管理。

6. 社区健康教育 健康教育是社区健康管理的一项重要措施，对社区重点人群开展有计划、有组织的健康教育活动，使人群树立健康意识、自觉改变不良的行为和生活方式，从而降低社区人群的发病率、残疾率和死亡率。

7. 其他健康管理服务 社区健康管理涉及社区卫生服务的各个方面。除上述内容外，还可以开展有针对性的专项服务，如健康管理跟踪服务、社区残疾人管理、社区居民就医指导、营养及膳食管理等。

（二）社区健康管理模式

随着社区健康管理服务的不断深入，社区医护人员从传统的治疗疾病的"单一"角色快速转变为管理疾病、预防疾病、提供健康咨询和健康教育、营养指导、关注群体健康等多角色为一体的"健康管理者"。以社区卫生服务中心为基地，将社区卫生服务团队分为健康管理组和医疗组，通过有序的工作流程达到无缝式分工与协作的关系。健康管理组主要负责健康信息搜集与管理、危险因素评价、健康状态判断、健康干预措施分析等。医疗组主要负责社区基本医疗，实际上也是属于健康干预的范畴。

知识链接

"互联网＋"社区健康管理服务模式

互联网技术与社区健康管理相结合的模式，优化了社区健康管理服务流程，打破了信息区域性和时间局限性，促进了人们主动参与自我健康管理，健康管理服务也从社区卫生服务中心延伸到家庭，融入居民的日常生活当中，实现了健康体检、预防保健、疾病治疗、心理咨询、生活方式指导等全方位、个性化的社区健康管理服务。这种"社区-家庭"双向互动的基层卫生服务健康管理体系是将移动互联网的创新成果与社区医疗和健康管理进行了深度融合。

第三节 常用社区健康管理技术

情景导入

赵先生，46 岁，高中毕业，出租车司机，无不良嗜好，无慢性病史。近 1 年内，由于城市建设需要造成多路段持续施工。近几日，他基本每天持续驾驶 10 小时以上，三餐常不按时进行，夜间睡眠较差，自感食欲不振，偶有头晕目眩，血压为 142/94mmHg。

请思考：

1. 采用哪种健康风险评估方法对赵先生进行健康风险评估？
2. 健康风险评估的基本步骤是什么？

健康管理技术手段较为广泛，如健康教育、健康促进、健康信息管理、健康风险评估、健康体检、健康管理市场营销等。本节重点介绍健康风险评估和健康体检。

一、健康风险评估

健康管理的核心内容是针对健康危险因素所开展的干预和管理活动，然而要想有效地控制和减少个体和群体的危险因素，首先要识别这些危险因素。健康风险评估的目的就是对疾病危险因素进行识别，以便有针对性地进行干预和管理。因此，作为健康管理的核心技术，建立针对个体和群体的健康危险因素评估方法是至关重要的。

（一）健康风险评估定义

健康风险评估（health risk appraisal，HRA）是通过所收集的大量的个人健康信息，分析建立生活方式、环境、遗传、医疗卫生服务等危险因素与健康状态之间的量化关系，预测个人在一定时间内发生某种特定疾病或因为某种特定疾病导致死亡的可能性，即对个人的健康状况及未来患病或死亡危险性的量化评估。健康风险评估是健康管理过程中关键的专业技术部分，是健康管理的核心，也称危险预测模型。

（二）健康风险评估的目的

1.识别健康危险因素和评价健康风险　在疾病发生、发展过程中，健康危险因素往往呈现多元化，并且相互影响，甚至产生联合作用。很多危险因素并不表现出病症，往往是一病多因，同时又一因多果，正确判断哪些因素是引起疾病的主要危险因素，对这些危险因素进行有效干预是疾病预防和控制的关键。

2.修正不健康的行为和生活方式　健康风险评估通过个性化和量化的评估结果，使个体认识到自身某些行为和生活方式对健康的损害程度，有助于个体正确认识不良行为和生活方式，在科学的指导下，主动修正不良的生活方式，追求健康的生活方式。

3.制订健康指导方案和个性化干预措施　通过健康风险评估，可以明确个体或群体的主要健康问题及其危险因素，并确定危险因素的属性，进而为个体制订健康指导方案和个性化的干预措施。

4.干预措施及健康管理效果评价　健康风险评估可以用于干预措施、健康指导方案和整个健康管理的效果评价。健康管理是一个连续不断的周期性过程，即在健康干预措施实施一段时间后，需要评价其效果、调整计划和干预措施。实施干预措施以后，个体的健康状态和疾病风险可以通过健康风险评估得到再确认。

5.健康管理人群分类及管理　健康风险评估是筛选高危人群，进行风险分层的最佳方法。可按健康危险因素的多少、疾病危险性的高低等进行健康风险高低分层。也可根据当地卫生服务的利用水平、设定的阈值或标准等进行医疗花费高低分层。通过对不同风险的人群采取不同等级的干预手段，可达到健康的最大效果和资源的最大利用。

（三）健康风险评估的基本步骤

健康风险评估主要包括个体化信息采集、风险计算和评估报告等。

1.个体化信息采集　采集个体化信息是进行健康风险评估的基础，是基于评价个人，以问卷方式搜集个人生活方式及健康危险因素信息，完成风险评估分析。问卷内容主要包括：①一般情况：如年龄、性别、文化程度、职业、经济收入、婚姻状况等。②生理生化数据：如身高、体重、血压、血脂等。③生活方式数据：如吸烟、膳食与运动习惯等。④个人或家族健康史。⑤其他危险因素，如精神压力。⑥态度和知识方面的信息。

2.风险计算　计算风险是针对个人由于某一种或几种特定原因造成的死亡或患病风险给予定量的预测或评价。常见的健康风险评估以死亡为结果，由于技术的发展及健康管理需求的改变，现已扩展到以疾病为基础的危险性评价。因为后者能更有效地使个人理解危险因素的作用，并能更有效地实施控制措施和减少费用。

风险计算主要有两种方法：第一种方法是建立在单一危险因素与发病率的基础上，将这些单一因素与发病率的关系以相对危险性来表示其强度，得出的各相关因素的加权分数即为患病的危险性。由于这种方法简单方便，不需要大量的数据分析，是健康管理发展早期的主要危险性评价方法，目前也仍为很多健康管理项目所使用。比较典型的有美国卡特中心及美国糖尿病协会的评价方法。第二种方法是建立在多因素数理分析基础上，即采用数理统计、流行病学和病因学研究方法，建立患病或死亡危险性与健康危险因素之间的关系模型，得出某种疾病发病或死亡的危险性。这种计算方法更接近疾病发生、发展过程，涵盖多种健康危险因素，对疾病的风险评估也更加准确。这种方法的典型代表是 Framingham 的冠心病风险预测模型。

3. 评估报告 健康风险评估报告的种类和各种报告的组合千差万别，较好的评估报告包括一份给受评估者个人的报告和一份总结了所有受评估者情况的人群报告，并且与健康风险评估的目的相对应。健康风险评估报告一般包括个体或人群的人口学特征、健康危险因素总结、健康风险评估的结果或总结、建议的干预措施和方法等。

（四）健康风险评估的方法

健康风险评估按照功能可分为一般健康风险评估（health risk appraisal，HRA）、疾病风险评估（disease risk assessment）和健康功能评估（health function assessment）。

1. 一般健康风险评估 一般健康风险评估是指运用问卷、风险计算和评估报告的方法，针对健康危险因素对个体做出的健康风险评估，主要用于人群健康危害识别、健康风险预测、健康改善及健康促进。

（1）**行为和生活方式危险因素评估**：是通过对吸烟情况、饮酒情况、体力活动、膳食状况等进行调查评估，帮助个体识别自身不健康的行为和生活方式，充分认识到这些行为和风险对健康造成的不良影响，并针对性地提出改进建议，促使个体纠正不健康的行为。

（2）**生理指标危险因素评估**：高血压、高血脂、高血糖、肥胖等既是疾病状态，同时又是冠心病、脑卒中、糖尿病等慢性病的危险因素。生理指标危险因素评估是通过检测个体的血压、血糖、血脂、体重、身高、腰围等生理指标，明确个体或各项生理指标的异常程度以及同时存在其他危险因素的数量，评估个人或人群的危险度，进行危险度分层管理，如高血压危险度分层管理、血脂异常危险度分层管理等。

2. 疾病风险评估 疾病风险评估是针对特定疾病及疾病相关危险因素对个体的疾病风险、疾病进程和预后所做的评估，一般用于慢性病，多选择发病率高、对健康和生命造成严重威胁和危害、危险因素明确、干预或控制效果明显的病种。通过疾病风险评估可以对人群进行分类，对处于不同类型和等级的个体或人群实施不同的健康管理策略，实现有效的整体人群健康管理。疾病风险评估的实施包括以下四个步骤：①选择要预测的疾病（病种）。②不断发现并确定与疾病发生有关的危险因素。③应用适当的预测方法建立疾病风险预测模型。④验证评估模型的正确性和准确性。目前较成功的疾病风险评估模型有 Framingham 的冠心病风险预测模型和哈佛癌症危险指数模型等。

3. 健康功能评价 健康功能评价是采用标准化问卷的方式，评价个体的生理状态、行为和社会参与的功能和质量，广泛适用于健康促进效果的评价，可有效指导健康投入，比较不同疾病对健康功能的影响，以及评价各种健康干预措施的有效性。健康功能评价包括生命质量评估、行为方式评估、膳食评估、精神压力评估等。

二、健康体检

健康体检是健康管理的重要技术手段。随着社会经济发展和生活水平的提高，人们的健康意识逐渐增强，健康体检逐渐成为预防保健的主要方式。

（一）健康体检的定义

健康体检（health examination）是通过医学手段和方法对受检者进行身心整体检查，了解受检者健康状况，早期发现疾病线索和健康隐患的诊疗行为；是用于个体和人群健康状况的评价与疾病风险预测、预警及早期筛查的一种医学行为；是以健康为中心的身心医学检查。健康体检有别于诊疗性体检（diagnostic examination）。诊疗性体检是以临床疾病诊治为目的，针对症状或疾病及相关因素的诊查行为与过程，主要通过临床医学手段和方法对受检者的躯体生理状况等进行检查，以确诊或排除疾病。健康体检是受检者在健康状态下，主动到医院或专业体检中心对整体身心进行的医学检查。

（二）健康体检计划制订

针对社区不同的人群以及健康体检的目的和用途不同，制订健康体检的计划应有所差别。

1. 个人体检 个人体检设计突出个性化特点，可先了解受检查者的年龄、性别、检查目的和要求、既往健康状况、生活习惯、工作生活环境、家族史、既往体检结果以及费用控制要求等，再制订全面且有针对性的健康体检计划。常规体检项目包括以下五部分：①个人健康信息问卷：包括个人一般情况、既往史、家族史、健康问卷、生活方式问卷等。②一般体格检查：包括内科、外科、妇科、耳鼻喉科、眼科、口腔科等专科检查。③化验检查：包括血、尿、大便常规化验及血糖、血脂、肝功能、肾功能、肿瘤标记物等化验检查。④仪器检查：包括心电图、X线检查、B超以及CT等影像学检查。⑤其他检查：包括心理健康体检、中医健康体检等。

2. 团体体检 应突出普遍性特点，要涵盖人群普遍存在的健康问题以及职业因素对健康的影响来制订合理的体检计划。体检计划可结合调查问卷、受检单位既往体检汇总和受检单位体检费用控制情况来制订，主要包括一般检查项目、物理检查、化验检查、心电图、腹部B超检查、胸部X线检查以及其他必要的专项检查项目。

3. 其他体检 如果是招工体检、入学入托体检、征兵体检、婚前体检等，则根据受检者的具体要求和体检的特殊性来制订有针对性的体检计划。

（三）健康体检注意事项

在实际工作中，向受检者交代清楚健康体检注意事项非常重要，它不但可以保证体检的顺利进行，更重要的是可以防范体检过程中的风险，是体检风险控制的重要环节。

1. 体检前3~5天饮食宜清淡，体检前1天晚上8点后停止进食，避免剧烈运动，可少量饮水，保持充足的睡眠。体检当日早晨空腹（不进食、不饮水）。

2. 如有发热、感冒等急性病症，另行安排体检。

3. 糖尿病、高血压、心脏病、哮喘等慢性病患者，体检当日不要中断服药，可带上药物，在抽血及空腹检查项目（如腹部肝胆B超等）做完后即刻服药。

4. 体检当日勿佩戴金属饰品。年龄偏大或行动不便者安排家人陪同。

5. 做内镜或其他可能需要做组织病理检查项目者，须提前一周停服阿司匹林等抗凝药。

6. 体检中与医生做有效沟通。对既往存在的疾病或需要定期复查的问题应告知医生，以便提醒医生做重点观察和比对，提高检查质量。

7. 女士行经期不宜做妇科检查，不宜做尿液检查及粪便常规检查；妊娠、未婚女士不宜做妇科检查；哺乳、怀孕及准备怀孕的女性不宜做X线检查。

（四）健康体检报告与解读

1. 健康体检报告 是体检机构根据受检者的体检结果出具的体检总结报告，分纸质体检报告和电子体检报告两种。健康体检报告应包括受检者的一般信息、体格检查记录、实验室和医学影像检查报告、阳性体征和异常情况的记录、健康状况描述和有关建议等。

2. 健康体检报告的解读 指医生或健康管理师通过适当的方式对受检者的体检结果进行综合分析讲解。在解读中，注意以下事项：

（1）**综合分析，注意各项指标的关联性**：在分析过程中要将调查问卷所采集的信息与体检所采集的生理信息相结合；将相关联的生理数据归类，如将血脂高、血糖高、血压高、脂肪肝等代谢问题归为一类，再了解问卷中的有关遗传史，力求综合判断受检者指标异常产生的原因，部分受检者还需要深入访谈。

（2）**一次阳性结果不轻易下诊断**：体检报告中的"阳性"结果容易让受检者误解。单凭一次阳性结果不能轻易下诊断。比如人的血压是波动的，体检记录的是瞬间的血压值，即使达到高血压标准也不能根据这一次血压测定值确定受检者患有高血压病，而应在未服用抗高血压药物的情况下，非同日进行3次测量。

（3）**注意体检细节不误读**：健康体检中有些指标容易受体检环境和体检流程的影响而出现假阳性结果，单看体检报告必然引起误解，应注意避免。比如标本受到污染或储存时间过长，与环境中混入的蛋白质成分相结合，导致标本出现问题，这就需要与受检者进行沟通交流，才能避免出现误读。

（4）**一个结果多种考虑**：一个阳性结果往往代表多种可能，这些必须向受检者说明，并进一步随访、观察、复检。比如体检报告提示受检者存在动脉粥样硬化，这可能是因为高血压、高脂血症、糖尿病、吸烟、肥胖等某一个因素或多个因素的共同作用。

（5）**解读体检报告要透彻**：解读体检报告应从受检者的生活行为方式、遗传因素、既往健康问题和本次体检结果入手，向受检者清晰指出存在哪些健康问题以及这些问题的轻重缓急、危害性和相关危险因素，明确下一步的解决指导方案。

（五）健康体检后续服务

健康体检为早期发现疾病和健康危险因素，全面分析、评估健康状况和疾病风险以及实施健康干预提供了重要的科学依据。但健康体检只是健康管理流程中的一个初始环节，还需要提供后续服务。

1. 健康教育 对于健康体检发现的健康问题，有针对性地开展健康教育是健康体检后最重要的服务方式。

2. 健康咨询 侧重解决个人和人群针对体检结果提出的各种问题，对这些问题进行原因分析和提出具体的预防措施。

3. 健康问题跟踪随访 对于体检异常结果，提醒受检者定期复查，对于重要的问题，如血压、血糖的监测，肺小结节和乳房肿块的跟踪随访，强调定期复查的重要性，并明确复查的具体时间和注意事项。

4. 就医指导和服务 对于明确诊断的疾病，指导患者到相关的专科医疗单位进一步诊治，包括提供专家门诊信息、预约挂号方式、联系住院等一系列就医指导和服务。

5. 疾病自我管理指导 主要是针对健康体检后已确诊患有一种或多种疾病且不需要入院治疗的人群所实施的一种检后服务。其目的是增强患者的疾病自我管理和自我保健的意识和能力，提高患者对临床医生方案的依从性，提高治疗效果，防止或延缓并发症的出现，减少诊疗费用。

第四节 社区居民健康档案

情景导入

　　《关于做好2019年基本公共卫生服务项目工作的通知》指出，积极稳妥推进电子健康档案向个人开放。档案中的个人基本信息、健康体检信息、重点人群健康管理记录和其他医疗卫生服务记录应当在本人或者其监护人知情同意的基础上依法依规向个人开放。《关于做好2022年基本公共卫生服务工作的通知》明确提出，要全面推进电子健康档案普及应用。

请思考：

1. 社区护士在建立电子健康档案中应实施哪些方面的工作？
2. 电子健康档案在社区卫生服务中的作用是什么？

社区居民健康档案（health records）是医疗卫生机构为城乡居民提供医疗卫生服务过程的规范记录，是以居民个人健康为核心、贯穿整个生命过程、涵盖各种健康相关因素的系统化文件记录。社区居民电子健康档案（electronic health records，EHR）是人们在健康相关活动中直接形成的具有保存备查价值的电子化历史记录，是记录生命全周期健康状况的数字化档案。社区居民健康档案的建立与管理是社区卫生服务工作中收集、记录社区居民健康信息的重要工具，是社区护士实施国家基本公共卫生服务的一项重要内容。

一、社区居民健康档案概述

通过社区居民健康档案的建立，能较全面地掌握社区居民及社区家庭的健康状况和社区卫生资源利用状况，动态掌握社区居民现存的或潜在的健康问题，便于有针对性地实施社区健康干预。建立健全社区居民健康档案，对于落实社区卫生服务发挥着重要作用。根据 2017 年国家卫生和计划生育委员会颁布的《国家基本公共卫生服务规范（第三版）》要求，基层卫生服务机构应以家庭为基本单位统一建立健康档案，同时获得充分的家庭健康相关信息。居民健康档案采用以问题为中心的记录方式，清晰突出实际存在的问题，以便进行电子信息化管理，以备资料的调取、阅读和分析处理。

（一）居民健康档案的格式

居民健康档案是覆盖完整生命周期中的所有健康状况及其接受各种形式医疗保健服务记录的总和，是个人健康信息的全面记载。完整、系统的居民健康档案一般包含个人、家庭及社区的健康动态信息资料记录。《国家基本公共卫生服务规范（第三版）》明确规定和统一了个人健康档案格式的基本框架，主要包括健康档案封面、个人基本信息表、健康体检表、诊疗服务记录表等。

（二）居民健康档案的内容

1. 居民健康档案封面　包括个人姓名、现住址、户籍地址、联系电话、乡镇（街道）名称、村（居）委会名称、建档单位、建档人、责任医生、建档日期，封面页包括居民对应的 17 位编码，该编码是以国家统一的行政区划代码与居民建档顺序相结合进行编制，并将建档居民的身份证号作为身份识别码，每个居民拥有唯一的健康档案编码。建立居民身份唯一识别机制，是满足居民电子健康档案唯一性和有效性的基本条件，是实现电子健康档案共享应用的基础性保障，为实现信息平台的资源共享奠定了基础。

2. 个人基本信息表　居民首次建档时需要填写个人基本信息表，包括个人基础信息和基本健康信息。基础信息包括姓名、性别、出生日期、常住类型、文化程度、职业、婚姻状况、医疗费用支付方式等；基本健康信息包括药物过敏史、暴露史、既往史、家族史、遗传病史、残疾情况和生活环境等。

3. 健康体检表　居民首次建档做健康检查时，以及为老年人、高血压患者、2 型糖尿病患者和重型精神障碍患者等重点人群进行年度健康检查时填写。根据健康检查项目，其内容主要包括症状、一般状况、生活方式、脏器功能、查体、辅助检查、现存主要健康问题、住院治疗情况、主要用药情况、非免疫规划预防接种史、健康评价及健康指导。

4. 诊疗服务记录　包括接诊、会诊、双向转诊记录。接诊记录是居民由于急性或短期健康问题接受咨询或医疗卫生服务时使用,记录信息应如实反映居民接受服务的具体全过程。会诊记录通常在居民接受会诊时使用,由责任医师填写会诊原因、会诊意见等。双向转诊转出时需填写双向转诊记录单,内容包括患者病情的初步判断、主要现病史、既往史、治疗经过、康复建议等。

5. 重点人群健康管理档案 针对社区内的 0~6 岁儿童、孕产妇、老年人、慢性病患者和重型精神障碍患者等人群还需建立相应的重点人群健康管理档案。

（1）**儿童健康管理服务记录**：主要根据儿童的不同年龄阶段填写健康检查记录表,其记录内容也有所差别；另附有 0~3 岁男女童的生长发育监测图,根据儿童的体重与身高的体检结果记录儿童的生长曲线,便于动态观察和管理儿童的生长发育情况；还包括 0~36 月龄儿童的中医药健康管理服务记录表,主要在儿童不同年龄阶段进行随访时填写。

（2）**孕产妇健康管理服务记录**：包括孕早、中、晚期健康管理内容。①第 1 次产前随访服务记录：在孕 13 周前第一次接诊孕妇时由医生填写并记录,主要包括孕次、产次、末次月经时间、孕周、预产期、妇产科手术史等信息,还包括孕妇的体重指数、体格检查、妇科检查和辅助检查,以及对孕妇总体情况的评估和保健指导内容等。②第 2~5 次产前随访服务记录：由有助产技术服务资质的医疗卫生机构进行相应的检查后记录,主要内容包括孕周、主诉、体重、产科检查、辅助检查及健康指导内容等。③产后访视记录：产妇出院后一周内由医务人员到产妇家中进行产后检查时填写,主要包括健康状况、心理状况、血压、乳房、恶露、伤口等检查记录和健康指导内容。④产后 42 天健康检查记录：与产后访视记录表内容相似,最后根据产妇恢复情况记录产后访视处理结果。

（3）**老年人健康管理记录**：包括生活方式、健康评估、体格检查、辅助检查和健康指导等服务内容的记录信息；另外,还包括老年人中医药健康管理服务记录,主要针对辖区内 65 岁及以上常住居民提供每年 1 次的中医药健康管理服务,内容主要包括中医体质辨识和中医药保健指导。

（4）**高血压患者和 2 型糖尿病患者的健康管理服务记录**：包括患者的症状和体征、生活方式指导、辅助检查、服药依从性、药物不良反应、低血糖反应、随访分类、用药情况、转诊及下次随访时间等慢性病随访监测记录,为制订慢性病患者针对性的干预措施提供依据。

（5）**严重精神障碍患者健康管理服务记录**：对于严重精神障碍患者除了需填写个人信息外,还应填写严重精神障碍患者个人信息补充表,在每次随访时还应填写随访服务记录表。

（6）**肺结核患者健康管理服务记录**：针对辖区内确诊的常住肺结核患者实施随访服务,并由医生填写记录表。在首次入户访视后,需填写肺结核患者第一次入户随访记录表。若继续为肺结核患者实施随访服务,则需要填写肺结核患者随访服务记录表,内容与第一次入户随访记录表相似,主要增加了药物不良反应、并发症或合并症、转诊情况及处理意见等。若需要对肺结核患者终止随访服务,则在记录表中需具体写出停止治疗的原因、全程管理情况等信息。

二、社区居民健康档案的建立

（一）建立方式

乡镇卫生院、村卫生室、社区卫生服务中心(站)负责首次建立居民健康档案。将接受社区卫生服务的服务对象进行分类后,建立健康档案。其中,社区 0~6 岁儿童、孕产妇、老年人、慢性病患者、重性精神障碍患者等重点人群为优先建档对象,确定建档对象流程见图 4-1。

1. 个别建档 当辖区居民到乡镇卫生院、村卫生室、社区卫生服务中心(站)接受服务时,医务人员负责为其建立居民健康档案,并根据其主要健康问题和服务提供情况填写相应记录,同时为服务对象填写并发放居民健康档案信息卡。

2. 随访建档 通过入户服务(调查)、疾病筛查、健康体检等多种方式,乡镇卫生院、村卫生室、社区卫生服务中心(站)组织医务人员拜访社区家庭或居民工作现场,为辖区内居民建立健康档案,并根据其主要健康问题和服务提供情况填写相应记录。

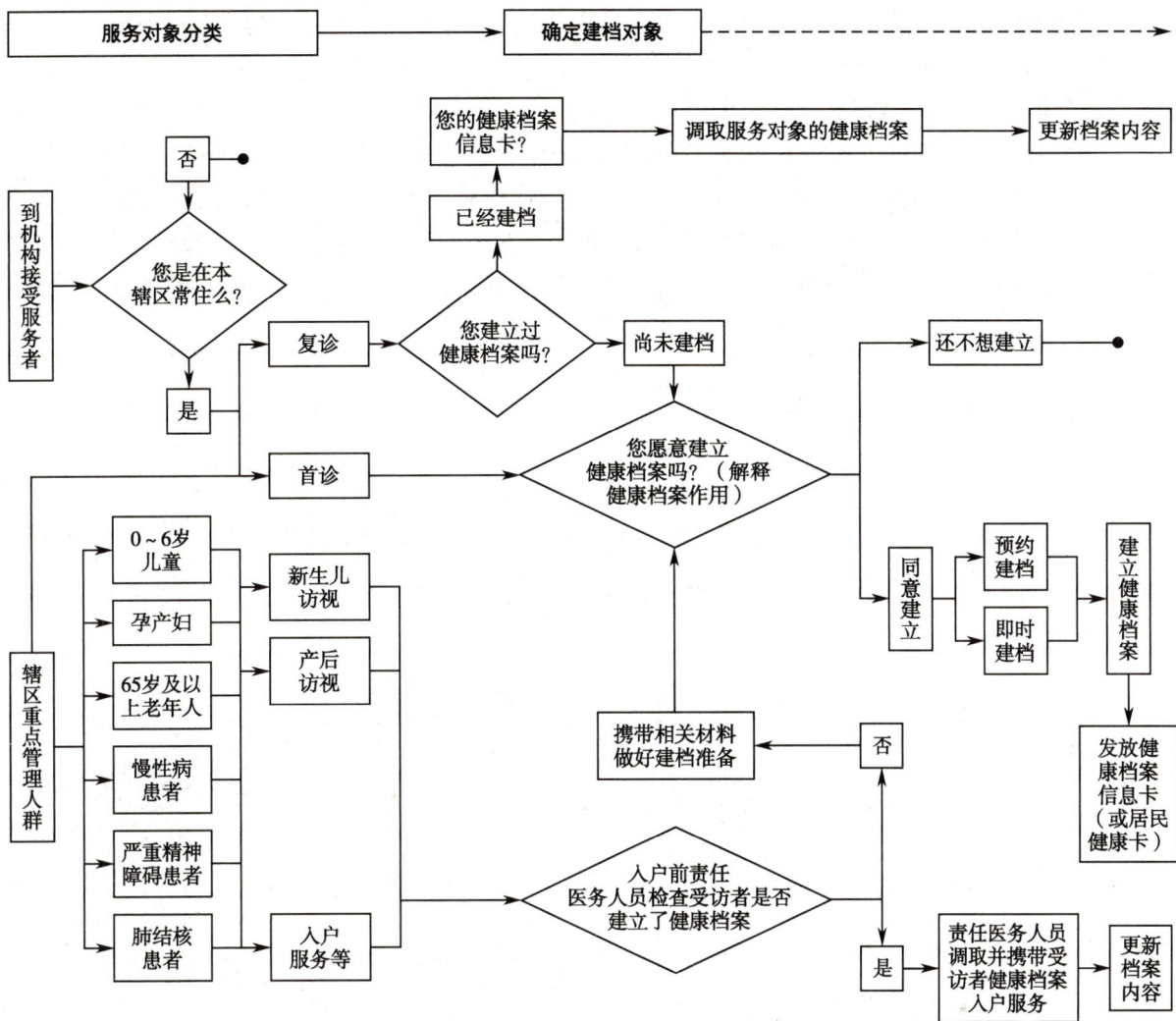

图 4-1　确定建档对象流程图

（二）建立原则

社区健康档案的建立遵循自愿与引导相结合的原则。在建档过程中，还要满足以下建档要求：

1.完善性　健康档案中的内容，有些问题通过短期观察和了解即可做出评判，如基本情况；而有些问题较为复杂，需要通过长期的观察、分析和综合比较才能做出正确判断，如家庭关系、社会适应状态。因此，初步建立档案后，社区工作人员还应积极主动发现居民及其家庭或者社区的相关健康问题，不断完善健康档案的内容。

2.前瞻性　健康档案的记录不仅关注过去和当前个体、家庭、社区存在的健康问题及影响因素，同时也要重视将来可能对个体、家庭、社区健康带来影响的健康问题及影响因素。在资料收集阶段，应注意收集与健康问题有关的所有信息资料，增加健康档案的参考价值。

3.动态性　初次建立健康档案时，收集的资料有限，随着时间的变化，很多信息需要进一步完善。如由于家庭及其成员是在不断变化的，对于家庭住址变迁、家庭成员增加或减少等发生变化的资料要及时更新。

4.客观性和准确性　健康档案资料收集时，应本着客观的原则，以科学严谨的态度，规范进行记录，决不可弄虚作假，应付了事。尤其在收集主观资料时，应反复接触相关人员，深入观察，才能准确了解真实的情况。

5.保密性 健康档案中涉及很多个人隐私,社区工作人员应充分保障当事人的权利,不得随意泄露健康档案中的隐私信息。

(三)电子健康档案的建立

我国为了深化医疗改革,要求整合散布在不同医疗卫生机构、不同应用系统中的医疗卫生信息资源来推进信息标准化和公共服务信息平台建设。已建立居民电子健康档案信息系统的地区应由乡镇卫生院、村卫生室、社区卫生服务中心(站)通过上述方式为个人建立纸质版健康档案,再将健康档案信息再次录入到电子健康档案中,形成居民电子健康档案,保持健康档案资料的连续性,实现区域卫生信息平台互联互通、健康档案信息共享的目标。

三、社区居民健康档案的使用与管理

社区卫生服务机构需指定专职人员负责健康档案的保管和维护,应配置档案信息室和相应的设备及设施,按照要求妥善保管,以国家统一的编号顺序存放,便于查找。积极倡导构建信息平台,完善电子健康档案建设,实现网上资源共享。非社区卫生机构健康档案管理人员,不得随意查阅档案,未经健康档案管理人员同意,任何人不得调取和转借健康档案。社区居民健康档案管理流程见图4-2。

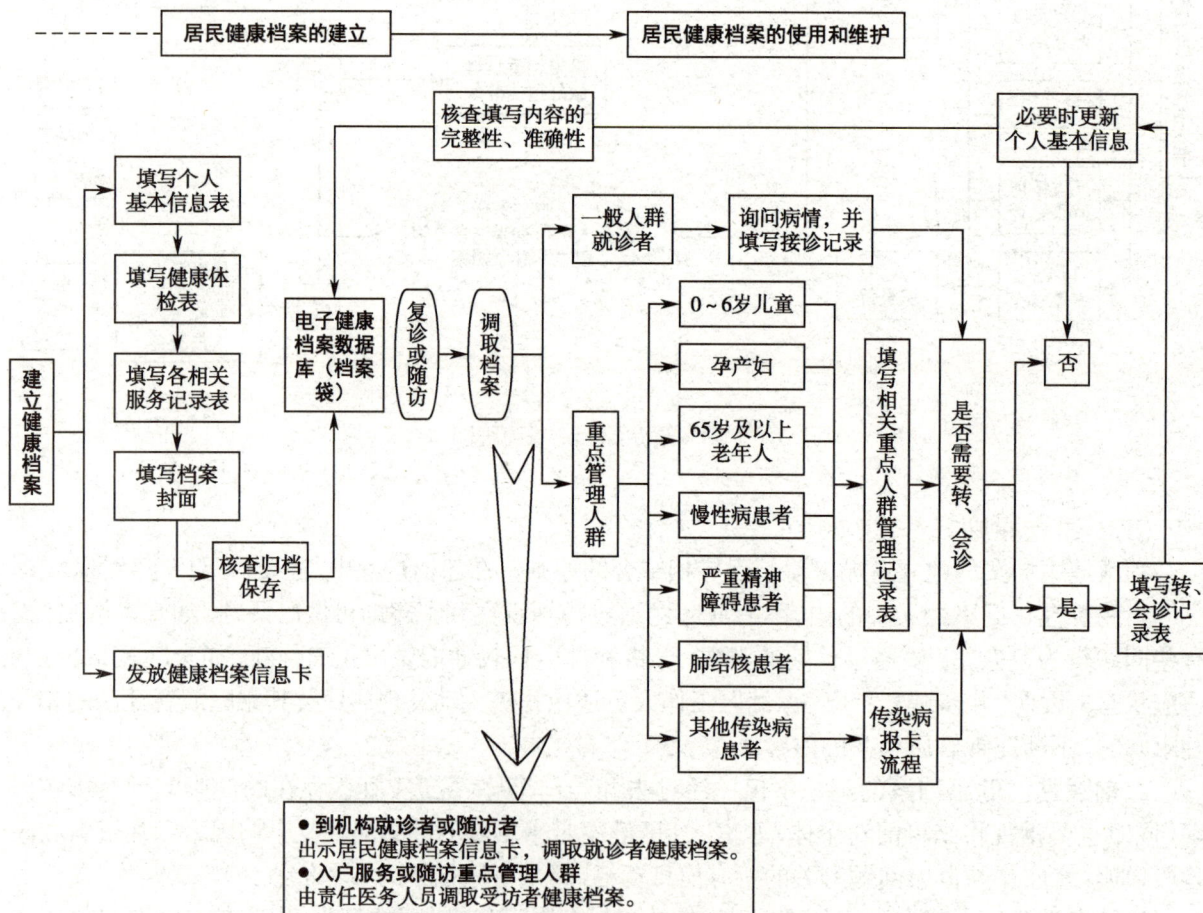

图4-2 社区居民健康档案管理流程图

(一)社区居民健康档案的使用

1.已建档居民到乡镇卫生院、村卫生室、社区卫生服务中心(站)复诊,应持居民健康信息卡(或医疗保健卡),在调取健康档案后,由接诊医师根据复诊情况,及时更新、补充相应记录内容。

2. 入户开展医疗卫生服务应事先查阅服务对象的健康档案并携带相应表单,在服务过程中记录、补充相应内容。已建立电子健康档案信息系统的机构应同时更新电子健康档案。

3. 对于需要转诊、会诊的服务对象,由接诊医师填写转诊、会诊记录。

4. 所有的服务记录由负责的医护人员或档案管理人员统一汇总、及时归档。

(二) 社区居民健康档案信息的管理

按照国家有关专项服务规范要求,居民健康档案的记录内容应齐全完整、真实准确、书写规范、基础内容无缺失。各类检查报告单据和转诊、会诊的相关记录应粘贴留存归档,如果服务对象需要可提供副本。已建立电子版化验和检查报告单据的机构,化验及检查的报告单据交给居民留存。

1. 建立健全规章制度 社区卫生服务机构应制订健康档案建立、保存、安全、应用、维护等各项全面的规章制度,指定专(兼)职人员负责档案的管理工作,保证健康档案完整、安全。

2. 妥善保存与维护健康档案 社区卫生服务机构应配置纸质健康档案保管需求相对应的设备、设施,严格按照防盗、防晒、防火、耐高温、防潮、防尘、防鼠、防虫等要求妥善保管。为了便于查找,存放的档案应按照封面17位编码的档案编号顺序摆放,以及参考现有规定中的病历保存年限存放。纸质健康档案应逐步过渡到电子健康档案,电子健康档案应由专(兼)职人员维护。

3. 动态管理与信息更新 采用健康档案建立、管理、应用一体化的管理办法,在基础建档、信息更新、信息应用三个重要环节制订相应规章制度及具体措施,提高健康档案的利用率。

4. 完善电子健康档案 以省(区、市)为单位,统筹社区卫生服务机构信息管理系统建设,推动社区卫生信息平台与社区公共服务综合信息平台有效对接,促进社区卫生服务与其他社区公共卫生服务、便民利民服务、志愿互助服务有机融合和系统集成。继续建立和完善电子健康档案信息系统,在信息传输全过程中应遵循国家统一的相关数据标准与规范。给建档服务对象发放国家统一标准的医疗保健卡,推进使用居民就医"一卡通",有效利用电子健康档案,电子健康档案信息系统应与新农合、城镇基本医疗保险等医疗保障系统相衔接,逐步实现健康管理数据与医疗信息以及各医疗卫生机构之间数据的互联互通,实现居民跨机构、跨地域就医行为的信息共享。

5. 加强档案管理督导与考核 卫生行政主管部门应定期对健康档案的建立与应用管理质量实施量化考核办法,科学核定建立健康档案的经费补助标准,对档案建立的覆盖率、档案的完整性、信息的准确度,以及社区居民满意度进行综合评价,及时总结值得推广的先进经验,对目前工作中存在的不足进行反馈,开展监督。

6. 终止健康档案管理 当建档对象因死亡、迁出、失访等原因无法收集健康档案资料时,可终止居民健康档案。健康档案管理单位的负责人员应在档案中明示终止原因和终止日期,对于迁出辖区的建档对象,还要记录迁往地点的基本情况、档案交接记录等信息。

(三) 社区居民健康档案信息管理工作评价

《国家基本公共卫生服务规范(第三版)》中明确指出了社区卫生服务中心的健康档案工作评价内容与指标,以便进行监督和管理。

1. 评价内容 ①具备开展健康档案管理的设施、设备和人员条件。②为辖区内常住居民开展健康档案管理服务情况。③居民电子健康档案的数据标准与规范情况。④电子健康档案向居民宣传和开放情况。⑤电子健康档案数据与医疗信息互联互通情况。

2. 评价指标 ①健康档案建档率。②电子健康档案建档率。③健康档案合格率。④健康档案动态使用(更新)率。

3. 评价方式 现场查看健康档案报表及档案资料,评审当地卫生健康行政部门或专业公共卫生机构对健康档案的年度使用情况,进行抽样核查资料。

(曹 俊)

1. 简述社区居民健康档案如何建立？

2. 王女士，女 57 岁，有糖尿病家族史。患者有高血压病史 10 年，体检时发现空腹血糖为 6.8mmol/L，自诉无不适，平时很少运动。身体评估：身高 157cm，体重 80kg。

请思考：

（1）如何对王女士的生活方式进行管理和干预？

（2）王女士健康体检时应注意哪些方面？

ER 4-3

练习题

第五章 | 社区健康教育与健康促进

ER 5-1

ER 5-2

教学课件　　　思维导图

学习目标

1. 掌握：社区健康教育相关概念；社区健康教育的程序；健康促进的概念。
2. 熟悉：社区健康教育的形式、对象及内容；社区健康促进的工作方法。
3. 了解：健康教育和健康促进的相关理论。
4. 学会：运用健康教育的方法对社区居民开展健康教育。
5. 具有良好的组织协调能力、人际沟通能力和团队协作精神。

　　健康教育与健康促进是世界卫生组织提倡并督促各国积极响应的人类健康活动。社区是健康教育和健康促进的重要区域，社区健康教育是健康促进与初级卫生保健的重要内容，是发展社区卫生服务的重要组成部分及主要服务方式。社区护士通过有效的健康教育，培养并提高社区居民的健康意识、改变社区居民的不良行为，维护和促进社区人群健康。

第一节　社区健康教育

情景导入

　　某社区卫生服务站护士小李发现辖区居民中高血压患者较多，特别是许多老年人因缺乏高血压的防治知识，导致血压监测和使用降压药的情况存在诸多问题。于是小李向社区卫生服务站领导请示，计划开展一次专门针对老年高血压患者群体的健康教育活动。

请思考：
1. 哪些人群可以参加社区高血压人群健康教育活动？
2. 确定健康教育的内容及采取的形式有哪些？

　　健康教育是由医学、预防医学、社会学、传播学、心理学、行为学等多学科理论相互融合、发展形成的相对独立的一门新兴交叉学科，属于预防医学范畴。

一、社区健康教育相关概念

（一）健康教育

　　健康教育（health education）是通过教育、传播和干预的手段，帮助个人和群体增进卫生保健知识，树立正确的健康观念，自觉采纳健康的生活方式和行为习惯，消除或减轻影响健康的危险因素，达到预防疾病、促进健康和提高生活质量这一目的的教育活动。

　　健康教育是有计划、有组织、有评价的教育过程，其核心是帮助人们建立健康行为和生活方式。健康教育的目的是通过教育、传播和干预的手段，向个体或群体传播有关健康的信息，对健康观、价值观的认知教育和卫生保健技能的培训，针对不良行为进行干预，使受教育者掌握健康知识，树立正确的健康观念，采纳健康行为，主动创造健康，最终提高健康水平。健康教育的主要作用是帮助人们建立健康的生活方式、有效预防慢性非传染性疾病、有效预防与行为相关的传染病、有效维护个体和群体的身心健康、满足全社会人群对健康知识的需求。因此健康教育已成为衡量社会文明和进步的重要标志，世界卫生组织在《阿拉木图宣言》中指出健康教育是初级卫生保健任务中的首要任务。

（二）社区健康教育

社区健康教育（community health education）是以社区为基本单位，以社区人群为教育对象，以促进社区居民健康为目标，充分利用社区资源，有计划、有组织、有评价地开展健康教育活动。社区健康教育的目的是挖掘个人、家庭、社区以及社会的保健潜力，发动和引导社区居民树立健康观念，关心自身、家庭和社区的健康问题，积极参与社区健康教育与健康促进活动，自觉养成健康行为和生活方式，以提高自我保健、预防疾病和群体健康水平。

社区健康教育的重点人群是老年人、妇女、儿童、青少年、残障人员。社区卫生服务人员充分、有效地利用卫生保健资源，积极开展健康促进和预防疾病的工作，从而降低社区人群的发病率、残障率和死亡率，提高居民的生活质量。社区健康教育既有复杂性和特殊性，又有丰富的资源和发挥的空间。在社区开展健康教育，有利于社区居民接受健康教育知识和健康观念，进而提高居民健康素质；有利于疾病预防和卫生保健的开展，充分发挥社区的凝聚作用。

知识链接

健康素养

健康素养是指个人获取和理解基本健康信息和服务，并运用这些信息和服务做出正确的决策，以维护和促进自身健康的能力。目前主要从三个方面来考察一个人是否具备了健康素养：①是否具备了基本的健康知识和理念；②是否养成了健康的生活方式与行为；③是否具备了维护和促进健康的基本技能。也就是说考察一个人是否具备健康素养，主要从健康理念、健康知识、健康行为和健康技能等方面来进行综合的考评。"健康素养66条"是指目前我国城乡居民在维护和促进健康方面应该具备的基本的健康知识、健康行为和健康技能，共涉及66个方面，称作"健康素养66条"。

二、健康教育相关理论

在开展社区健康教育前，教育者和社区护士应预先了解并掌握一些健康教育理论，以便有效地设计并实施社区健康教育。目前，应用较多的理论为知 - 信 - 行模式、健康信念模式和行为转变阶段模式。

（一）知 - 信 - 行模式

知 - 信 - 行模式（knowledge-attitude-belief practice，KABP）是改变人类健康相关行为的模式之一。"知"是知识的学习，"信"是正确的信念及积极的态度，"行"是行动。知 - 信 - 行模式认为，知识是基础，信念是动力，行为的产生和改变是目标，所以健康教育的核心是行为的改变。人们通过学习，获得相关的健康知识和技能，逐步形成健康的信念和态度，从而促成健康行为的产生。因此它将人类行为的改变分为获取知识、产生信念及形成行为三个连续过程。知识是行为改变的必要条件，当人们能够积极思考健康知识且同时具有强烈的自我责任感，才可能逐步形成正确的信念。当知识上升为信念，就有可能采取积极的态度去转变行为。影响态度改变的因素有以下几点：

1. 信息的权威性 信息的权威性越强，传播的感染力越强，说服力就越强，就越能唤起并激发受教者的情感，传播的效能就越大，改变态度的可能性就越大。

2. 传播的效能 传播的感染力越强越能激发和唤起教育对象的情感，有利于态度的转变。

3. 恐惧因素 事态的严重性使人感到恐惧，人们会因为恐惧某事件而回避或拒绝某种相关行为。所以在健康教育中可以通过恰当使用恐惧因素引起受教者对知识的重视，促进态度转变，实现行为改变。但是需要注意使用时的方式和技巧，否则会引起极端反应或逆反心理。

4. 行为效果和效益 行为效果和效益对态度转变具有重要的影响。它不仅有利于强化自身行为，还能促使信心不足者发生态度转变。当然健康教育者只有全面掌握知、信、行转变的复杂过程，才能及时、有效地减弱或消除不利的影响因素，促使有利环境形成，达到转变行为的最终目的。

(二) 健康信念模式

健康信念模式 (health belief model, HBM) 是用社会心理学方法解释健康相关行为的重要理论模式。该模式是美国社会心理学家霍克巴姆于 1958 年在研究了人的健康行为与其健康信念之间的关系后提出的，后经贝克等人修订后逐步完善。该模式认为，信念是人们采纳有利于健康行为的基础和动力，强调了采取健康行为个体的心理过程，即期望、思维、推理、信念等对行为的主导作用。该模式强调了健康信念是人们接受劝导、改变不良行为、采纳健康行为的关键。它解释了人们采取或不采取健康行为的主要原因。健康信念模式由 7 个心理转变阶级组成，分别是：

1. 对患病可能性的认识 即人们对自己现存或潜在的健康问题的认识，对可能患某种疾病的认识，以及对医生诊断的信任和再次患病可能性的认识等。

2. 对疾病严重性的认识 即人们对假设患病对其身体带来危害的严重程度的认识，包括对疾病严重后果如死亡、伤残、疼痛的认识，以及对疾病引起的社会后果如对家庭生活、工作、社会关系影响的认识。

3. 对采取行为所受益的认识 即人们对自己将采取某种有利于健康的行为后所获得利益的认识。如戒烟可降低肺癌的发生率，按时服降压药可预防脑出血等，只有认识到获得的利益才能采取行动。

4. 对采取行为所付出代价的认识 即人们对自己将采取某种行为后所付出代价的认识。如运动需要花费时间、戒烟会产生戒断症状等。

5. 对采取行为的具体措施的认识 即人们对自己采取某种行为的具体措施的认识。如对节食与运动能控制体重的认识、按时服降压药对预防高血压的认识。

6. 对采取行为自信心的认识 即人们对自己是否有能力采取某种行为的自信心的认识。如有信心和决心戒烟、戒酒、坚持运动等。

7. 其他影响因素 即人们的自身年龄、性别、种族、性格、文化程度等因素。

健康信念模式的核心是个体对疾病易感性和严重性的认识，对预防疾病的行为所带来的益处和困难的认识，带有主观色彩。因此健康教育者采用干预措施是为了改变人们不切实际的想法，纠正错误行为 (图 5-1)。

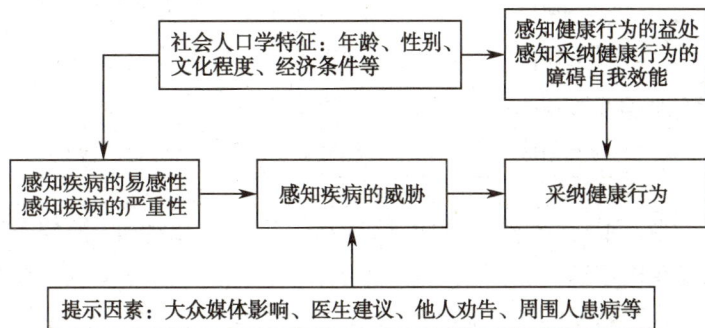

图 5-1 健康信念模式图

(三) 行为转变阶段模式

行为转变阶段模式（behavior transformation stage mode），也称为行为阶段转变理论模型，是美国心理学教授詹姆斯·普罗察斯卡在 1984 年提出的。该理论着眼于行为变化过程及对象需求，理论基础是社会心理学。该模式认为人的行为转变是一个复杂、渐进、连续的过程，可分为 5 个不同的阶段，分别是：

1. 前意向阶段　前意向阶段也称未准备或无打算阶段，处在这一阶段的教育对象没有意识到问题的存在，没有行为转变的意向，甚至会找借口不想转变行为。如"高脂饮食不会造成高脂血症""不运动也能长寿"。此阶段健康教育者可以协助教育对象提高认识，唤起情感，减少负面情绪，推荐有益于健康的读物。

2. 意向阶段　意向阶段也称打算阶段，处在这一阶段的教育对象意识到了问题的严重性，也愿意去讨论问题，但仍犹豫不决。如"运动确实有益于健康，但目前我还不打算进行运动锻炼""吸烟确实对肺有害，可是我还不打算戒烟"等。此阶段健康教育者可以协助教育对象拟定行为转变计划，通过邀请其参加专题讲座的形式，使其获取必要的信息，并指导行为改变的具体方法和步骤。

3. 准备阶段　准备阶段也称准备转变阶段，处在这一阶段的教育对象做出行为转变的承诺并有所行动，如制订行为转变计划，向专业人士咨询有关行为改变的具体事宜等。此阶段健康教育者可以提供专业规范的行为转变指南，确立切实可行的目标，教育对象应采取逐步转变行为的步骤，寻求社会支持，包括亲友、同事和社区的支持，尽量克服在行为转变过程中遇到的困难。

4. 行动阶段　处在行动阶段的教育对象开始采取被他人能观察到的行动，付出时间并努力改变之前的不良行为。如吸烟的人开始戒烟、减肥的人开始控制饮食和锻炼身体等。但是，在此阶段的人如果没有真正想清楚为什么要改变或者没有计划和明确的目标贸然行动，容易导致行为转变的失败或者复发循环。如不断地制订减肥计划，但却屡屡失败甚至越减越肥。此阶段健康教育者可以协助教育对象明确改变不良行为的意义，同时还需要争取各方面的支持和配合。

5. 维持阶段　维持阶段也叫保持或巩固阶段，是教育对象已经取得行为转变的成果并加以巩固的阶段。此阶段的关键是要防止倒退或复发的情况。若教育对象能维持新行为半年以上，则说明已达到行为改变的目标。但是一部分人行为改变以后，因放松管理或思想懈怠而造成原不良行为习惯再次出现。此阶段健康教育者应鼓励教育对象制订长期计划，做有利于教育对象取得行为转变成功的各项工作，同时还需要来自社会和环境的配合。

有了阶段转变模型后，社区健康教育者可以在不同的阶段采用不同的干预策略，以助于教育对象在不同阶段过渡，顺利进入下一个阶段。各阶段干预策略见表 5-1。

表 5-1　行为转变阶段模式中各阶段干预策略

行为转变阶段	干预策略
前意向阶段	提供信息，提高认识
意向阶段	提高认识，激发动机
准备阶段	提供方法，鼓励尝试，环境支持
行动阶段	支持鼓励，加以强化，环境支持
维持阶段	继续支持，不断强化，预防复发

行为转变阶段模式中，每个改变行为的人都有不同的需要和动机，根据不同的行为阶段，对目标行为会有不同的处理方式。这一模式，改变了传统行为干预方法作用的局限性，已成为社区行为干预的有效策略和方法，适用于戒烟、药物滥用的干预、艾滋病的预防、慢性非传染性疾病的干预等工作。

三、社区健康教育的形式、对象及内容

（一）社区健康教育的形式

1. 语言健康教育　语言健康教育是将健康知识通过有效的语言交流和沟通传递给教育对象，使其提高对健康的认识，是最基本、最主要的健康教育形式。如专业人员就某一专题（糖尿病患者的饮食治疗、高血压患者用药指导等）以讲课或讲座的形式对群体进行知识的传授。

2. 文字健康教育　文字健康教育是应用最为广泛的一种健康教育形式，利用各种文字传播媒介和社区居民的阅读能力来达到健康教育的目的，其材料可以反复使用，表现形式多样，如卫生标语、宣传手册、墙报或专栏、报刊或画报、科普读物等，通常与其他传播形式同时应用。

3. 形象化健康教育　形象化健康教育是以图片、照片、视频、模型等为传播媒介，通过视听觉感应获得健康信息的形式。

4. 电化健康教育　电化健康教育是利用现代化的多媒体电子设备，向教育对象传递健康信息的教育形式，具有形象、逼真等特点，容易被教育对象接受。如利用广播、电视、录音、录像、幻灯、投影等电化手段开展健康教育，可以发挥视听并用的优势。

5. 新媒体健康教育　新媒体健康教育是通过信息网络，以电脑、手机为载体，将健康教育内容传递给教育对象的形式。其优点是不受时空和地域限制，受众面广，传播速度快，信息资源丰富、量大，是各种教育方法的全面整合。如通过在社区公众号上发布内容对社区居民进行健康教育。

6. 民间传统健康教育　民间传统健康教育是利用民间特有的传统艺术形式开展健康教育活动。本方法适用于特定地区和人群，目的是提高教育对象对健康知识的理解。

各种健康教育形式各有所长，但没有一种方法是万能的。因此，在进行健康教育时应明确教育的目的，针对不同的对象灵活选择适宜的形式，将健康知识迅速普及并取得良好的效果。

（二）社区健康教育的对象

社区健康教育的对象是社区全体居民。在进行群体健康教育时，为了使健康教育的内容更具有针对性，可将社区居民分为健康人群、高危人群、患病人群、患者家属及照顾者四类。

1. 健康人群　健康人群是社区中所占比例最大、最缺乏健康教育需求的人群，由各个年龄段的人群组成。该人群通常认为疾病离他们还很远，可能会忽视参与健康教育活动。对于这类人群，健康教育要侧重于卫生保健知识的宣传，帮助其养成健康的生活方式，远离疾病源，重视疾病的预防及早期诊断。

2. 高危人群　高危人群是指目前虽处于健康状态，但本身存在某些致病的生物因素或不良行为及生活习惯的人群。如具有高血压、糖尿病、乳腺癌等家族史的人群；具有不良行为及生活习惯如高盐、高糖及高脂饮食以及吸烟、酗酒等的人群。特别是在具有某种家族病史的高危人群中，可能会有一部分人对疾病过于焦虑。针对这类人群，应侧重于预防性健康教育，从而帮助他们掌握一些自我保健的技能，如高血压、糖尿病的自我监测及一些疾病的早期自我监测等。另有一部分人对自己的不良行为或生活习惯不以为然，把健康教育看作是小题大做，不愿意参与相关活动。针对这类人群，应帮助他们主动纠正不良的行为及生活习惯，积极地消除致病隐患。

3. 患病人群　患病人群包括各种患急、慢性疾病的人群。这类人群可根据其疾病过程分为4期：临床期、恢复期、残障期及临终期。处于临床期、恢复期、残障期阶段的病人通常对健康教育有紧迫的需求，渴望早日恢复健康。因此，对于这三期的病人，健康教育应侧重于康复知识的教育，以帮助他们积极地配合治疗，自觉地进行康复锻炼，从而减少残障，加速康复。对于临终期的病人则应多给予临终关怀和临终教育，帮助他们正确面对死亡，减少对死亡的恐惧，尽可能平静而舒适地度过生命的最后阶段。

4. 患者家属及照顾者　患者家属及照顾者的健康观念和行为可以直接影响患者的康复，并且

他们会因长期护理患者而产生躯体上的疲惫和心理上的厌倦。所以，健康教育应侧重于疾病护理知识、生活护理技能及心理疏导的教育，不仅要提高他们对家庭护理重要性的认识，指导他们掌握护理患者的科学方法，还要鼓励他们掌握自我保健的知识和心理疏导的方法，在照顾患者的同时，维持和促进自身的身心健康。

（三）社区健康教育的内容

1. 一般健康知识普及性教育　包括自我保健、家庭保健、健康基本知识、心理卫生、环境卫生、饮食卫生与营养知识、常见病的预防、计划生育和优生优育知识等。在实际操作过程中，可依据教育对象的实际需求进行内容的选择和取舍。

2. 特定群体及特定疾病健康知识的教育　主要针对特定群体如儿童、老年人等社区重点人群的健康问题或特定疾病的预防、治疗、护理及康复的知识等。

3. 相关卫生政策、法规的教育　向教育对象宣传相关卫生法规及政策，如《公共场所卫生管理条例》《突发公共卫生事件应急条例》《中华人民共和国食品安全法》等，促使居民树立良好的健康观与道德观，提高人们进行社区卫生管理的责任心，自觉遵守并维护卫生政策法规。

第二节　社区健康教育的程序

情景导入

　　社区卫生服务站在对社区居民进行糖尿病防控知识讲座时，护士小田发现很多糖尿病患者和家属存在不会正确使用胰岛素笔，对胰岛素的存放、注射剂量等方面也存在认识不足的问题。于是小田护士决定为社区居民开展关于胰岛素安全用药的健康教育活动。

　　请思考：
　　1. 请制订一份适宜的健康教育计划。
　　2. 如何对本次健康教育效果进行评价？

　　社区健康教育是有组织、有计划、有评价的教育活动，因此，进行健康教育要有周密的组织和严谨的计划。社区健康教育的程序是指导社区健康服务人员有效完成健康教育工作的关键。健康教育的程序与护理程序基本相似，分为五个步骤：社区健康教育评估、确定社区健康教育问题、制订社区健康教育计划、实施社区健康教育计划及社区健康教育的评价。

一、社区健康教育评估

　　社区健康教育评估是指社区健康教育者通过各种方式收集有关教育对象和教育环境的资料，并对此进行分析，了解教育对象对健康教育的需求，为开展健康教育提供依据，是健康教育工作的第一步。

（一）评估的内容

　　社区健康教育评估一般需要进行以下两方面的评估：

　　1. 教育对象的评估　对教育对象进行评估的主要目的是掌握教育对象的一般状况、各种健康问题及相对应的各种危险因素的发生率、分布、频率、强度，并了解教育对象的学习能力、学习态度和动机等。教育对象的一般状况包括年龄分布、性别构成、职业状况、受教育程度、家庭经济条件以及一般的生活习惯等，这部分资料可以通过问卷调查的方式获得。健康问题与危险因素则可以通过健康体检和相关因素调查来获得。学习能力可以通过观察、测量、考核等方式确定，学习态度和动机可以通过访谈、问卷调查等方式进行考察。除了上述常用指标外，在对社区人群进行评估时，还可以调查居民对健康知识的了解程度、对相关信息的信任程度以及健康相关行为实施情况。如社区护士希望将高血压的防治作为下一步的健康教育内容，则可以通过访谈或调查问卷的方式了解社区居民是否了解高血压防治的相关知识，他们是否相信自己可以控制高血压，他们是否愿意通过改变自己的生活方式来防治高血压，他们实际的生活方式是什么样的等问题。通过对居民健康知识、健康信念和健康行为现状的评估，还可以发现他们真正的健康教育需求，为进一步开展健康教育工作做好准备。

2. 社区环境的评估　对社区的环境进行评估，可以了解居民的生产生活环境及可能存在的健康风险，一般包括两方面内容。①社区物理环境：社区边界范围是否明确，医疗保健服务地点距离居民居住地的远近；自然环境是否适宜居住，有无污染源或危险环境；人工建筑是否与自然环境协调，是否会威胁社区安全等。②人文社会环境：主要包括各种社会系统，如保健系统、福利系统、教育系统、经济系统、娱乐系统、沟通系统、安全与运输系统等。

单独依靠社区护士一般难以进行全面详细的社区环境评估，此时就需要借助社区内的其他资源，如居民委员会、业主委员会等机构，通过它们的协助了解社区基本的生活设施、卫生条件、交通状况及周边单位的性质等。

（二）评估的方法

社区护士应根据不同的教育对象采取不同的评估方法。常用的评估方法有直接评估法和间接评估法。

1. 直接评估法　直接评估法包括面谈、问卷调查、观察等方法。

2. 间接评估法　间接评估法多为询问亲朋好友、查阅有关档案资料等方法。

二、确定社区健康教育问题

确定社区要解决的健康问题就是社区健康教育诊断。社区健康教育诊断是社区健康教育者或社区护士通过对健康教育需求评估环节中收集到的资料进行分析、归纳、推理和判断后提出要解决的健康问题，为确定教育目标做准备。确定社区健康教育问题可以分以下几个步骤：

1. 统计数据，列出社区居民现存的或潜在的健康问题。如对社区群体资料收集后发现社区居民存在高血压、高血脂、肥胖、糖尿病等健康问题。

2. 分析健康问题对受教育者健康的影响程度，并将问题按严重程度进行排序。如社区老年人慢性疾病发病率排序：高血压排第一位，脑卒中排第二位，糖尿病排第三位等。

3. 排除由生物遗传因素所导致的健康问题，选出可以通过健康教育解决或改善的健康问题。如肥胖排除遗传因素可以通过健康教育加以预防或改善相关情况。

4. 根据目前所具备的能力及资源和社区健康教育需求，选择所能开展的健康教育项目，根据实际情况量力而行。

5. 找出与健康相关的影响因素。影响因素包括与健康问题相关的行为因素、环境因素和促进行为改变的相关因素。如心脏病的相关因素有高血压、高血脂、肥胖、性格暴躁、工作压力大、缺乏运动、饮食不合理等。

6. 确定健康教育的优先问题，可依据"三性"进行排序。

(1)**严重性**：主要看疾病或健康问题的频度和危害程度，通过分析社区人群中某病的发病率、病残率、死亡率，疾病或健康问题造成的经济负担、社会负担，以及群众关注度、康复成本等来确定疾病或健康问题的严重性。

(2)**可干预性**：评价是否能够通过健康教育手段解决健康问题，实施干预后，是否会收到明显的效果和社会效益。

(3)**可行性**：评价社区相关部门、工作人员、现行政策对健康问题干预的支持力度和有利条件，特别是经济资源的支持，以及评价健康教育是否会得到社区人群尤其是干预对象的支持和赞同。

三、制订社区健康教育计划

社区健康教育者完成对社区健康教育需求的评估及诊断后，提出社区要解决的主要健康问题或行为问题，再结合社区资源、可利用的卫生服务等方面的情况进行综合考虑，制订出社区健康教育计划。在制订社区健康教育计划时，要以教育对象为中心，充分考虑他们的接受能力、实际状况和参与意识，有利于计划的有效实施。社区健康教育计划的内容主要包括以下两个方面：

（一）设定社区健康教育目标

健康教育计划必须有明确的目标，它是计划实施和效果评价的主要依据，如果缺乏明确的目标，整个计划将失去意义。目标有总体目标和具体目标两种。

1. 总体目标　又称计划的目的，指计划的理性预期。它是计划希望达到的最终结果，是宏观的，是总体上的努力方向，甚至计划者并不能亲自看到这种结果，如传染病控制计划，其总目标可以提出杜绝传染病流行。

2. 具体目标　又称计划的目标，是为实现总体目标设计的、具体的、量化的指标。其要求可归纳为 S-M-A-R-T（specific，具体的；measurable，可衡量的；attainable，可达到的；realistic，可信的；time-bound，有时间性的）5 个英文字母。具体来说，计划目标必须回答 4 个"W"和 2 个"H"。4 个"W"分别是："Who"教育对象，对谁；"What"具体改变内容（知识、信念、行为、发病率等），实现什么变化；"When"改变时限，多长时间能改变；"Where"影响范围，在什么范围内实现改变。2 个"H"分别是："How much"变化程度多大；"How to measure it"观测方法，如何测量。

（二）确定社区健康教育方法

确定社区健康教育目标后，就要制订健康教育方法，健康教育方法直接影响健康教育的结果。在选择健康教育方法时，应以满足教育对象的需求、充分利用教育对象的优势为原则。根据教育对象的数量，选择个体健康教育、家庭健康教育或群体健康教育；根据教育对象的生理和心理状况、文化水平，可选择文字、影像、讲座、家庭访视等不同的健康教育形式，确保健康教育目标的实现；根据干预手段和目的的不同，将健康教育方法分为信息传播、行为干预和社区组织活动等。不论采取哪种方法，都要以教育对象方便接受、能够长期坚持为目标。如社区预防高血压的方法，首先利用社区宣传栏、电视宣传、发放宣传单的方法进行高血压的危害和如何控制血压的宣传，即信息传播；然后，社区护士进入家庭，对饮食搭配、运动方法进行指导，使高血压患者按要求自觉改变不良饮食和生活习惯，社区组织集体活动，患者之间定期进行交流，从而使控制高血压计划顺利进行，达到目标要求。

（三）书写健康教育计划书

完成上述步骤后，即可撰写健康教育计划书。内容包括摘要、引言、问题的提出或必要性的评估、目的和目标、方法、效果评价、预算、参考资料等。

四、实施社区健康教育计划

在制订完善的社区健康教育计划后，按照计划的设计要求，有组织地将计划中的各项措施变为健康教育实践活动。在实施过程中应做好 5 方面工作：

1. 设立实施组织　实施组织的设立是健康教育实施的首要条件，实施组织的建立与完善从根本上保证了健康教育计划的实施，包括确立领导机构和执行机构、组织间的协同与合作、政策支持等。

2. 制订实施时间表　合理安排教学时间是确保教育活动成功的重要因素，应根据教育对象的具体情况安排教育活动的时间，同时按时间顺序列出各项需要实施的工作内容、工作地点、具体负责人、经费预算、特殊需求等。

3. 实施人员培训 通过培训使实施人员熟悉计划的目的、意义、程序,掌握相关专业知识和技能,学习健康教育的工作方法等。

4. 物质准备 健康教育材料、物资设备是健康教育实施的物质基础。选用合适的传播材料可明显提高信息传播效果。如办公用品、音像设备、医疗仪器、交通工具等。

5. 实施的质量控制 通过质量控制可以发现和解决实施工作中存在的问题,能及时监控计划实施的过程和结果,保证社区健康教育顺利进行。及时评价是保证教育质量的重要手段,更是不断完善社区健康教育计划的有效方法。

五、社区健康教育的评价

社区健康教育的评价是将社区健康教育结果与预期目标进行比较的过程,贯穿于计划实施的全过程,也是全面检测、控制计划,确保方案实施成功,并取得应有效果的关键步骤。评价已成为衡量一项计划是否科学合理的重要标志。常用的评价方法有观察法、家庭访视、问卷调查、座谈会、卫生知识小测验等。

(一) 评价的目的

1. 保证项目计划执行的质量。

2. 科学地了解计划的价值。

3. 向社区和项目计划的资金提供者阐明计划实施所取得的成果,以取得资金提供者和领导对健康教育工作的支持。

4. 提高专业人员开展健康教育的理论水平和实践能力。

(二) 评价的种类

1. 形成评价 形成评价是在计划执行前或执行早期对计划内容所做的评价,是评价现行计划目标是否科学合理、指标是否恰当、是否更容易为群众所接受、执行人员是否有能力完成该计划的有效措施。

2. 过程评价 过程评价是对健康教育程序的每一个步骤加以评价,贯穿于计划执行的全过程。过程评价是评价实施计划的质量与效率,而不是评价计划的结果和行为效应,目的在于控制计划的质量,又称为质量控制或计划质量保证审查。通过监测、评价健康教育的各项活动,判断健康教育是否按计划执行,计划实施是否取得预期效果,以便及时发现计划执行中的问题。

3. 效果评价 效果评价是针对健康教育活动的作用和效果进行评估,包括近期效果评价、中期效果评价和远期效果评价。近期和中期效果评价:又称效应评价,评价的重点是健康教育计划内容对教育对象的知识、态度、行为的直接影响;远期效果评价又称结局评价,评价健康教育计划最终目标完成的情况,人群健康乃至生活质量是否有改善。

4. 总结性评价 总结性评价是综合形成评价、过程评价、效果评价以及各方面资料所做的总结性概括,综合性指标更能全面地反映计划的成败。总结性评价从计划的成本到效益,对各项活动的完成情况做出判断,以便做出该计划是否有必要重复或扩大或终止的决定。

评价贯穿于健康教育的全过程,教育者要明确评价的意义和作用,及时对健康教育效果做出正确评价,以促进健康教育计划的实施。

(三) 评价的指标

1. 社区卫生服务需求评价指标 包括发病率、患病率、死亡率、总人口健康者百分率等。

2. 社区卫生服务数量和质量评价指标 包括预防服务、保健服务、医疗服务、康复服务、健康教育服务和计划生育技术指导服务等。

3. 社区卫生资源评价指标 包括人力、物力、财力、技术、信息等方面。最常用的评价指标是每万人口医生数、每万人口护士数、每千人口床位数和卫生经费占国民总产值的百分率等。

4. 态度评价指标 例如对社区人群进行居家护理社会功能认知情况的调查,主要涉及卫生管理人员、居家护理医务人员,以及社区居民正性和负性认知率等。

5. 费用和效益评价指标 投入的费用一般包括直接费用和间接费用。直接费用包括社区卫生服务机构的医药费以及设备费等实际消耗费用;间接费用包括因疾病造成劳动能力丧失等理论消耗费用。

6. 效果和结果评价指标 常用死亡、疾病、丧失劳动力、不适和不满意 5 个指标对社区健康护理服务结果进行评价。

7. 社区卫生读物影响力评价指标 影响力是指社区卫生健康护理服务对社区居民健康水平和居民健康质量所起的作用,对社会经济和社区文明事业的贡献可以用质量调整生命年等指标表示。

第三节　社区健康促进

情景导入

2016 年 10 月 25 日,《"健康中国 2030"规划纲要》出台,这是新中国成立以来首次在国家层面提出"以促进健康为中心"的"大健康观""大卫生观"。健康中国战略旨在推进全民健康,包括普及健康生活、优化健康服务、完善健康保障、建设健康环境、发展健康产业这 5 个方面。

请思考:

1. 健康生活方式包括哪些?
2. 在社区中落实"全民健康生活方式行动"的方法有哪些?

《"健康中国 2030"规划纲要》中指出,健康是促进人的全面发展的必然要求,是经济社会发展的基础条件。实现国民健康长寿,是国家富强、民族振兴的重要标志,也是全国各族人民的共同愿望。国家把保障人民健康放在优先发展的战略位置,将促进健康的理念融入公共政策制定、实施的全过程,加快形成有利于健康的生活方式、生态环境和经济社会发展模式,实现健康与经济社会良性协调发展。社区健康促进是以社区为基础,动员社会各界力量,开展多种形式的健康教育与健康促进活动,普及健康知识,增强人们的健康意识和自我保健能力,提高居民健康素质。

知识链接

健康知识普及行动

健康知识普及行动是 2019 年由国家卫生健康委负责制定的发展战略《健康中国行动(2019—2030 年)》所列出的 15 个重大专项行动之一。行动目标是到 2022 年和 2030 年,全国居民健康素养水平分别不低于 22% 和 30%。

1. 个人和家庭层面 ①正确认识健康。②养成健康文明的生活方式。③关注健康信息。④掌握必备的健康技能。⑤科学就医。⑥合理用药。⑦营造健康家庭环境。

2. 社会和政府 ①建立并完善健康科普"两库、一机制"。②医务人员掌握与岗位相适应的健康科普知识,并在诊疗过程中主动提供健康指导。③建立鼓励医疗卫生机构和医务人员开展健康促进与教育的激励约束机制,调动医务人员参与健康促进与教育工作的积极性。④鼓励、扶持中央广电总台和各省级电台、电视台在条件成熟的情况下开办优质健康科普节目。⑤动员更多的社会力量参与健康知识普及工作。⑥开发推广健康适宜技术和支持工具。⑦开展健康促进县(区)建设,着力提升居民健康素养。

一、社区健康促进概述

（一）健康促进概念

1986 年，在加拿大召开的第一届国际健康促进大会上通过的《渥太华宣言》指出：健康促进是促使人们提高、维护和改善他们自身健康的过程，这是协调人类与其所处环境之间的战略，规定个人与社会对健康各自所负的责任。WHO 把健康促进（health promotion）定义为一个增强人们控制和改善自身健康能力的过程。WHO 倡导各个国家采取一种合适的策略增进人们与自然和社会环境之间的协调，平衡个体对健康的选择与社会责任之间的关系。健康促进的涵义随着健康促进的发展而不断完善，是"人人享有卫生保健"全球战略的关键要素。

（二）社区健康促进概念

社区健康促进（community health promotion）是指通过健康教育和环境支持改变个体和群体行为、生活方式与社会影响，降低本地区疾病发病率和死亡率，为提高社区居民生活质量和文明素质所进行的活动。社区健康促进规定个人与社会对健康各自承担的责任与义务，其构成要素包括健康教育以及一切能够促使行为、环境向有益于健康改变的政策、组织、经济等支持系统。

（三）健康促进的领域和策略

《渥太华宣言》明确了健康促进的 5 个工作领域和 3 个基本策略。

1.健康促进的工作领域

（1）**制定促进健康的公共政策**：健康促进的内涵已超越卫生保健范畴，需要政府给予支持或相关政策，各级政府和组织的决策者应把促进社区居民健康问题提到议事日程上，制定和出台有利于居民健康和改善环境的政策与法规，明确要求非卫生部门建立和实行健康促进政策。

（2）**创造支持性环境**：指促进健康的过程中，人们生存的自然环境、社会环境都有利于健康。健康促进必须为社区居民创造安全的、满意的、愉快的生活和工作环境。系统地评估快速变化的环境对健康的影响，以保证社会和自然环境向有利于健康的方面发展。

（3）**加强社区行动**：聚集社区各方力量，鼓励社区居民积极有效地参与卫生保健计划的制订和执行，挖掘社区资源，帮助他们认识自己的健康问题，并提出解决问题的办法。

（4）**发展个人技能**：以健康教育为载体，教育并帮助社区居民提高做出健康选择的技能来支持个人和社区的健康发展。

（5）**调整卫生服务方向**：个人、社会团体、卫生部门、政府、工农商各系统都是健康促进的参与者，各部门共同协调，将健康促进和预防作为卫生服务模式的组成部分，让广大居民均受益。

2.健康促进的策略

（1）**倡导**：对政策决策者做好宣传，促进有利于健康的公共政策制定。倡导社会各部门对各项促进健康举措的支持与关注，各部门间加强配合与协作，以创造促进健康的社会环境。

（2）**赋权**：赋权是对个人和社区赋权，健康促进的重点是人人享有健康的权力，共同享有健康资源和卫生保健的机会。通过赋权提高社区居民维护健康的意识，激发个人和社区的潜能，增强掌握促进健康知识和技术的能力，最终实现个体健康和社区健康的可持续发展。

（3）**协调**：在健康促进过程中，政府机关、企事业单位、非政府组织、社区、个体等为共同目标达成共识，组建强大的健康促进社团和社会支持体系，最终实现人人享有健康权力和维护健康的能力，并能积极主动参与有益健康的各种活动。

二、健康促进相关理论

健康促进相关理论较多，涉及健康促进过程中的各个方面，具有重要的指导意义，应用比较广泛的健康促进相关理论主要是综合框架模型——格林模式（PRECEDE-PROCEED model）。本模式由美国的劳伦斯·格林（Lawrence W. Green）博士于1980年提出，是目前国内外最常用的社区健康教育和健康促进计划与评价的方法，我国有学者将格林模式称为优先模式或诊断与评价模式。本模式可分2个阶段和9个步骤，如图5-2所示。

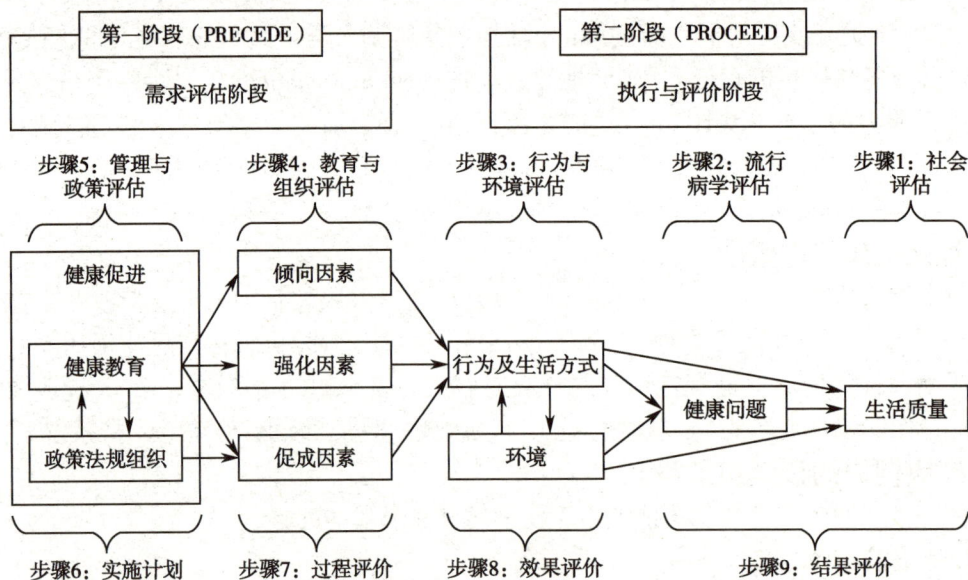

图 5-2　格林模式

（一）第一阶段

第一阶段（PRECEDE）即需求评估阶段，健康促进活动往往在开始都进行一项大规模的调查研究，从不同水平进行需求评估，包括社会评估、流行病学评估，行为与环境评估、教育与组织评估、管理与政策评估这5个步骤，在健康教育与评估过程中找出产生健康结局的各种因素。

（二）第二阶段

第二阶段（PROCEED）即执行与评价阶段，是在执行健康教育或环境干预中应用政策、法律法规和组织改变的具体措施和手段，并对实施过程和结果进行评价，包括实施计划、过程评价、效果评价和结果评价4个步骤。

格林模式具有两个特点：一是从结果入手的程序，即用演绎的方法进行推理思考，从最终的结果追溯到最初的起因，先问"为什么"，再问"如何去进行"，避免以主观猜测代替一系列的需求诊断。二是考虑了影响健康的多重因素，显示出一切个人和群体行为与环境变革的努力必须是多元的，因此健康促进计划的设计也应该是多层面的。格林模式不仅是行为理论模型，更为健康促进的规划设计、执行及评价提供一个连续的步骤和阶段，是当代健康促进领域最有代表性、应用最广泛的过程模式。

三、社区健康促进工作方法

社区健康促进工作方法是在相关理论的指导下，挖掘社区各种资源，调动社区居民和单位积极参与健康促进工作，其主要方法是健康教育、健康宣传和提供健康服务、进行各种调查活动等，为健康教育与健康促进项目的开展提供依据。

（一）健康传播形式

1. 健康宣传活动　通过广播、电视、移动网络、报纸等各种传播媒介，将健康内容向全民广泛宣传，提高全民参与的自觉性；宣传生态文明建设，将健康环境理念通过各种传播形式传递给居民，如低碳环保、资源的循环利用等，发布健康核心信息，播放健康知识和健康公益广告；广泛宣传正确的价值观、生活观和健康观，弘扬健康道德，增强个人和社会对健康所承担的责任意识，努力形成共建共享健康的良好局面。

2. 健康巡讲活动 深入机关、企业、学校、社区、乡镇等开展以《公民健康素养66条》为重点内容的群众性的大型系列讲座和各类咨询活动。社区卫生服务中心每年至少开展12次公众健康咨询活动；社区卫生服务站（村卫生室）至少每两个月举办1次健康知识讲座。

3. 卫生宣传日活动 推广和普及有关的健康知识，提高居民的健康水平。

4. 普及防病知识活动 积极开展预防传染病、地方病的健康促进与教育活动，重点做好禽流感、艾滋病、结核病、传染性肝炎等传染病的健康教育与健康促进工作；加强应对突发公共卫生事件知识的宣传教育和行为干预，提高公众的防范意识和应对能力；普及慢性非传染性疾病的防治知识；针对乡镇卫生与农民健康的主要问题，宣传饮水安全卫生、粪便无害化处理、烟草危害与控制、病媒生物防治等知识。

（二）倡导健康生活方式

组织各类健康促进活动，引导居民逐步形成合理膳食、适量运动、安全防护、控烟限酒的健康生活方式。

1. 全民健身运动 充分利用各种资源，指导群众掌握科学锻炼方法，健全全民健身运动组织，引导居民养成日常健身锻炼的习惯。

2. 食品安全与健康饮食 普及饮用水安全、食品安全和营养知识，加强对幼儿园、学校、医院及集体用餐单位的营养知识和食品安全知识培训；引导居民合理膳食，传播健康的饮食文化和观念，指导居民根据自身情况合理选择低盐、低脂、低糖食品。

3. 控烟限酒、安全防护 制定公共场所禁烟规定，开展吸烟危害健康、控制吸烟的健康教育；严禁向未成年人销售烟草，减少青少年吸烟人群。以创建无烟单位为抓手，重点推进机关、医院、学校等室内控烟工作；开展酒精对健康和公共交通危害的宣传，提倡文明健康饮酒方式，预防和减少酒精引起的公共危害。

（三）影响健康促进活动的主要因素

1. 社区参与程度 社区参与度越高，健康促进活动效果越明显。社区组织动员的对象包括社区领导、社区人群、宗教团体、专业技术群体、家庭及个人。要协调社区各部门及社会组织支持和参与健康促进活动，并形成支持性网络，共同对社区的健康承担责任，创造有益的健康促进环境。

2. 干预与支持 干预与支持是中心环节，健康促进从整体上对群众的健康相关行为和生活方式进行干预。其内容包括疾病防治、生态和社会环境的改变等，范围广泛，涉及个体、家庭、社区的健康，贯穿于医疗保健服务的各个方面。健康促进活动既可促进群众对医疗保健资源的利用，又可督促医疗保健服务质量的提高，为群众创造健康的社区环境。

3. 信息传播 加强信息传播是重要手段，充分利用社区的传播渠道，采用多种传播手段相结合的方式，扩大健康信息的传播。

4. 开发利用社区资源，加大资金投入 是健康促进活动的保证。

5. 人员培训 人才队伍建设是健康促进的重要环节，人才素质的高低直接影响着健康促进工作的开展质量。

6. 计划设计和评价 注重计划设计和评价是关键，为避免健康促进工作的盲目性与减少社区资源的浪费，使工作有条不紊地进行，健康促进应以健康需求评估为基础，应具有明确的目标、任务、方法、所需资源、实施步骤和进度等。

健康促进是社区护士基本工作职责的一部分，通过对社区范围内的居民开展健康教育与健康促进活动，提高社区居民的卫生知识水平、健康意识以及自我保健、群体保健能力，改善居民的健康状况，推动社区卫生服务，创造有利于健康的生活环境，以达到提高社区居民健康水平和生活质量的目的。

国家基本公共卫生服务项目之———健康教育服务

国家基本公共卫生服务进行健康教育服务的对象是辖区内所有居民，基本内容有：

1. 宣传普及《中国公民健康素养——基本知识与技能（2015 年版）》，配合有关部门开展公民健康素养促进活动。

2. 对青少年、妇女、老年人、残疾人、0~6 岁儿童家长等人群进行健康教育。

3. 开展合理膳食、控制体重、适当运动、心理平衡、改善睡眠、限盐、控烟、限酒、科学就医、合理用药、戒毒等健康生活方式和可干预危险因素的健康教育。

4. 开展心血管、呼吸系统、内分泌系统、肿瘤、精神疾病等重点慢性非传染性疾病和结核病、肝炎、艾滋病等重点传染性疾病的健康教育。

5. 开展食品安全、职业卫生、放射卫生、环境卫生、饮水卫生、学校卫生和计划生育等公共卫生问题的健康教育。

6. 开展突发公共卫生事件应急处置、防灾减灾、家庭急救等健康教育。

7. 宣传普及医疗卫生法律法规及相关政策。

（李姗姗）

1. 健康促进的工作领域有哪些？

2. 某社区实施限制食盐摄入量的计划：一年后 50% 的家庭，两年后 60% 的家庭知道有关"食盐超过限量危害健康，合理摄入食盐有利健康"的教育内容；30~75 岁人群的限盐计划由执行前的 30%，提高到一年后 50% 和两年后的 70%。

请思考：

(1) 请用 4 个"W"和 2 个"H"来分析描述具体目标是什么？

(2) 如何对该计划进行评价？

练习题

第六章 | 社区环境与健康

教学课件

思维导图

ER 6-1

ER 6-2

学习目标

1. 掌握：人与环境的关系；环境污染及对健康的影响；常见地方病的防治。
2. 熟悉：环境的概念；食品污染的概念、分类、来源及对人体健康的危害。
3. 了解：空气、水、食物、地质环境和社会心理因素对健康的影响。
4. 学会：综合分析环境因素对健康的影响。
5. 具有保护环境、促进健康及可持续发展的意识。

环境是人类生存的条件，也是人类发展的根基。在科学和技术飞速发展的今天，人类大量利用环境资源来极大地丰富自己所需的物质条件，创造更加舒适和方便的生活和生产环境。但同时又带来了环境污染、自然资源匮乏、生态环境破坏等全球性的环境问题，这些问题对人类的生存与健康造成的威胁与危害越来越受到人们的关注。在社区护理工作中，社区护士需要掌握环境因素对社区人群健康的影响特点、作用方式及相应的预防措施，从而加强社区护理工作的成效，进一步维护和促进社区人群健康。

第一节 环境概述

情景导入

根据生态环境部的数据显示，自 2012 年以来的十年间，我国环境治理成效显著。全国重点城市 PM2.5 的平均浓度下降 57%。地级及以上城市 2020 年、2021 年和 2022 年连续三年 PM2.5 浓度值全都降到世界卫生组织所确定的 35μg/m³ 第一阶段过渡值以下，我国已成为全球大气质量改善速度最快的国家。全国地表水 I～Ⅲ类优良水质断面比例提高 23.8 个百分点，达到了 87.9%，已接近发达国家水平。长江干流连续三年全线达到Ⅱ类水质，黄河干流首次全线达到Ⅱ类水质。地级及以上城市建成区黑臭水体基本消除，人民群众的饮用水安全得到了有效保障。

请思考：
1. 环境污染对人类健康有哪些影响？
2. 环境保护措施有哪些？

一、环境概念

环境（environment）是指在特定时刻由物理、化学、生物及社会等因素构成的整体状态，这些因素可能对生命机体或人类活动直接或间接地产生现时或远期作用。环境是一个非常复杂的体系，包括自然环境与社会环境。

自然环境是指环绕于人类周围的各种自然条件的总和。它由各种物质因素所组成，包括大气圈、水圈、土壤岩石圈和生物圈。自然环境根据受人类活动影响的关联程度又可分为原生环境和次生环境，原生环境是指天然形成的未受到人类活动的影响或影响较少的自然环境，次生环境是指人为因素影响下形成的或人工改造了的自然环境。

社会环境是指人类在自然环境的基础上，通过长期有意识的社会与生活活动所形成的政治制度、经济体系、社会结构、人际关系、精神文化、风俗习惯等方面的总和。社会环境与人类健康密切相关，它不但可以直接影响人群或个体的健康水平，还可以通过影响自然环境质量、资源利用以及人的心理和行为等间接影响人体的健康。

二、人类与环境的关系

（一）人与环境的统一性

人体从环境中获取氧气、水、食物等，通过体内的各种生理、生化反应合成生命的必需物质；同时，人体又通过异化作用进行分解代谢，代谢产物由不同途径排出体外而进入环境，并被环境中的其他生物所利用。人体通过新陈代谢与周围环境进行物质交换、能量转移及信息交换，实现了人与环境的动态平衡及物质上的统一。人与环境的物质和能量交换的基本单元是各种元素，而人体血液内的 60 多种化学元素含量与生存环境中各种化学元素的丰度有明显的一致性，这充分说明人不但是环境发展到一定阶段的产物，而且与环境在物质上具有一致性。

（二）人对环境的适应性

各种环境条件是不断变化的，不同地区、不同时期的人类环境各不相同。人类为了生存和发展，需要进行自身的内部调节以适应环境。机体对环境的适应性是人类在发展的进程中与环境相互作用逐渐形成的遗传特征，长期生活在不同地区的人群，对自然环境及社会环境有着不同的适应性。但是，人体对环境的适应能力有限，环境的异常变化如果大大超出了人的适应能力，就可使人体的某些组织器官发生结构或功能的改变，导致健康损害甚至死亡。

（三）人与环境作用的双向性

人在社会中，有适应环境和保护自己免受侵犯的能力，而且有按照主观愿望改造环境的能力。例如，改良土壤、驯化野生动物等。但是在这一过程中，人类也会受到自然环境的反作用。例如，大量的煤炭和石油的开发使用，使大气中二氧化碳的浓度不断增高，全球变暖，冰川融化，海平面上升，破坏了人类与环境之间的平衡状态，严重威胁到人类本身的健康。因此，人们在改造环境的同时，应当充分保护环境，遵循自然规律，使环境向着对人类有利的方向发展，避免或减轻其对人类的危害。

三、环境污染及对人类健康的影响

（一）环境污染

环境污染（environmental pollution）指由于自然的或人为的原因，使进入环境的有害物质或有害因素的数量或其作用强度超过了环境的自净能力，导致环境的结构和功能发生改变，引起环境质量下降，生态平衡被破坏，对人类和其他生物健康产生了直接或间接危害的现象。严重的环境污染对公众的健康危害严重，对生态平衡的破坏巨大，称为公害。由公害引起的地区性疾病称为公害病。

（二）环境污染物

进入环境并能造成环境污染或环境破坏的物质称为环境污染物（environmental pollutant）。

1. 环境污染物的种类　环境污染物按其性质可分为三大类。

（1）化学性污染物：包括有害气体、重金属、农药以及其他无机和有机化合物。

（2）**物理性污染物**：包括噪声、振动、电磁辐射、电离辐射、非电离辐射以及光污染、热污染等。

（3）**生物性污染物**：主要指各种病原微生物、寄生虫、有害动植物等。

根据环境污染物的理化性质及其环境中是否发生变化又分为一次污染物和二次污染物。一次污染物是指由污染源直接排入环境的理化性质未发生改变的污染物。二次污染物是指排入环境的一次污染物在各种环境因素的作用下，其理化性质发生改变，生成的与一次污染物不同的、新的、危害更大的污染物。

2.环境污染物主要来源

（1）**生产性污染**：指工农业生产中向环境排放有害物质而导致的污染，如工业生产中产生的"三废"（废气、废水、废渣），大量排放到环境中，对空气、土壤、水体等造成污染；农业生产中使用的农药和化肥，也可对农作物以及空气、土壤和水体造成污染。

（2）**生活性污染**：指由居民生活产生的垃圾、污水、粪便（生活"三废"）排入环境所引起的污染，以及由室内装修、烟草烟雾、烹调油烟、室内燃烧物等所导致的室内空气污染等。

（3）**交通性污染**：指汽车、火车、轮船、飞机等交通工具产生的尾气、噪声、振动和油污等对环境造成的污染。汽车尾气和噪声已经成为城市环境污染的重要来源。

（4）**其他污染**：广播电视信号发射塔、无线通信设备产生的电磁辐射，医疗卫生机构使用的放射性元素产生的电离辐射、医疗垃圾和废水等，也会对环境造成污染。

（三）环境污染对人类健康的影响

环境污染对人类健康的影响十分复杂，表现形式多样，既有对人类健康的直接危害，也有通过影响环境介质而间接作用于机体的间接危害。

1.直接危害　环境污染对人类健康的直接危害包括急性危害、慢性危害、远期危害和非特异危害。

（1）**急性危害**：指环境污染物短时间内大剂量进入环境，使暴露人群在短时间内出现不良反应、急性中毒甚至死亡的危害。如英国伦敦烟雾事件、美国洛杉矶光化学烟雾事件、印度博帕尔异氰酸甲酯泄漏事故、苏联切尔诺贝利及日本福岛核事故等。

（2）**慢性危害**：指环境污染物小剂量、低浓度、长时间反复作用于人体所产生的危害。污染物在体内的物质蓄积或功能蓄积是产生慢性危害的根本原因。如日本曾经发生的水俣病和痛痛病是慢性危害的典型案例。

（3）**远期危害**：表现为潜伏期长、后果严重而深远，突出表现为致癌、致畸、致突变作用。人类日常使用的化学物质中，经动物实验证实有致癌作用的已有1 700多种。

（4）**非特异危害**：环境污染物对人类健康的危害除表现为上述特异性作用外，还可表现一系列非特异性危害，表现为一般多发病的发病率增高、机体抵抗力下降、劳动能力降低、儿童生长发育受阻等。非特异危害的机制尚未完全阐明，可能与免疫功能降低有关，但也不能解释一切非特异性危害现象。

2.间接危害　环境污染对人类健康的间接影响和危害是多方面的。生物污染可导致其他生物群疾病发生或流行，危及人类食物链，甚至引发人畜共患病。化学性污染损害植物，可导致农作物减产和食物短缺，破坏城市生活区的环境绿化。综合性污染对土壤和森林的破坏，可导致水土流失和沙漠化。有时间接效应的危害比直接危害更大、更难消除。例如温室效应、酸雨、臭氧层破坏等都会对人类健康产生某些间接影响。

3.环境污染引起的相关疾病　包括公害病、职业病、传染病等。

四、环境保护措施

（一）加强环境保护知识宣传教育，增强环境保护意识

环境保护是我国的一项基本国策，关系到广大人民的健康和造福子孙后代。环保宣传教育能

帮助人们树立正确的环保道德和伦理,能为环保法律的有效实施提供必不可少的道德基础。要做好环境保护工作,仅仅依靠政府是很难做出成效的,环保关系着每个人的切身利益。增强公众的环保意识,争取公众对环保的支持与参与,是解决目前环保问题的一项有效途径。

(二) 完善环境保护的法律和法规,强化环境管理和监督,依法保护环境

卫生法规是环境保护的行政管理和立法依据。我国颁布了《中华人民共和国环境保护法》《中华人民共和国水污染防治法》《中华人民共和国大气污染防治法》《中华人民共和国固体废物污染环境防治法》《中华人民共和国环境噪声污染防治法》《中华人民共和国海洋环境保护法》等一系列法律法规。《中华人民共和国刑法》在第六章妨害社会管理秩序罪中增加了破坏环境资源保护罪。自1973年我国颁布第一个环境质量标准《工业"三废"排放试行标准》以来,在不同领域制定或修订了国家级环境质量标准数千项,影响范围已覆盖水、空气、土壤、声与振动、固体废物与化学品、生态、核与电磁辐射等环境保护领域。各级人民政府环境保护主管部门根据环境保护法律法规和环境质量标准对行政区域环境保护工作实施统一监督管理。

(三) 合理安排环境规划措施,综合利用环境

污染程度受地区的能源结构、工业结构和布局、人口密度、地形、气象等自然因素和社会因素所影响,因此环境污染防治具有区域性、整体性和综合性的特点。为了有效地防止环境污染,必须采取多方面的综合措施,因地制宜,充分利用环境的自净作用和植被净化能力,降低环境中污染物的浓度。

(四) 采用先进技术措施预防环境污染

1. 减少工业"三废"的污染 改进生产工艺,实行"清洁生产",采用无毒或低毒原料替代有毒或高毒物质;严格排放标准,将生产过程排放的"三废"污染物进行无害化处理,回收利用,化害为利;改善能源结构,推广清洁能源的生产和使用,如水力发电、风力发电、太阳能等。

2. 预防农业污染 发展生态低碳农业,加大在绿色技术、绿色品种、绿色装备、绿色投入品的研发和推广。防止农药污染和化肥污染,尽量减少农药使用,研究低毒、低残留、高效农药。加强对禽畜污物的综合利用和无害化处理,如开发农村沼气产业项目等。

3. 加强环境监测 环境监测是保护环境的基础工作,主要内容包括:①物理指标的监测,如噪声、电磁波、放射性等的监测。②化学指标的监测,如各种化学物质在空气、水体、土壤和生物体内水平的监测。③生态系统的监测,如污染物在食物链中引起的生物群落改变等。

五、社区护士在环境卫生中的作用

(一) 收集社区环境卫生基本资料

社区环境资料包括社区地理位置、面积大小、区域范围、气候条件、绿化面积、动植物分布和社会环境因素等,社区护士应熟悉社区基本环境状况。

(二) 进行社区环境流行病学调查

应用流行病学调查的基本方法,结合环境与人群健康关系的特点,从宏观上研究社区环境因素与社区人群健康的关系。

(三) 做出社区环境卫生评估

根据社区环境基本状况,通过社区环境流行病学调查,掌握社区可能存在的污染源、有无重大污染事件、社区人群健康有无异常等,对社区环境卫生做出全面评估。

(四) 开展社区环境卫生健康教育

结合社区环境卫生评估结论,对社区居民开展环境卫生健康教育,增强社区居民环境保护意识,找出现存的环境问题,改善社区环境,提高社区人群健康水平。

环境质量标准

环境质量标准（environmental quality standard）是以保护人群健康、促进生态良性循环为目标而规定的各类环境中有害物质在一定时间和空间范围内的允许浓度（或其他污染因素的允许水平）。我国现行环境质量标准体系按照级别可分为国家标准、行业标准和地方标准。国务院环境保护行政主管部门制定国家环境质量标准。省、自治区、直辖市人民政府对国家环境质量标准中未作规定的项目，可以制定地方环境标准，并报国务院环境保护行政主管部门备案。我国现有环境空气、地表水、地下水、土壤、噪声等多种环境质量标准。

第二节　生活环境与健康

情景导入

社区护士小李在入户调查时发现老李家的小孙子贝贝过度肥胖。贝贝今年 4 岁，身高99.2cm，体重 25.5kg。贝贝父母在外经商，大部分时间贝贝由爷爷奶奶照看。老李夫妇很疼爱这个孙子，认为小孩胖才健康，多给贝贝做肉食，很少有蔬菜。碳酸饮料和糖果想什么时候吃就什么时候吃。贝贝喜欢在家玩玩具、看动画片，很少在室外活动。

请思考：

1. 贝贝肥胖的原因是什么？
2. 如何指导老李家健康饮食并帮助贝贝减肥？

人类的生活环境包括大气、水、土壤、食物等，这些环境质量的好坏与我们的健康息息相关。

一、空气与健康

地球周围包围着很厚的一层空气，称为大气圈，大气圈是人类赖以生存的重要外界环境因素之一。

（一）大气污染的主要来源

大气污染的来源可分为天然来源和人为来源两类。前者是由于自然原因引起的，如森林火灾、火山爆发、沙尘暴等引起的大气污染。后者是人类在从事生产和生活活动过程中产生的污染，是大气污染的主要来源。人为污染的主要来源有：

1. 工农业生产　各种工业企业是大气污染的主要来源，也是大气卫生防护重点。工业企业排放的污染物主要来源于燃料的燃烧和工业生产过程。燃料的燃烧是大气污染的最主要来源。此外，在生产过程中也排出大量的污染物，排出污染物的种类和排出量与生产性质和生产工艺过程有关。此外，农业生产过程中化肥的施用、农药的喷洒以及秸秆的燃烧也会造成大气的污染。

2. 交通运输　大部分的交通工具都是燃烧汽油或柴油的机动车，所排放的机动车尾气污染物主要是颗粒物、氮氧化物、一氧化碳、碳氢化合物等。随着居民生活水平的提高，汽车的数量日益增多，汽车的废气已经成为许多大城市大气污染的主要来源。

3. 生活炉灶和采暖锅炉　排放集中在居住区，烟囱低甚至没有烟囱。燃烧不完全，低空排放。排放量与季节有关，冬季排放大于其他季节，容易对居住区造成污染。目前我国对中小型锅炉使用进行取缔，有效改善了由此造成的空气污染。

4. 其他　如地面扬尘，或垃圾被风刮起也可污染大气。此外，意外事故或战争等原因也可造成大气污染。

（二）大气污染对健康的危害

大气污染物主要通过呼吸道进入人体，少部分污染物也可以降落在食物、水体或土壤通过消化道进入人体，有的污染物还可直接接触皮肤进入机体，对健康产生直接或间接的危害。

1. 直接危害 直接危害包括急性中毒、慢性炎症、致癌作用、变态反应和降低机体免疫力等。

（1）**急性中毒**：急性中毒主要由烟雾事件和生产事故排放的有毒有害气体引起。①烟雾事件：这类事件是燃料燃烧产生的烟雾或生产过程中排放的废气引起的，是大气污染造成急性中毒的主要类型。如英国伦敦烟雾事件、比利时马斯河谷烟雾事件。②生产事故：此事件不经常发生，但一旦发生，其危害非常严重，如印度博帕尔异氰酸甲酯泄漏事故。

（2）**慢性炎症**：大气中的 SO_2、NO_2、硫酸雾、硝酸雾和烟尘等污染物长期反复刺激机体，引起咽炎、喉炎、气管炎、眼结膜炎等。

（3）**致癌作用**：研究表明，大气污染程度与肺癌发病率和死亡率成正比。

（4）**变态反应**：大气中的花粉、粉尘、甲醛及某些石油制品的分解产物均有致敏作用，使机体产生变态反应，如日本四日市哮喘事件。

（5）**降低机体免疫力**：在大气污染严重的地区，居民唾液溶菌酶和分泌型 IgA 的含量均明显下降，其他免疫指标也有所下降。

2. 间接危害 环境污染还会影响小气候和太阳辐射，产生温室效应，形成酸雨，破坏臭氧层，从而对人的机体和生存环境造成不可估计的影响。

（三）大气卫生防护

1. 科学规划 合理规划安排工业布局，调整优化产业结构。将工业区配置在当地主导风向的下风侧，严格控制高耗能、高污染行业新增产能，加快淘汰落后产能。

2. 完善城市绿化系统 城市建设时应注意各类绿地的合理比例。根据当地大气污染的特点安排种植对污染物有抗性、吸收量大的植物。

3. 改革工艺措施 改善能源结构，大力节约能耗，逐步用清洁能源如核能、天然气等替代石油制品燃烧。采用无毒或低毒原料替代毒性大的原料，减少污染物排放。

4. 控制机动车尾气污染 加强城市交通管理，提高公共交通出行比例。鼓励步行、骑自行车出行等绿色出行方式。严格限制机动车保有量，降低机动车使用强度。加快石油企业升级改造，提升燃油品质。

（四）室内空气与健康

人类的生活环境涉及住宅、办公场所和公共场所等不同的环境，其中以住宅环境最为重要。人的一生中有 2/3 以上的时间是在住宅室内度过的。室内空气污染可引起不良建筑物综合征（sick building syndrome，SBS）、建筑物相关疾病（building related illness，BRI）和化学物质过敏征（multiple chemical sensitivity，MCS）等。室内空气污染的来源如下：

1. 家用燃料 用于烹调和取暖的生活炉灶燃煤，可产生烟尘、一氧化碳、二氧化硫等污染物，当室内通风不良时，可使室内的氮氧化物的浓度升高。另外，家庭烹调过程中也可产生强致癌物苯并芘。

2. 建筑装饰及家具 近年来，建筑材料、室内装饰材料和家具制品中新引入的化学物质越来越多，如居室建筑装修及新制家具使用的黏合剂、涂料和胶合板等材料可散发出放射性氡，以及甲醛、石棉、铅等有害物质。

3. 家用化学品 室内使用的清洁剂、除臭剂、杀虫剂、家具抛光剂以及化妆品（如发胶）等家用化学品，可造成挥发性有机物污染。

4. 烟草烟雾 烟草烟雾中含有多种成分，其中大致有 40 多种具有致癌性。

5. 人体排放 人的呼吸向空气中排放 CO_2、氨类等多种内源性有害代谢气体等。另外呼吸道传染病患者及病原携带者谈话、咳嗽、打喷嚏时，随飞沫可排出病原体。人的排汗，皮肤脱落碎屑，亦可散发出气味。

6. 室外污染物 室外工业生产、交通运输排放的污染物以及植物花粉、孢子等变应原都可通过门窗等各种缝隙进入室内造成空气污染。

7. 其他 微波炉、电磁炉、电脑等家用电器，可增加人们接触电离辐射的机会。空调使用不当，会造成室内空气质量下降。猫、狗、鸟、鱼等家养宠物，不但可以传播传染病如巴斯德氏菌病、支原体感染、鹦鹉热等，也是室内空气污染的来源。

（五）室内空气污染的控制对策

1. 建立健全室内空气质量标准 为了控制室内空气污染，保证室内空气清洁，近年来国家相关政府部门制定了《公共场所卫生标准》《室内空气中污染物卫生标准》《室内装饰装修材料有害物质限量》《室内空气质量卫生规范》《民用建筑工程室内环境污染控制规范》《室内空气质量标准》等一系列规范和标准。总体来看，我国目前已基本形成了控制室内环境污染的技术标准体系。

2. 选择安全的建筑材料和装饰材料 在施工过程中严格执行《民用建筑工程室内环境污染控制规范》，应选择不散发有害物质、不易沾上尘埃和易于清洁的材料，不得使用有害物质含量超标的建筑施工材料，在竣工时要对室内环境质量进行检查验收，重点对甲醛、苯、氨、氡和总挥发有机物含量进行检测，不达标不投入使用。

3. 住宅地段的选择 住宅应按照住宅的基本要求，选择在大气清洁、日照通风良好、周围环境无各种环境污染源、有绿化地带且与闹市、工业区和交通要道隔离的地段内。

4. 合理的住宅卫生规模和平面配置 住宅内各室的容积、室高、面积应足够，朝向要合乎卫生要求，有利于采光和通风换气。

5. 采取改善空气质量的措施 注意改进燃烧方式，提高燃烧效率，以降低室内污染物的浓度，逐步推广天然气和煤气化，同时安装排气扇或排油烟机。

6. 加强卫生宣教 加强卫生宣教，增强卫生意识，纠正个人不良卫生习惯，禁止室内吸烟。坚持合理清扫制度，养成清洁卫生习惯，必要时进行空气消毒以杀灭病原体。

二、水环境与健康

水是人体所必需的物质，是生命的源泉，人的一切生理活动、生化过程都离不开水。同时水在保证个人卫生、改善居民生活卫生条件等方面也起着重要作用。人类活动所造成的环境污染正严重威胁着水资源的质量，因此防止水污染，搞好饮用水卫生具有重要意义。

（一）水体主要污染源

1. 工业废水 工业废水是水污染的主要原因。工业生产过程中产生的废水，由于数量和性质的差异会对水体产生不同的污染，对水体污染影响较大的工业废水主要来自冶金、化工、电镀、造纸、印染、制革等企业。

2. 生活污水 包括人们日常生活的洗涤污水和粪尿污水等，还包括医院污水。其中含有大量有机物和微生物（包括致病微生物和寄生虫卵等）。生活污水也是我国水体有机污染的主要来源。

3. 农业污水 包括农牧业生产排出的污水，降水或灌溉水流过农田或经农田渗漏排出的水。农业污水污染源主要包括化肥、农药、粪尿等。

4. 其他 工业固体废弃物和城市垃圾的堆放受到雨水冲洗渗漏和垃圾填埋产生的渗漏水都会对附近水体或地下水造成污染。海上石油开采、大型运油船只泄漏事故及航海船只产生的废弃物等则是海洋污染的重要来源。

（二）水体污染对健康的危害

1. 引起介水传染病 介水传染病的病原体主要是人畜肠道的致病细菌、病毒及某些寄生虫。它们一旦污染了水体，就可能造成使用污染水的人群暴发传染病或寄生虫病，如霍乱、伤寒和副伤寒、痢疾等。

2. 发生与饮水密切相关的地方病 如地方性氟中毒、地方性甲状腺肿等。

3. 引起急慢性中毒甚至远期危害 有害化学物质污染水体后，可通过饮水和食物链进入人体，使人群发生急慢性中毒。如水俣病、痛痛病等。

（三）生活饮用水与健康

1. 生活饮用水的基本卫生要求 为保证饮水健康，根据《生活饮用水卫生标准》（GB 5749—2022），生活饮用水应满足下列基本卫生要求：

（1）生活饮用水中不得含有病原微生物。

（2）生活饮用水中化学物质不得危害人体健康。

（3）生活饮用水中放射性物质不得危害人体健康。

（4）生活饮用水的感官性状良好。

（5）生活饮用水应经消毒处理。

2. 生活饮用水安全卫生措施

（1）水源的选择：水源的选择应达到以下卫生要求。①水量充足。②水质良好，水源水经净化消毒处理后，全面符合饮用水卫生标准的要求。③便于防护，优先选用地下水。④技术经济合理，考虑基本建设投资费用最小的方案。

（2）水源卫生防护

1）地表水水源的卫生防护：必须遵守下列规定。①取水点周围半径 100m 的水域内，严禁捕捞、网箱养殖、停靠船只、游泳和从事其他可能污染水源的任何活动。②取水点上游 1 000m 至下游 100m 的水域不得排入工业废水和生活污水。③以河流为给水水源的集中式供水，可把取水点上游 1 000m 以外的一定范围河段划为水源保护区，严格控制上游污染物排放量。④受潮汐影响的河流，其生活饮用水取水点上下游及其沿岸的水源保护区范围应相应扩大，其范围由供水单位及其主管部门会同卫生、环保、水利等部门研究确定。⑤作为生活饮用水水源的水库和湖泊，应根据不同情况，将取水点周围部分水域或整个水域及其沿岸划为水源保护区，并按第一、二项的规定执行。⑥对生活饮用水水源的输水明渠、暗渠应重点保护，严防污染和水量流失。

2）地下水水源卫生防护：必须遵守下列规定。①生活饮用水地下水水源保护区、构筑物的防护范围及影响半径的范围，应根据生活饮用水水源地所处的地理位置、水文地质条件、供水的数量、开采方式和污染源的分布，由供水单位及其主管部门会同卫生、环保及规划设计、水文地质等部门研究确定。②在单井或井群的影响半径范围内，不得使用工业废水或生活污水灌溉和施用难降解或剧毒的农药，不得修建渗水厕所、渗水坑，不得堆放废渣或铺设污水渠道，并不得从事破坏深层土层的活动。③工业废水和生活污水严禁排入渗坑或渗井。④人工回灌的水质应符合生活饮用水水质要求。

三、地质环境与健康

由于地壳表面各种元素分布不均匀，从而使不同地区地球化学成分的含量亦不同。必需元素过多或过少，非必需元素过多，都会超出人体适应范围而导致疾病，这类疾病称为地球化学性疾病。由于它们有一定的地区性，又称化学性地方病。

（一）碘缺乏病

碘缺乏病（iodine deficiency disorders，IDD）是由于人类生存的自然环境中缺碘造成的机体碘摄入不足而引起的一组相关疾病的总称,包括地方性甲状腺肿、地方性克汀病、地方性亚临床克汀病、流产、早产、死胎、先天畸形、新生儿死亡率增高等。

1.临床表现 ①甲状腺肿:按肿大性质可分弥漫型、结节型和混合型。按肿大程度,可分为生理性增大、Ⅰ度、Ⅱ度、Ⅲ度、Ⅳ度。②克汀病:可分为神经型和黏液水肿型。神经型患者常有智力低下、聋哑、下肢痉挛、瘫痪和僵直,出现特征性步态。黏液水肿型具有甲状腺功能低下的全部特点:皮肤干燥与肿胀,声音嘶哑、表情淡漠、智力缺陷。③亚克汀病:即智力轻度落后,神经系统轻微受损,生长发育迟缓。

2.预防措施 根据病因采取预防措施。对缺碘地区应予补碘,可通过食盐补碘:在食盐中加入碘化钾,含量以五万分之一至两万分之一为宜。在重度缺碘区或偏远的山区等可采用口服或肌注碘油。同时倡导经常食用一些含碘量高的海产品,如海带、紫菜、海鱼等。

(二)地方性氟中毒

地方性氟中毒(endemic fluorosis)又称地方性氟病,它是由于长期摄入过量的氟引起的以氟斑牙和氟骨症为主要表现的一种慢性全身性疾病。地方性氟中毒不仅影响骨骼和牙齿,而且还累及心血管、中枢神经、消化、内分泌等多系统。

1.临床表现

(1)**氟斑牙**:分为三种类型。白垩型表现为牙齿无光泽、粗糙,似粉笔状;着色型表现为牙面呈微黄、黄褐或黑褐色;缺损型表现为牙釉质受损脱落或呈广泛的黑褐色斑块。上述各型又可分为轻度(需在充足光线下仔细辨认)、中度(肉眼即能明显辨认)、重度(对面讲话时即能辨认)。

(2)**氟骨症**:主要表现为腰背和四肢大关节持续性疼痛,多为酸痛。这些部位活动受限,肢体变形,无红、肿、发热。此外,肢体皮肤可有感觉异常和四肢发麻。也可出现神经衰弱症候群及胃肠道功能紊乱等症状。

2.预防措施 减少氟的摄入量是预防地方性氟中毒的根本性措施,针对不同病区可采取以下预防措施。对饮水型氟中毒应采用改水除氟的预防措施。改用低氟水源,包括打低氟深井水,引用低氟的地面水,建立小水库或水窖收集降水等。对燃煤型氟中毒应采用改灶、不用或少用高氟煤、避免烟气直接熏烤食品造成污染、加强通风排烟措施。对饮茶型氟中毒则宜改变生活习惯,饮用低氟的优质茶叶,降低或控制饮茶型氟中毒。

四、营养与食品卫生

(一)合理膳食

合理膳食又称合理营养,是指全面而均衡的营养,即每日膳食中各种营养素种类齐全、数量充足、相互之间的比例适当。

1.合理营养的基本要求

(1)能保证满足必需的能量和各种营养素,且各种营养素之间的比例平衡。

(2)合理科学的烹调加工方法,尽可能减少食物中营养素的损失,并提高其消化吸收率。

(3)食物应感官性状良好,多样化,促进食欲并能满足饱腹感。

(4)有合理的膳食制度,一日三餐定时、定量,热能分配比例恰当。

(5)食物本身清洁无毒害,不受污染,不含对机体有害的物质。

2.中国居民膳食指南 《中国居民膳食指南(2022)》遴选出8条基本准则,作为2岁以上健康人群合理膳食的必须遵循的原则:

(1)**食物多样,合理搭配**:每天的膳食应包括谷薯类、蔬菜水果类、畜禽鱼蛋奶类、大豆坚果类等食物。平均每天摄入12种以上食物,每周25种以上,合理搭配。

(2)**吃动平衡,健康体重**:各年龄段人群都应天天运动、保持健康体重。食不过量,控制总能量摄入，保持能量平衡。坚持日常身体活动，每周至少进行 5 天中等强度身体活动，累计 150 分钟以上；主动身体活动最好每天 6 000 步；减少久坐时间，每小时起来动一动。

（3）多吃蔬果、奶类、全谷、大豆：蔬菜水果、全谷物和奶制品是平衡膳食的重要组成部分。餐餐有蔬菜，保证每天摄入 300~500g 蔬菜，深色蔬菜应占 1/2。天天吃水果，保证每天摄入 200~350g 新鲜水果，果汁不能代替鲜果。吃各种各样的奶制品，相当于每天喝 300g 以上的液态奶。经常吃全谷物、豆制品，适量吃坚果。

（4）适量吃鱼、禽、蛋、瘦肉：鱼、禽、蛋和瘦肉摄入要适量。每周吃鱼至少 2 次或 300~500g，畜禽肉 300~500g，蛋类 300~500g，平均每天摄入总量 120~200g。优先选择鱼和禽类。吃鸡蛋不弃蛋黄。少吃肥肉、烟熏和腌制肉制品。

（5）少盐少油，控糖限酒：培养清淡饮食习惯，少吃高盐和油炸食品。成人每天摄入食盐不超过 5g，每天烹调油 25~30g。控制添加糖的摄入量，不喝或少喝含糖饮料，每天糖的摄入不超过 50g，最好控制在 25g 以下。儿童青少年、孕妇、乳母及慢性病患者不应饮酒。成人如饮酒，一天饮酒的酒精量不超过 15g。

（6）规律进餐，足量饮水：合理安排一日三餐，定时定量，不漏餐，每天吃早餐。规律进餐、饮食适度，不暴饮暴食、不偏食挑食、不过度节食。足量饮水，少量屡次。在温和气候条件下，低身体活动水平成年男性每天喝水 1 700ml，成年女性每天喝水 1 500ml。

（7）会烹会选，会看标签：在生命的各个阶段都应做好健康膳食规划。认识食物，选择新鲜的、营养素密度高的食物。学会阅读食品标签，选择健康的包装食品。学习烹饪、传承当地美味佳肴。在外就餐或选择外卖食品，注意分量适宜和荤素搭配。

（8）公筷分餐，杜绝浪费：选择新鲜卫生的食物，不食用野生动物。食物制备生熟分开，熟食二次加热要热透。讲究卫生，从分餐公筷做起。珍惜食物，按需备餐，不浪费食物。

3. 中国居民平衡膳食宝塔　中国居民平衡膳食宝塔（Chinese food guide pagoda，以下简称"宝塔"）是根据《中国居民膳食指南（2022）》的准则和核心推荐，把平衡膳食原则转化为各类食物的数量和所占比例的图形化表示（图 6-1）。宝塔共分 5 层，各层面积大小不同，体现了 5 大类食物和食物量的多少。5 大类食物包括：谷薯类；蔬菜水果类；动物性食物；奶及奶制品、大豆及坚果类；烹调用油盐。食物量是根据不同能量需要量水平设计，宝塔旁边的文字注释，标明了在 1 600~2 400kcal 能量需要量水平时，一段时间内成年人每人每天各类食物摄入量的建议值范围。

（二）食品卫生

食品污染是指外来的有害因素混入食品，改变或降低了食品的营养价值和卫生质量的现象。

1. 食品污染的分类和来源　食品中可能出现的有害因素，称为食品污染物。依据污染物的性质可将其分为三大类：

（1）生物性污染：食品的生物性污染包括微生物、寄生虫和昆虫的污染，其中以微生物污染范围最广、危害最大。①细菌及细菌毒素；②寄生虫和虫卵：主要有蛔虫、绦虫、囊虫等；③昆虫污染主要有甲虫类、螨类、谷蛾、蝇、蛆。

细菌、病毒可通过病人、病畜、器具、手等直接或间接污染食品。寄生虫和虫卵主要是通过病人、病畜的粪便污染水体或土壤后间接或直接污染食品。粮食储存中易滋生昆虫而污染食品。

（2）化学性污染：来源复杂，种类繁多。主要来源：来自生产、生活和环境中的污染物，如农药、有害金属、多环芳烃化合物、N- 亚硝基化合物；食品容器、包装材料、运输工具等接触食品时溶入食品中的有害物质；食品添加剂的滥用；食品在加工、储存过程中产生的物质，如酒类中有害的醇类、醛类等；掺假、制假过程中加入的物质。

（3）放射性污染：放射性物质的开采和应用，核能的发展，人工放射性同位素的应用等，直接或间接地对食品造成污染。

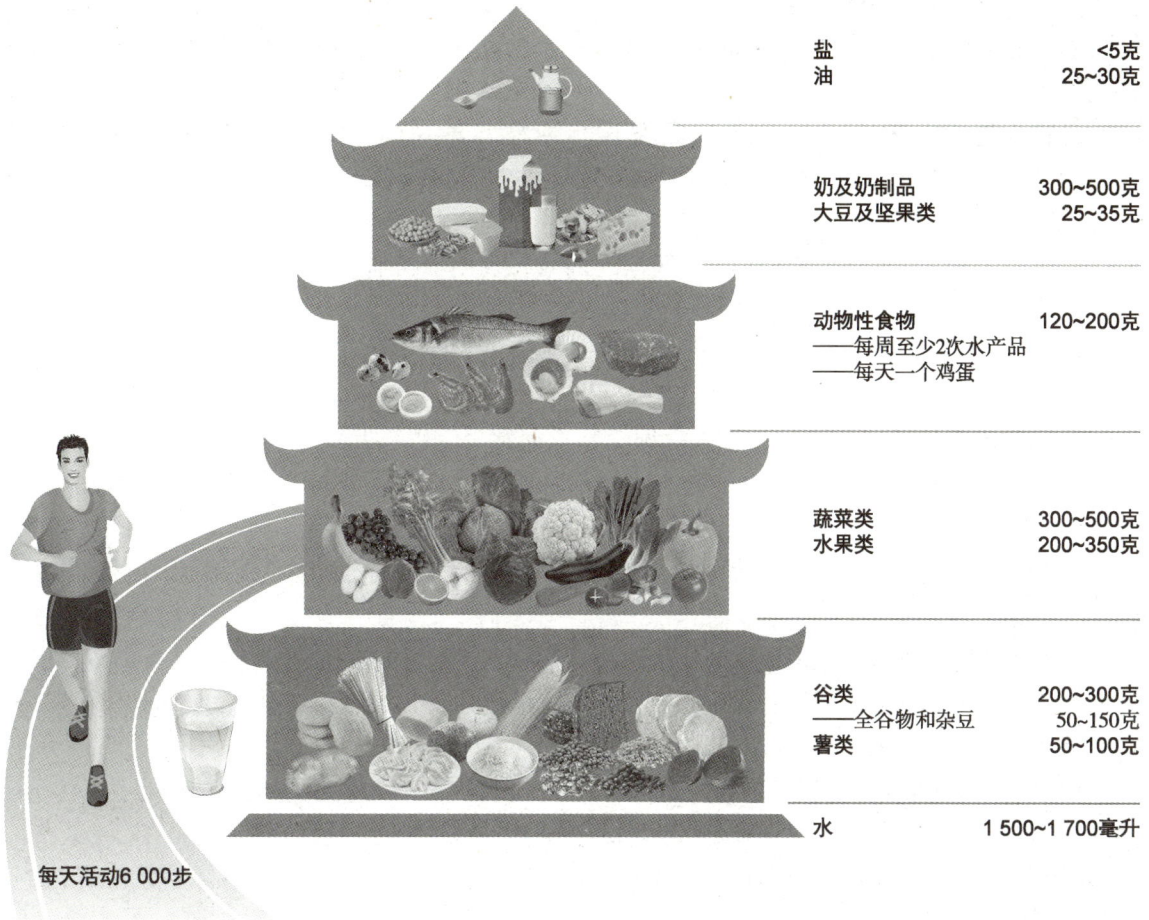

中国居民平衡膳食宝塔（2022）
Chinese Food Guide Pagoda（2022）

盐	<5克
油	25~30克
奶及奶制品	300~500克
大豆及坚果类	25~35克
动物性食物	120~200克
——每周至少2次水产品	
——每天一个鸡蛋	
蔬菜类	300~500克
水果类	200~350克
谷类	200~300克
——全谷物和杂豆	50~150克
薯类	50~100克
水	1 500~1 700毫升

每天活动6 000步

图 6-1 中国居民平衡膳食宝塔（2022）

2. 食品污染的主要危害　食用受污染的食品可对人体健康造成不同程度的直接或间接危害。

（1）**食品失去食用价值**：受污染的食品变味、变形、变色、腐败变质或营养成分破坏。

（2）**急性中毒**：食品被微生物及其毒素、有毒化学物质污染，或污染物一次多量地进入体内可引起急性中毒。

（3）**慢性中毒**：污染物随食品长期少量并连续进入人体，可引起机体慢性中毒。

（4）**致畸、致癌、致突变作用**：某些食品污染物可通过母体作用于胚胎，使发育中的细胞分化和器官形成不能正常进行，出现畸胎，甚至死胎。多环芳烃、亚硝胺、黄曲霉毒素，以及砷、铅、镉等污染物有致癌和 / 或致突变作用。

3. 食品污染的预防措施

（1）大力开展食品安全教育。

（2）食品生产经营单位要全面贯彻执行食品卫生法律和国家卫生标准。

（3）食品卫生监督机构要加强食品卫生监督，把住食品生产、出厂、出售、出口、进口等关卡。

（4）加强对工业"三废"的管理，杜绝"三废"对食品的污染。

（5）加强农药管理，减少农药对环境的污染和在生物体内的蓄积。

（三）食物中毒

1.概念　食物中毒（food poisoning）是指健康人经口摄入正常数量可食状态的"有毒食物"（指被致病菌及其毒素、化学毒物污染或含有毒素的动植物食物）后所引起的以急性感染或中毒为主要临床特征的疾病。食物中毒不包括：因摄入食物而感染的传染病、寄生虫病、人畜共患传染病等食源性疾病；暴饮暴食所引起的急性胃肠炎；过敏体质者食入某食物后发生的疾病；以慢性毒害为主要特征的疾病。

2.食物中毒的特点　食物中毒虽然原因不同，症状各异，但是发病一般都具有以下共同特点：

（1）**潜伏期短，发病急**：短时间内出现大批病人，发病曲线呈突然上升的趋势，常为集体暴发。

（2）**病人临床表现相似**：以急性胃肠道症状为主，常常出现恶心、呕吐、腹痛、腹泻等症状。

（3）**发病均与食入某种食物有关**：发病范围局限在食用该类有毒食物的人群，停止食用该食物后发病很快停止。

（4）**病人对健康人无传染性**：发病曲线在突然上升之后呈突然下降趋势，无传染病流行曲线的余波。

3.食物中毒的分类　食物中毒依据病原学特点通常分为以下几类：

（1）**细菌性食物中毒**：是由于吃了含有大量活的细菌或细菌毒素的食物而引起的食物中毒，包括感染型食物中毒和毒素型食物中毒两大类。如沙门菌属、变形杆菌属、副溶血性弧菌和致病性大肠菌属等引起的食物中毒属于感染型食物中毒，而肉毒梭菌毒素、葡萄球菌肠毒素等引起的食物中毒就属于毒素型食物中毒。

（2）**有毒动植物食物中毒**：指误食有毒动植物或加工、烹调方法不当没有去除有毒成分的动植物食品而引起的中毒。如河豚、有毒贝类所引起的动物性食物中毒；毒蕈、木薯、发芽马铃薯、新鲜黄花菜等引起的植物性食物中毒。

（3）**化学性食物中毒**：指误食有毒化学物质或食入被其污染的食物而引起的中毒，如食入被亚硝酸盐、农药等污染的食物或因误食农药等引起的食物中毒。

（4）**真菌毒素和霉变食物中毒**：食入含有被大量霉菌毒素污染的食物引起的食物中毒，如食用霉变甘蔗引起的中毒。

4.食物中毒的调查与处理

（1）**食物中毒的调查**：一旦发生食物中毒事件，应及时组织流行病学专家进行认真调查，明确临床诊断，及时处理病人，这是食物中毒发生后应采取的重要措施。同时查明原因，提出改进措施，以免同类食物中毒事件再次发生。

1）明确诊断和抢救病人：医生通过询问病史和体检，初步确定是否为食物中毒，可能由何种食物引起，并将情况及时向卫生防疫站报告，通知有关食堂、餐馆暂时封存可疑食物，保护好现场。同时，尽早及时就地抢救病人，对已摄入可疑食物而无症状者也应严密观察。

2）现场调查：①首先对中毒情况进行调查：当地卫生防疫站和有关部门接到报案后立即组织人员到现场进行调查，进一步了解发病经过，主要临床表现，发生中毒的时间、地点、单位、人数（包括重病人数及死亡人数），可疑食物，进食范围及发病趋势，已采取的措施和待解决的问题等。②现场一般卫生情况调查：了解餐具、炊具、用具等是否符合卫生要求，炊事人员个人卫生习惯和健康状况，用餐制度等，分析可能引起中毒的原因和条件。③确定中毒食物：详细了解病人发病前24~48小时内进食的各餐食谱，找出可疑食物。进一步了解可疑食物的来源、运输、储存情况、制作过程及出售中有无污染的可能。④采样检验：对食剩的可疑食物、餐具及用具涂抹物、病人排泄物、炊事人员的手部等进行检验，查明病原体。

（2）**食物中毒的处理**：及时报告当地卫生行政部门，包括：中毒时间、地点、人数、发病经过和主要表现；波及范围，发展趋势，引起中毒的食品；已经采取的措施和需要解决的问题。

1）现场处理：确定食物中毒类型后，针对原因立即对现场进行处理，以防止事件扩大蔓延。对病人采取紧急处理，包括催吐、洗胃、导泻，对症治疗与特殊治疗，使用特效解毒剂等。重点可疑食品应立即封存。已封存的食物未经卫生部门或专业人员许可，不得解除封存。如确认是引起中毒的食物，则销毁剩余食物。指导现场消毒，病人呕吐物、排泄物可用漂白粉消毒处理。针对污染原因及时督促改进，有传染病的炊事人员应暂时调离饮食服务工作。总结上报当地卫生防疫部门。

2）认真贯彻执行食品卫生法：追究引起中毒的当事人的法律责任；对中毒加工场所进行卫生整改；针对中毒原因总结经验教训，制订严格的卫生制度和预防措施；加强卫生宣教工作，增强个人卫生意识，严格执行食品卫生法和食品卫生标准，搞好食品卫生工作。

第三节　社会环境与健康

情景导入

小张，女，25岁，为了得到大家的认可，她拼命工作，对单位同事也有求必应。3个月前因居民投诉，小张被领导批评，自此小张每天精神高度紧张。近期小张出现头痛、背痛、失眠等，感觉身心疲惫，来到社区卫生服务站与护士倾诉。

请思考：
1. 影响人群健康的社会因素有哪些？
2. 针对造成小张现状的主要社会因素，如何进行有效干预？

人类的健康不仅受自然环境影响，同时也受社会环境影响。社会环境（social environment）又称非物质环境，包括一系列与社会生产力、生产关系有密切联系的因素，即以生产力发展水平为基础的经济状况、社会保障、人口、科学技术等，以及以生产关系为基础的政治、文化、社会关系、卫生保健等。社会因素主要通过心理认知的中心环节产生作用。因此，深入探讨社会因素与心理因素的关系，对于控制和预防疾病、提高人类健康水平有着重要的意义。

一、社会因素与健康

（一）社会经济状况与健康

社会经济状况一般包括收入、社会职业等级和受教育程度等因素。社会经济发展水平与居民健康水平间呈正相关关系。

1. 收入差距　在许多高收入国家中，并没有发现随着经济的发展，人们的健康状况得到进一步的提高。其中最重要的影响因素是该国家人口中社会地位和经济享有的公平程度。如果社会中富人和穷人之间的收入水平、受教育程度和生活条件存在明显的差距，即使这个国家总体上健康状况比较好，但社会仍然广泛地存在着健康的不公平。收入差距对健康的影响需通过一定的时间才可能反映出来，比如影响了医疗的公共投入，影响了人们的行为（吸烟、酗酒）。

2. 社会地位　研究发现，社会地位较低的体力劳动者阶层的年龄调整死亡率比社会地位较高的行政管理人员高出 3.5 倍，死亡率呈现从高层次人员到低层次人员逐步上升曲线，而且这些差异不能用贫困或极度贫困来解释。还有一些科学家认为，社会地位影响健康的根本原因是压力。

3. 受教育程度　在经济水平比较一致的情况下，受教育水平不同的人可能会采用不同的生活方式，由此对健康产生的影响也是不一样的。一般说来，一个人受教育的程度越高，其理性化的程度也会越高，可能会更偏重生活、工作条件的改善及精神生活的丰富，把闲暇时间作为增长知识的机会，能采用比较健康合理的方式安排其生活。受教育程度较高者，由于获取信息的渠道更多，相比较而言获取健康知识的能力越强，更容易采取健康的行为。

（二）公共政策与健康

公共政策是社会公共权威在一定的历史时期为达到一定目标而制定的行动方案和行为依据，它是一定社会的成员集体的行为准则和依据。由于资源的有限性，政府选择公共政策是建立在价值的优先顺序上的。健康的公共政策是指由国家和地方政府制定的法令、条例、规定、标准，以及部门和单位制定的制度、规章和规范，用以保护对健康起重要影响的经济和社会环境条件。法规是非常重要的公共政策。

健康公共政策的制定本质是一种政治行为。制定健康公共政策的目的并不是使健康问题成为其唯一目标，而是在政策议程上，将健康提高到新的高度，意识到政策对人民的健康后果并需对其负责，从而有利于制定促进健康或对健康无负面影响的政策，创造良好的生活环境，引导人们建立健康的生活方式。

（三）文化与健康

文化包括人们的信仰、价值观、行为规范、历史传统、风俗习惯、生活方式、地方语言和特定表象等，即包括意识形态在内的一切精神产品。

1. 风俗与健康　风俗是特定地域的特定人群在长期日常生产、生活中自然形成的、世代沿袭与传承的习惯性行为模式，是一种最普遍、最广泛的行为规范。风俗对健康有正负两方面的影响。由于风俗是人们在千百年的生活实践中逐渐形成的，因而包括大量有利于健康的成分，例如，我国人民长期以来遵从的优良习俗——端午赛龙舟、重阳登高、春节前清扫房屋等。但风俗中有一部分因时代的局限，是不利于身心健康的。

2. 思想意识与健康　思想意识是人们对客观世界认识的理性化产物，表现为观点、信念等。思想意识的核心是世界观。健康的、积极的思想意识带来促进健康的行为。

3. 信仰与健康　信仰在一定程度上影响着人们的心理过程，信仰对健康的影响是多方面的，既有正面的影响，也有负面的影响。

（四）社会关系与健康

人是生活在由一定社会关系结合而成的社会群体之中，包括家庭、邻里、朋友、工作团体等，这些基本社会群体共同构成社会网络。人在社会网络中的相互协调、相互支持，不仅是影响健康的因素，而且是健康的基本内容。

1. 社会支持与健康　社会支持指一个人从社会网络所获得的情感、物质和生活上的帮助。社会支持是社会网络的一个独特的功能，它通过缓冲紧张，尤其是人们处于特殊的生活事件状态时所得到的心理支持来影响健康。一定的社会支持将减少个体对压力事件严重性的感知，减少负性情绪，降低压力事件对个体身心健康的危害性，而且社会支持可提供应对压力的策略，减轻压力的危害性。因此，社会支持对维持人的心理健康有重要作用。

2. 家庭与健康　家庭是以婚姻和血缘关系为基础组成的社会基本单位，是社会的细胞。家庭是人出生后首先接触的社会，是人们日常活动的主要场所，对个体的成长及身心健康有着深刻的影响。若家庭关系不良，则会对健康造成损害。

二、社会心理因素与健康

（一）个性心理特征与健康

个性心理特征是指心理活动过程中表现出来的比较稳定的成分，也叫人格，包括能力、气质与性格。能力是指直接影响活动效率、使活动得以顺利完成的个性心理特征，主要是指人的智力和技能；性格是核心，反映人的体质属性。目前对个性心理特征与健康研究较多的是气质和性格。

1.**气质与健康** 气质是指在人的心理活动和行为中表现出的稳定的动力特征。气质表现为个人情绪发生的速度、强度、持久性、灵活性等心理特征。气质一般可分为多血质、黏液质、胆汁质和抑郁质四个类型。

不同的气质类型对人的身心健康有不同的影响，许多疾病有明显的气质分布。例如，我国曾对确诊为精神分裂症患者的前期心理特征进行调查，发现抑郁型气质者占40%，典型抑郁质或典型胆汁质的人更易罹患神经症、精神病和某些心身疾病。

2.**性格与健康** 性格是指个体在社会生活中形成的稳定的定型化态度和行为方式，即为人处世的态度和方式，有好坏之分，具有社会评价意义。现代医学研究表明，人的性格和行为与身心健康和疾病发生有关。

（二）应激与健康

1.**应激的概念** 应激是指机体在受到各种强烈因素（即应激原）刺激时所出现的以交感神经兴奋和垂体-肾上腺皮质分泌增多为主的一系列神经内分泌反应，以及由此而引起的各种功能和代谢的改变。

2.**应激对健康的作用** 应激的正性作用是可动员机体非特异性适应系统，发挥缓冲作用，产生对疾病的抵抗，增强体质与适应能力。应激的负性作用是由于适应机制失调会导致不同程度的心理、行为和躯体障碍，使人产生焦虑、恐惧、抑郁等情绪；情绪不稳、易激惹、易疲劳等会造成注意力分散、记忆力下降、工作效率降低等不良后果。

（三）情绪与健康

1.**情绪的概念** 情绪是人对客观事物是否符合自身需要所产生的体验和反应。符合自己需要的事物会引起愉快或积极的体验和反应；反之，则引起不愉快或消极的体验和反应。

2.**情绪对健康的作用**

(1)**负性情绪对健康的一般影响**：负性情绪既可以导致整体健康水平的降低，也与各种疾病的发生相关。其中负性情感特征和负性情绪表达抑制对健康的损害作用较明显。负性情感特征是各种负性情绪相互影响、相互作用而形成的一种情绪特征，类似于人格特质中的神经质。负性情感特征带来更多的生活事件和应激，产生不利于健康的消极应对方式，降低社会支持的来源和利用，形成不利于健康的生活方式（如酗酒、吸烟），从而导致整体健康水平的降低。负性情绪表达抑制同样对健康产生损害作用。

(2)**情绪对健康的保护作用**：正性情绪与健康之间的联系没有消极情绪与健康之间的联系那么强。高水平的正性情绪有利于个体获得社会支持，有利于负性情绪的释放和缓解，从而对健康起保护作用。其中乐观情绪是健康的保护因素，乐观者比悲观者体验到更多的正性情绪。

三、卫生服务因素与健康

卫生服务是社会因素中直接与健康有关的一个重要方面，包括预防、医疗、护理和康复等服务，以满足人民的健康需求。卫生服务的任务是既要治病救人，又要维护及促进人群的健康。卫生服务主要包括公共卫生服务和医疗卫生服务。卫生服务好，将促进居民健康水平；医疗技术水平低、医疗机构管理不善、过多的误诊漏诊、卫生技术人员不足、初级保健不健全、卫生经费过少、卫生资源分配不合理、重治轻防的错误观点等因素都不利于健康，甚至有损健康，造成医源性疾病。

医疗卫生服务主要是通过预防保健、治疗、康复及健康教育等措施，以及生理-心理-社会措施，降低人群的发病率和死亡率，促进人类健康，提高生命质量。公共卫生服务主要是消除病人对疾病的焦虑和恐慌，维护人类健康，促进社会安定。

（郭树榜）

1. 合理营养的基本要求有哪些？

2. 2004 年某江受到严重污染。造成此次特大水污染事故的原因是某公司在对其合成氨及氨加工装置进行增产技术改造时，违规在未报经省环保局试生产批复的情况下，擅自对该技术改造工程投料试生产。在试生产过程中，发生故障致使含大量氨氮的工艺冷凝液（氨氮含量在每升1 000mg 以上）外排出厂流入某江。此外，此公司在日常生产中忽视环保安全，在同年 2 月至 3 月期间，部分车间的环保设备未正常运转，导致高浓度氨氮废水（氨氮含量在每升 100mg 以上）外排出厂。此公司排放水氨氮指标严重超过强制性国家环境保护标准，且持续时间长，造成此次特大水污染事故的发生。

1. 造成此次特大水污染事故的原因是什么？

2. 环境保护措施有哪些？

ER 6-3

练习题

第七章 | 社区突发公共卫生事件的护理与管理

ER 7-1
教学课件

ER 7-2
思维导图

学习目标

1. 掌握：突发公共卫生事件的概念、分类、特点及分级；预检分诊；现场救护技术与任务。
2. 熟悉：危机管理理论与应用；突发公共卫生事件的应急管理原则与流程；突发公共卫生事件恢复期健康管理；不同人群的心理干预。
3. 了解：突发公共卫生事件应急管理体系与预警处置机制；突发公共卫生事件的报告范围与机制。
4. 学会：应用START流程对受灾者进行预检分诊和救护。
5. 具有突发公共卫生事件的预防、快速反应及救助的素质。

第一节 概 述

情景导入

2021年4月，某省遭受严重风雹灾害，造成该省2.7万人受灾，死亡失踪28人。

请思考：
1. 根据该事件的特点，判断其是否属于突发公共卫生事件？
2. 该事件应该划分到突发公共卫生事件的哪一级？

近年来，各类突发公共卫生事件时有发生，社区作为应急管理中最基层的组织，在突发公共卫生事件管理中承担监测、报告、预防突发事件发生及控制其发展的重要责任。

一、突发公共卫生事件的概念与分类

（一）概念

1. 突发公共事件（public emergency event） 是指突然发生，造成或者可能造成重大人员伤亡、财产损失、生态环境破坏及严重社会危害，危及公共安全的紧急事件。其主要分为自然灾害、事故灾难、公共卫生事件及社会安全事件4类。

2. 突发公共卫生事件（public health emergent events） 是指突然发生，造成或可能造成社会公众健康严重损害的重大传染病疫情、群体性不明原因疾病、重大食物与职业中毒以及其他严重影响公众健康的事件。

（二）突发公共卫生事件分类

根据《突发公共卫生事件应急条例》，突发公共卫生事件分为以下4类：

1. 重大传染病疫情 指某种传染病在短时间内发生，波及范围广泛，出现大量的病例或死亡病例，其发病率显著高于常年发病水平的情况。

2. 群体性不明原因疾病　指一定时间内(通常是指2周内)，在某个相对集中的区域(如同一个医疗机构、自然村、社区、建筑工地、学校等集体单位)内同时或者相继出现3例及以上相同临床表现的病例，经县级及以上医院组织专家会诊，不能诊断或解释病因，有重症病例或死亡病例发生的疾病。

3. 重大食物中毒与职业中毒　指由于食品污染与职业危害的原因造成的受害人数众多和/或伤亡较重的中毒事件。

4. 其他严重影响公众健康的事件　指针对不特定的社会群体，造成或可能造成社会公众健康的严重损害，影响正常社会秩序的重大事件。其包括自然灾害、事故灾难引发的健康问题，医源性感染暴发，药品或预防接种引起的群体性反应或死亡事件，严重威胁或危害公众健康的水、环境、食品污染，放射性、有毒有害化学性物质丢失、泄漏等事件，生物、化学、核辐射等恐怖袭击事件，有毒有害化学品、生物毒素等引起的集体性急性中毒事件，动物疫情及上级卫生行政部门临时规定的其他重大公共卫生事件。

> **知识链接**
>
> ### 《突发公共卫生事件应急条例》
>
> 《突发公共卫生事件应急条例》是为有效预防、及时控制和消除突发公共卫生事件的危害，保障公众身体健康与生命安全，维护正常的社会秩序而制定的条例，共六章，五十四条。国务院于2003年5月9日公布并实施，2011年1月8日进行了修订。《突发公共卫生事件应急条例》明确了政府负责对突发公共卫生事件应急处理的统一领导和指挥，同时规定了在突发公共卫生事件应急处理中，专业技术机构、医疗卫生机构及有关部门和单位的职责。它的颁布实施是中国公共卫生事业发展史上的一个里程碑，标志着中国将突发公共卫生事件应急处理纳入了法治轨道，为及时有效地处理突发公共卫生事件建立起了信息畅通、反应快捷、指挥有力、责任明确的一整套应急法律制度。

（三）突发公共卫生事件分级

《国家突发公共卫生事件应急预案》指出，根据性质、危害程度、涉及范围，突发公共卫生事件划分为特别重大（Ⅰ级）、重大（Ⅱ级）、较大（Ⅲ级）和一般（Ⅳ级）4级。

1. Ⅰ级（特别重大）　涉及范围广、人数多、出现大量病人或多例死亡，影响重大，危害严重。

2. Ⅱ级（重大）　在较大范围发生疫情扩散，尚未达到Ⅰ级突发公共卫生事件标准的。

3. Ⅲ级（较大）　在局部地区发生，尚未引起大范围扩散或传播的。

4. Ⅳ级（一般）　尚未达到Ⅲ级标准的。

（四）突发公共卫生事件的特点

突发公共卫生事件的基本特点包括以下几个方面：

1. 突发性　突发公共卫生事件都是突然发生的，造成的危害难以预测。

2. 群体性　突发公共卫生事件危害地不是特定的人，而是不特定的群体。

3. 紧迫性　在事件发生的初期就要求应对者果断决策，迅速干预。

4. 系统性　突发公共卫生事件的处理，需要多系统、多部门的相互协作，甚至国际的合作。

二、危机管理理论

危机（crisis）一词源于希腊语，指游离于生死之间的状态，现指人类生命财产、国家政权、社会秩序等遭受直接威胁的非正常状态。突发公共卫生事件不同于危机,但是如果不能有效应对,往往诱发危机。

罗伯特·希斯(Robert Heath)在《危机管理》一书中率先提出,危机管理包含对危机事前、事中及事后所有方面的管理,并用 4R 模式对危机管理进行了概括,即缩减(reduction)、预备(readiness)、反应(response)、恢复(recovery)(图 7-1)。在此理论基础上,突发公共卫生事件的危机管理可以分为危机前(pre-crisis)、危机(crisis)和危机后(post-crisis)3 大阶段(图 7-2)。

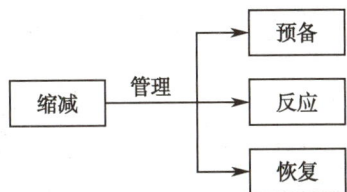

图 7-1　4R 危机管理模式

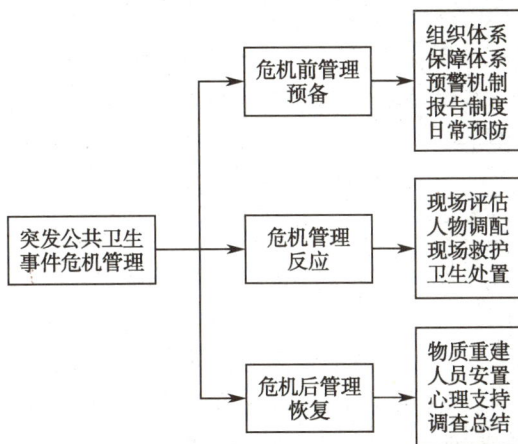

图 7-2　社区突发公共卫生事件的危机管理

1. 危机前阶段　指为了避免、减少或延缓危机的发生,或者在危机发生时减少其负面影响而采取的事前措施与对策阶段。其包括危机征兆、信号侦测、危机预警及应对准备。这一阶段要求建立全国性的危机管理常设中枢机构及与各领域相联结的机制网络;建立领域性危机管理机制;建立完善的信息网络与信息处理中心;建立危机管理的法治保障体系;建立完善的预警机制;有预案与配套准备。

2. 危机阶段　指危机来临之前与刚发生危机之后,为应对突发的紧急情况而进行的一系列活动。危机一旦发生,要求快速做出如下措施或者活动:启动危机预防计划,设立危机管理指挥部,确立组织体制,采取并实施有关救护、救灾的医疗、避难活动,取代平常的组织、业务,快速转移到紧急的组织编制、业务内容等。组织动员人民捐款、捐物以缓解社会对政府的压力,通过媒体、网络和其他通信工具快速传播信息。

3. 危机后阶段　包括危机影响的消除、全面恢复、反省与学习。在危机后阶段,一方面要进行人的管理,包括心理的恢复;另一方面要进行物与系统的恢复。

第二节　社区突发公共卫生事件的危机前管理

情景导入

　　2021 年 7 月,某省多地发生严重洪涝灾害,造成全省 1 478.6 万人受灾,死亡失踪 398 人,被确定为特大暴雨灾害。

　　请思考:

　　1. 该地区应该实行几级预警响应?

　　2. 灾害发生后,应急救援流程是什么?

一、突发公共卫生事件应急管理体系的建立

突发公共卫生应急管理（emergency management for public health）是指在突发公共卫生事件发生时或发生后，采取相应的监测、预警、物资储备等应急准备，以及现场处置等措施，及时预防引起公共卫生事件的潜在因素、控制已发生的突发公共卫生事件，以减轻其对社会、政治、经济、人民健康及生命安全危害的各项活动。

（一）组织体系

根据2006年颁发的《国家突发公共卫生事件应急预案》规定，全国突发公共卫生事件应急指挥部负责对特别重大突发公共卫生事件的统一领导与指挥，并做出相关处理决策。省级突发公共卫生事件应急指挥部由省级人民政府相关部门组成，实行属地管理的原则，负责对本行政区域内突发公共卫生事件应急处理的协调与指挥，做出处理决策。各市（地）级、县级突发公共卫生事件发生后，社区成立突发事件应急处理指挥中心，统一指挥协调预防与应急处置工作，负责对突发公共卫生事件进行综合评估，初步判断突发公共卫生事件的类型与危害程度；向上级管理部门提出是否启动预警机制，提出紧急应对措施；组织与协调成员部门，配合社区开展突发公共卫生事件预防及控制工作。

1. 明确社区在突发公共卫生事件应急管理中的职能

（1）对事件做出初步判断，负责制订预防与控制突发公共卫生事件的各项技术方案。

（2）组建、培训由专业技术人员组成的医疗急救队伍。

（3）做好传染病患者的流行病学调查、密切接触者的医学观察及实验室检测工作。

（4）对事件现场进行卫生处置，提出突发公共事件的控制措施及监督措施。

（5）开展健康教育，按规定发布预警信息，保护易感人群，防止疫情扩散。

（6）协调政府与各相关部门开展应急处置。

2. 组建应急救援队伍　突发公共卫生事件应急处理队伍由卫生行政部门应急指挥中心指派和依托相应单位组建应急机动队以及专业技术机构。人员由流行病学、临床医学和护理、急诊救护、卫生监督、实验室检验、环境消毒、后勤保障等专业技术人员组成。

（二）保障体系

1. 建立应急保障体系　应急保障体系的建立是正确应对突发事件，减少和避免损失，保证应急救援工作正常进行的重要条件，包括以下几个方面：

（1）**技术保障**：充分利用现有资源，建设医疗救治信息网络，实现卫生行政部门、医疗救治机构与疾病预防控制机构之间的信息共享，保证所需资源及网络畅通。

（2）**物资经费保障**：发生突发公共卫生事件后，应根据需要调用储备物资，物资使用后要及时补充。按规定落实相关财政补助政策与应急处理经费。

（3）**通信与交通保障**：根据实际应急处理工作需要配备通信设备和交通工具。

（4）**法律保障**：各级政府和有关部门应根据《突发公共卫生事件应急条例》等规定，严格履行职责，实行责任制。

（5）**社会公众的宣传教育**：县级以上人民政府要组织有关部门利用网络、电视、手册等多种形式对公众广泛开展突发公共卫生事件应急知识的普及教育。

2. 组建高素质的专业队伍　引进急需的专业人才；建立公共卫生培训和突发事件应急演练基地；大力开展全员培训，重点提升疫情监测分析能力、现场应急处置能力及实验室检验能力。

社区护士是突发公共卫生事件医疗救护的重要成员，参与救护的社区护士必须具备以下条件和能力，才能胜任突发公共卫生事件的护理工作。

（1）**社区护士参与突发公共卫生事件的条件**：具有全科医学背景，具备急救技能，具有良好的体

魄、坚强的意志及良好的心理素质，接受过卫生应急培训并合格。

（2）社区护士参与突发公共卫生事件的能力

1）现场评估和急救：能快速评估突发公共卫生事件的性质、范围及受灾人群的基本情况等，进行检伤分类与现场救护。

2）伤员转运与监护：了解转运伤员的指征与注意事项，并监测伤员的情况。

3）心理支持技术：识别受灾救援中各类人员的心理社会需求并进行简单的心理辅导。

4）健康教育：在突发公共卫生事件预防与救助过程中，社区护士都需要对居民实施自救与他救的健康教育。

5）其他救护技能：如人群居住点的卫生管理与感染防控等。

6）协调沟通与管理：与其他部门人员协作的能力。

（三）应急管理原则与流程

1. 突发公共卫生事件应急管理原则

（1）统一指挥：突发公共卫生事件应对处置工作，必须成立应急指挥机构统一指挥。从纵向看包括组织自上而下的组织管理体制，实行垂直领导；从横向看同级组织有关部门，形成互相配合、协调应对及共同服务于指挥中枢的关系。

（2）综合协调：在突发公共卫生事件应对过程中，参与主体是多样的，包括政府、组织、个人等。综合协调人力、物力、财力、技术、信息等保障力量，形成统一的突发公共卫生事件信息系统、统一的应急指挥系统、统一的救援队伍系统、统一的物资储备系统等，以整合各类行政应急资源，最后形成各部门协同配合、社会参与的联动工作局面。

（3）分类管理：由于突发公共卫生事件有不同的类型，每一类的事件应由相应的部门区别处理。

（4）分级负责：不同级别的突发公共卫生事件需要动用的人力和物力是不同的。分级负责明确了各级政府在应对突发公共卫生事件中的责任。

（5）属地管理：实行属地管理为主，让地方能迅速反应、及时处理。

（6）及时处理：在发生突发公共卫生事件时，有关机构要及时、快速、有效地做出反应，积极开展处理工作。

2. 突发公共卫生事件管理流程　初步分为评估→报告→预警响应→现场工作→恢复重建（图7-3）。

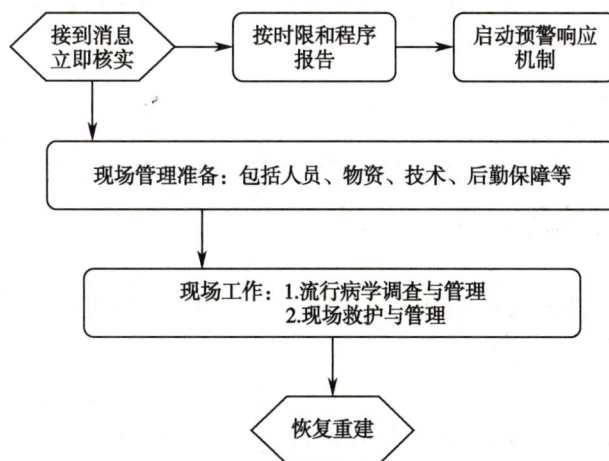

图7-3　社区突发公共卫生事件管理流程

二、突发公共卫生事件的预警处置机制

预警（early-warning）是在缺乏确定的因果关系和缺乏充分的剂量-反应关系证据的情况下，促

进调整预防行为或者在环境威胁发生之前就采取措施的一种方法。建立高效可行的预警处置机制能够及时、迅速地发现突发事件的先兆,起到预防和控制突发公共卫生事件的作用。

1. 预警方式　预警主要分为以下 4 种:

(1) **直接预警**:指在区县级行政范围内,对发生烈性传染病或易传播疾病、原因不明性疾病、重大食物中毒等直接进行预警报告。

(2) **定性预警**:指采用多种统计方法,借助计算机完成对疾病的发展趋势和强度的定性估计,明确是上升还是下降,是流行还是散发。

(3) **定量预警**:指采用直线预测模型与指数曲线预测模型,多元逐步回归分析建立预报方程,简易时间序列、季节周期回归模型的预测方法等对疾病进行定量预警。

(4) **长期预警**:采用专家咨询法对疾病的长期流行趋势进行预警。

2. 预警级别及预警响应　根据预测分析结果,Ⅰ级、Ⅱ级、Ⅲ级和Ⅳ级突发公共卫生事件预警依次用红色、橙色、黄色和蓝色表示。

(1) **Ⅰ级疫情(红色预警)**:证实突发事件具备人传人的能力,出现暴发流行。应在省级疾病预防控制中心的指挥下,开展现场处置。

(2) **Ⅱ级疫情(橙色预警)**:一定范围内发生 3 例以上确诊病例,或发生 1 例或 1 例以上确诊病例死亡。省级疾病预防控制中心给予现场技术指导,疫情发生地负责现场处置。

(3) **Ⅲ级疫情(黄色预警)**:一定范围内发生 1 例确诊病例。县级疾病预防控制中心现场给予技术指导,疫情发生地负责现场处置。

(4) **Ⅳ级疫情(蓝色预警)**:一定范围内发生某种疾病疫情。由疫情发生地的疾病预防控制中心负责接触者的医学观察与现场处置。

3. 预警信息发布　根据各类突发公共卫生事件应急预案,按照突发公共卫生事件可能发生、发展趋势及危害程度,发布预警信息。预警信息的主要内容包括突发公共卫生事件的名称、类别、预警级别、起始时间、可能影响范围、警示事项、应对措施及发布机关等。所有突发公共卫生事件信息的发布由国家卫生健康委授权省级卫生行政部门发布,其他任何组织和个人都无权发布事件信息。

第三节　社区突发公共卫生事件的危机应对

> **情景导入**
>
> 　2023 年 2 月 28 日,希腊中部地区主要城市拉里萨附近两列火车迎头相撞。截至 2023 年 3 月 1 日,该事故造成 38 人死亡,72 人受伤。
> **请思考:**
> 1. 如果你作为救援队的一员,到达现场后应如何判断救护的优先顺序?
> 2. 现场救护需要遵循什么原则?

社区突发公共卫生事件的危机应对包括救护管理与现场流行病学管理。医护人员需先对现场伤员伤情进行评估与分类,再做相应的医疗救护处置。

一、社区突发公共卫生事件的救护

现场救护不同于医院内的急救,要求在现场的紧急情况下利用有限的资源,最大限度地救治伤员,减少伤亡情况。救护原则为抢救生命、稳定病情及快速转运。

（一）突发公共卫生事件中的预检分诊

1. **概念** 预检分诊（pre-examination of triage），也称检伤分类，指评估伤员身体状况的严重程度与需要救护的紧急程度，并判断伤员处理的优先顺序。预检分诊包括对伤员身体伤情和心理问题进行分诊，要求在1分钟内完成对一个伤员的现场预检分诊。

2. **预检分诊中的标识颜色** 常用红、黄、绿（蓝）、黑色表示伤员的病情轻重，并给其胸部、手腕或脚踝等身体醒目的部位佩戴相应颜色的伤情识别卡，以便于识别不同伤情的病员并采取相应急救措施。

（1）**红色**：危重，国际标准称之为"重伤"，指情况非常紧急，病员伤情严重，生命体征极不稳定，随时有生命危险。需第一优先处置。

（2）**黄色**：重伤，国际标准称之为"中度伤"。伤员表现为生命体征不稳定，有潜在的生命危险，预后较差。需第二优先处置。

（3）**蓝色**：轻伤，表现为生命体征正常，意识清醒，不会有生命危险，预后良好。国际标准采用绿色标识。第三优先处置，不需转诊医院治疗，现场救护。

（4）**黑色**：死亡，已丧失抢救价值。

3. **预检分诊的方法** START（simple triage and rapidly treatment）即简单分类，迅速治疗，适合事件发生现场较小，短时间有大量伤员的救护。主要依据伤员的通气、循环及意识状况进行简单判断和快速分诊，也有人总结为RPM——R（respiration，呼吸），P（perfusion，灌注量），M（mind，意识）（图7-4）。

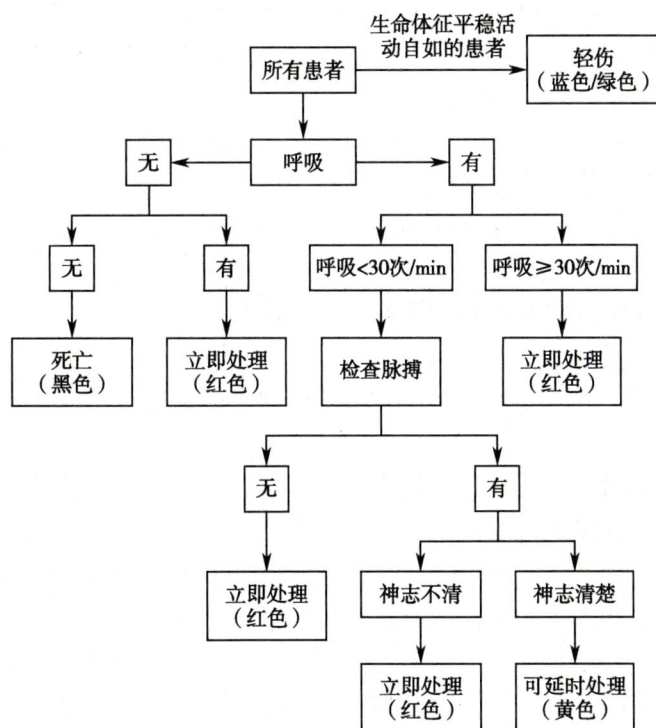

图7-4 预检分诊的方法

（二）社区突发公共卫生事件的现场救护

1. 社区护士在突发公共卫生事件中的现场救护任务

（1）**评价现场伤亡情况**：包括事件发生的时间、地点、伤亡人数及种类，可利用的资源及急需处理的救护问题。

（2）**伤员分类**：进行预检分诊，采取相应的施救措施。

（3）保持危重伤员的气道通畅、供氧及维持血液循环，满足基本生命需要。

（4）**转送伤员**：迅速安全地将所有伤员疏散并转运到具有救治能力的医院。

（5）**相关信息的报告与管理**：严格按照相关法律法规，对现场发生的情况进行报告。

（6）**现场流行病学调查与人群管理**：配合专业防治机构开展流行病学调查。

（7）**指挥、调遣现场**：根据现场实际情况，对其他医疗救助力量进行调遣。

2.现场救护技术　现场救护是在救护原则指导下开展的，首先是以抢救生命为主，其次是防止"二次损伤"或尽量减轻伤残及合并症。处置方法应简单、易行、快捷、有效，共包括8项基本技术。

（1）**现场评估，判断病情**：评估环境，先帮助伤者脱离危险区再根据伤情施救。

（2）**通气，保持呼吸道通畅**：及时清理呼吸道，保持呼吸通畅；若呼吸停止，立即进行人工呼吸。

（3）**心肺复苏**：若病人动脉无搏动，立即进行胸外心脏按压。

（4）**止血**：对活动性出血给予止血措施。

（5）**维持有效血液循环**：建立静脉通道并输液、输血扩容，防止休克和病情恶化。

（6）**监测生命体征**：采用多功能监护仪监测呼吸、血压、心率、血氧饱和度等。

（7）**配合医生治疗**：配合医生进行包扎、骨折固定、手术治疗等。

（8）**转送**：伤员若需转诊治疗，应在病情允许的情况下尽早送往医院治疗，转运途中继续进行病情监护，随时与接收医院联系，报告伤情及转运信息。

二、突发公共卫生事件的报告

突发公共卫生事件的报告是保障突发公共卫生事件监测系统有效运行的主要手段，也是各级政府与卫生行政部门及时掌握突发公共卫生事件信息、提高处置速度及效能的保证。

（一）突发公共卫生事件报告范围

有下列情形之一的，各有关单位必须按照《突发公共卫生事件应急条例》的规定进行报告。

1.发生或者可能发生传染病暴发、流行的。

2.发生或者发现不明原因的群体性疾病的。

3.发生传染病菌种、毒种丢失的。

4.发生或者可能发生重大食物中毒与职业中毒事件的。

（二）突发公共卫生事件的报告机制

1.报告原则　突发公共卫生事件报告应遵循的原则：依据相关法律、统一规范、属地管理、准确及时、分级分类报告。

2.报告时限与报告程序　突发事件监测机构、医疗卫生机构及有关单位发现突发公共卫生事件时，应当在2小时内向所在地县级人民政府卫生行政主管部门报告；接到报告的卫生行政主管部门应当在2小时内向本级人民政府报告，并同时向上级人民政府卫生行政主管部门与国务院卫生行政主管部门报告。县级人民政府应当在接到报告后2小时内向辖区的市级人民政府或者上一级人民政府报告。市级人民政府应当在接到报告后2小时内向省、自治区、直辖市人民政府报告。省、自治区、直辖市人民政府报告应当在接到报告后1小时内，向国务院卫生行政主管部门报告。国务院卫生行政部门对可能造成重大社会影响的突发事件，应当立即向国务院报告。

3.报告单位与报告人　各级各类医疗卫生机构、监测机构、卫生行政部门以及有关单位为责任报告单位。执行职务的医护人员、检疫人员、乡村医生、疾病预防控制人员及个体开业医生均为责任报告人。

4.报告内容　突发公共卫生事件报告分为首次报告、进程报告与结案报告，工作人员可根据事件的进程相应地填写突发公共卫生事件相关信息报告卡。具体内容包括事件名称、初步判定的事件类别、性质、发生时间、发生地点、发病人数、死亡人数、主要的临床症状、可能原因、已采取的措施、报告单位、报告人员及通信方式等。

第四节　社区突发公共卫生事件的危机后管理

情景导入

2017年,某县发生7.0级地震,造成25人死亡,525人受伤,6人失联,176 492人受灾。幸存者及遇难者家属因为亲历灾难,失去亲人和家庭,精神受到了极大的打击。一部分参与救护的人员也受到现场影响,出现了失眠、胸闷、心情抑郁等不适症状。

请思考:

1. 幸存者、遇难者家属及救援人员出现的反应是否正常?

2. 对于这些情况应如何进行干预?

危机后管理是危机管理的总结、提高阶段,是在危机过后,对突发事件造成影响的管理。突发公共卫生事件会给民众与社会各界带来不同程度的影响,其中躯体健康与心理健康影响较为显著,尤其是心理健康方面的影响。

一、社区突发公共卫生事件恢复期的常见健康问题

(一)突发公共卫生事件造成的急性应激反应

应激反应是人的身体对各种紧张刺激产生的适应性反应,是伴有躯体功能及心理活动改变的身心紧张。由于突发事件具有突发性、社会危害性、复杂性、紧迫性等特点,因此对于每个人来说突发事件都是一种应激,从而表现出不同程度的生理、情绪、认知、行为异常等应激反应。

生理反应表现为疲乏、头痛、头晕、失眠、做噩梦、心慌、气喘、肌肉抽搐、胃肠不适、食欲下降等症状;情绪反应表现为悲痛、愤怒、恐惧、忧郁、焦虑不安等;认知障碍表现为感知异常、记忆力下降、注意力不易集中、对工作和生活失去兴趣等,并出现下意识动作、坐立不安、强迫、回避、过度依赖他人、举止僵硬、拒食或暴饮暴食、酗酒等异常行为,严重的甚至精神崩溃,出现自伤等异常行为。

(二)突发公共卫生事件造成的心理应激障碍

突发公共卫生事件造成的强烈的精神应激不仅会导致个体出现短时的心理障碍,如急性应激障碍(acute stress disorder,ASD),还会导致长期的心理创伤,如创伤后应激障碍(post-traumatic stress disorder,PTSD),可能会导致一些人加重或诱发疾病,严重时发生情绪紊乱等。

急性应激障碍(ASD)以急剧、严重的精神打击为直接原因,在受刺激后几分钟甚至几小时发病,表现为一系列生理心理反应的临床综合征,主要包括恐惧、警觉性增高、回避和易激惹等症状。急性应激障碍持续至少2天,至多4周,超过4周考虑诊断为创伤后应激障碍。创伤后应激障碍(PTSD)是指对创伤等严重应激因素的一种异常精神反应,又称延迟性心理反应,常于突发事件发生后的数月或数年后发生,是指受灾人员由于经历紧急的、威胁生命的或对身心健康有危险的事件,导致受灾者在创伤之后出现长期的焦虑与激动情绪。

知识链接

创伤后应激障碍(PTSD)诊断标准

美国精神障碍诊断与统计手册的PTSD诊断标准(DSM-IV):①PTSD个体必须经历过严重的、危及生命的创伤性应激源;②症状表现为持续性的重现创伤体验,反复痛苦回忆、噩梦、幻想以及相应的生理反应;③个体有持续性的回避与整体感情反应麻木;④有持续性的警觉性增高,如情绪烦躁、入睡困难等;⑤以上症状持续至少1个月,并导致个体明显的主观痛苦及社会功能受损。

（三）突发公共卫生事件后不同群体的心理行为反应

每个人的受灾程度、灾害经历、个人应对能力、灾害中所处角色等因素的不同，导致个体所承受的心理创伤的程度不同，另外由于社会支持等原因，致使相同的灾害破坏程度也能造成不同的心理伤害。下面阐述不同人群的心理行为反应。

1. 幸存者的心理行为反应　幸存者通常会经历这样几个阶段：首先他们会产生一种"不真实感"，不相信眼前发生的一切是真实的，紧接着会出现否认、愤怒、恐惧、懊恼、抱怨、焦虑等情绪反应；逐渐意识到残酷的现实之后，对周围的一切都变得麻木不仁，会感到沮丧、无助、绝望，甚至出现抑郁情绪，负向情绪如果得不到及时有效疏导，有可能逐步发展成 PTSD。

2. 罹难者家属的心理行为反应　当自己的亲人遇难时，亲属会陷入内疚、自责、悲痛中，不同程度地出现情绪异常、生理异常、认知障碍、行为异常，甚至出现精神崩溃、自伤、自杀的倾向。

3. 救援人员的心理行为反应　灾害发生后，救援人员会立刻投入到抢救工作中去，面对惨重的伤亡情况以及他们在灾难中所担任的角色，伤害暴露的程度与范围的不同，致使他们产生恐惧、焦虑、无助、挫败感等一系列的心理应激，甚至在救灾结束很长时间后，逐渐出现类似创伤后压力症候群的后遗症，并会延续很长时间。

4. 一般公众的心理行为反应　一场重大的灾害，也会使得知事件信息的普通民众内心蒙上阴影，出现各式各样的心理反应，甚至引起行为变化。

二、社区突发公共卫生事件恢复期的健康管理

（一）恢复期医疗护理服务

在突发公共卫生事件后的恢复期，社区护士仍要继续关注受灾人群存在的健康问题及需求，关心伤员及其家属，进行家庭访视，提供上门医疗护理服务。

（二）公共卫生管理

突发事件恢复期，社区护士要协助卫生防疫人员进行卫生宣教、管理环境和改善卫生条件等相关工作。

1. 集中消毒灭菌，注意食物卫生，预防传染病的发生。

2. 若是群体性传染病，协助防疫人员找出传染源，监控事件动态，早发现，早隔离，早治疗。

3. 对集体居住的、可能感染的居民进行相应预防性服药或疫苗接种。

（三）心理干预

心理干预是对处在心理危机状态下的个人及时给予有效的心理援助，使之尽快摆脱困境、战胜危机、重新适应生活的有效措施。心理干预工作者一般是经过专门训练的心理学家、社会工作者、精神科医生等专业人员，同时也需要组织管理人员的参与。

1. 对特殊人群的心理干预

（1）**对幸存者的心理干预**：突发事件后，幸存者的急性心理应激反应如果得到及时正确的疏导治疗，心理状态将会逐渐恢复正常，否则将很有可能转变为创伤后应激障碍。

具体措施：营造一个有安全感的环境，保持与危机者密切接触，建立沟通关系，鼓励他们表达，耐心倾听并积极暗示。帮助他们客观、现实地分析判断事件的性质与后果，纠正不合理的认知，进而引导他们采用积极的应对策略与技巧。帮助他们树立起重新面对生活的信心并协助解决一些生活实际问题。

（2）**对罹难者家属的心理干预**：突发事件中亲人的遇难使家属处于极度的悲恸中，并产生一系列严重的心理行为异常，这种心理行为的伤害如果得不到及时有效的疏导，将会产生不良的后果，严重影响他们的生活、工作等。

对于罹难者家属的干预一般可以分为以下 3 个阶段：第一阶段，给予抵达现场的罹难者家属生

活与生理上的照顾。第二阶段，引导罹难者家属将突发事件引起的悲伤、愤怒、自责等负性情绪宣泄出来，并认真倾听，进而帮助他们接受失去亲人的事实。第三阶段，灾难真相出来后，应帮助罹难者家属充分宣泄悲伤的情感，保持罹难者家属之间信息通畅，使他们相互取得心理支持。同时，还要鼓励他们进食，避免因身体不适加重悲伤。

（3）对救援人员的心理干预：突发事件中，救援人员第一时间见证了悲剧的场面，产生了各种心理问题，所以进行适时的干预也是非常必要的。

对救援人员的心理干预一般分为3个阶段：在任务前阶段制订应对的组织计划，并通过演习明确任务，减轻预期焦虑，建立团队自信心。在执行任务阶段合理安排工作岗位与工作时间（最长不超过12小时），保证工作人员之间以及工作人员与家人之间的交流，同时利用各种缓解压力的技术帮助救援人员减轻心理压力。在任务结束后阶段安排救援人员休息放松，使救援人员尽快从紧张的工作状态中复原，如有需要帮助者则安排适当的心理干预，以预防PTSD的发生。

2. 突发公共卫生事件下的群体心理干预 突发事件有着群体性、危害严重性等特点，因此要把着眼于"人群"的综合性公共卫生干预措施与专业性心理干预结合起来。加强监测及信息管理，提供及时、准确、权威的信息，有利于公众了解实情，消除恐慌心理，冷静对待突发事件，真正发挥预警作用。建立健全社会心理预警系统，加强对公众的健康教育，如通过印发资料、报告、讲座、自媒体等手段加强有关灾害相关知识教育，普及精神卫生教育，教会公众正确应对灾害的方法。开通心理咨询热线，发挥专业性心理干预与健康教育的作用。

（杨　瑞）

思考题

1. 简述社区护士在突发公共卫生事件中的现场救护任务。

2. H7N9型禽流感的主要传播方式是人类主动接触患病的禽类，比如直接接触到患病的家禽羽毛、血液、粪便等。已报道某市有3例人感染H7N9禽流感确诊病例。

请思考：

（1）应实行何种预警响应？

（2）如何进行预警报告？

练习题

第八章 | 社区家庭护理

ER 8-1
教学课件

ER 8-2
思维导图

学习目标

1. 掌握：家庭、家庭健康的定义；家庭的类型和结构；家庭访视的类型和程序。
2. 熟悉：家庭功能及其对健康的影响；家庭生活周期与发展任务及其护理要点；家庭护理评估的常用方法；家庭访视、居家护理的服务对象和注意事项。
3. 了解：家庭健康护理、家庭访视和居家护理的内容。
4. 学会：正确运用护理程序进行家庭健康评估、诊断、计划，并帮助解决家庭健康问题。
5. 具有团队协作精神和严谨求实的工作作风。

　　健康家庭是健康中国的基本单元。家庭作为社会的基本组成单位，是个体生活的主要环境，也是社区护理服务的基本单位。随着社会的发展，家庭的类型、规模及功能在不断发生变化，影响着家庭及家庭成员的健康。社区护士需要掌握社区每个家庭的特点，充分利用家庭资源，通过适当的家庭护理方法，维护和促进家庭的整体健康。

第一节　家庭与健康

情景导入

　　张先生，70 岁，张先生的老伴 68 岁，两人均为退休教师，有一儿子，在外地工作并已成家，很少回来。张先生患有高血压和 2 型糖尿病，张先生的老伴患有高血压。

请思考：

1. 该家庭处于家庭发展周期中的哪个阶段？
2. 此阶段家庭的发展任务是什么？

　　"共建共享、全民健康"是建设健康中国的战略主题。家庭与健康之间存在着相互依存的关系，家庭健康关系到个人和社区的整体健康。

一、家庭的概述

（一）家庭的概念

　　传统意义的家庭是指由法定血缘、领养、监护及婚姻关系联系在一起的，两个及以上的人组成的社会基本单位。现代广义的家庭定义为家庭是一种重要的关系，它是由一个或多个有密切血缘、婚姻、收养或朋友关系的个体组成的团体，是社会团体中最小的基本单位，也是家庭成员共同生活、彼此依赖的处所。家庭包括一个人组成的特殊家庭，如单身家庭，也包括多个朋友组成的具有家庭功能的家庭，如群居家庭。家庭的组成是一种社会制度，依赖于法律的支持与认可；家庭关系的建立取决于家庭成员彼此的承诺和血缘关系；家庭的职责是为其成员提供一个安定的环境，在成员彼此相爱、互助共享的情况下，完成人类的成长和延续。

（二）家庭的类型

家庭按类型分为核心家庭、主干家庭、联合家庭、单亲家庭及其他家庭。

1. 核心家庭 核心家庭又称小家庭，由一对夫妻和未婚子女（包括领养的子女）构成。没有子女的家庭也属于核心家庭，即丁克家庭。核心家庭是现代社会的主要家庭类型。核心家庭具有规模小、结构简单、关系单纯和容易沟通的特点，其家庭结构和关系稳定、牢固，对亲属关系网络的依赖性比较小。此类型家庭由于可利用的资源少，遇到危机时，得不到足够的支持，容易导致家庭危机或家庭破裂。

2. 主干家庭 主干家庭也称直系家庭，是核心家庭的纵向扩大，是由父母、已婚子女及第三代人组成的家庭，家庭人数众多，结构复杂，关系繁多，但可利用的家庭资源较多，应对家庭危机的能力较强，有利于维持家庭的稳定。

3. 联合家庭 联合家庭又称旁系家庭，是核心家庭的横向扩大，是指由两对或两对以上的同代夫妇及其未婚子女组成的家庭，包括父母同几对已婚子女及孙子女构成的家庭，两对以上已婚兄弟姐妹组成的家庭等。

4. 单亲家庭 单亲家庭是指由离异、丧偶或未婚的单身父亲或母亲及其子女或领养子女组成的家庭。

5. 其他家庭 其他家庭是指一些不完全的家庭，如单身家庭、重组家庭、未婚同居家庭、群居家庭等。目前这些特殊家庭有增加的趋势。

（三）家庭结构

家庭结构是指家庭成员的组成及各成员之间的相互关系，分为家庭外部结构和家庭内部结构。家庭外部结构是指人口结构，即家庭的类型；家庭内部结构是指家庭成员之间的互动行为，包括家庭权力结构、家庭角色关系、家庭沟通方式和家庭价值系统，反映家庭成员之间的相互作用和相互关系。家庭结构影响着家庭成员的相互关系、家庭资源、家庭功能及家庭健康状况等。

1. 家庭权力结构 家庭权力结构是指家庭成员对家庭的影响力、支配权和控制权。家庭权力反映了家庭决策者在做出决定时家庭成员之间的相互作用方式。家庭权力结构分为传统权威型、情况权威型和分享权威型，每个家庭可以有多种权力结构并存，不同时期也可以有不同类型。家庭权力结构并非固定不变的，它有时会随着家庭生活周期阶段的改变、家庭变故、社会价值观的变迁等家庭内外因素的变化，从一种家庭权力结构的形式转化为另一种形式。

2. 家庭角色关系 家庭角色关系是指家庭成员在家庭中的特定地位。每一个家庭成员同时有几个角色（丈夫、父亲、儿子等），每个成员其家庭角色扮演得成功与否，是影响家庭健康的重要因素。家庭成员应尽力履行自己的角色行为，并适应家庭角色转变。一个健康的家庭，其家庭成员均愿意扮演自己的角色，角色行为符合社会规范，能被社会所接受，角色功能既能满足自我的心理需要，也能达到家庭对角色的期望。同时，家庭成员应能够在家庭的不同发展阶段完成角色转换。

3. 家庭沟通方式 家庭沟通方式是指家庭成员之间在情感、愿望、需要、价值观念、信息和意见等方面进行交换的过程，是评价家庭功能状态的重要指标，是家庭成员调控行为和维持家庭稳定的有效手段。开放、坦诚、有效的沟通能化解家庭矛盾、解决家庭问题、促进家庭成员间的关系。

4. 家庭价值系统 家庭价值系统是家庭在价值观念方面所特有的思想、态度和信念。它的形成受家庭所处的文化背景、信仰和社会价值观影响。家庭的价值系统决定着家庭成员的行为方式及对外界干预的反应性，家庭对健康的态度和信念直接影响家庭成员对疾病的认识、就医行为、遵医行为和健康促进行为等。社区护士了解家庭价值观，有利于解决家庭健康问题。

（四）家庭功能

家庭功能是指家庭本身所固有的性能和功用。家庭作为个体与社会的结合点，最基本的功能是满足家庭成员在生理、心理及社会各个层次的最基本的需要。家庭功能主要表现在保持家庭的完整性，满足家庭及其成员的需要，实现社会对家庭的期望等方面。

1.情感功能 情感是形成和维护家庭的重要基础，家庭成员间彼此关爱，满足家庭成员爱与被爱的需求，可以使家庭成员获得归属感、安全感。

2.社会化功能 主要指家庭有培养其年幼成员完成社会化的责任与义务，为其提供适应社会的教育，使其具有正确的人生观、价值观和健康观。

3.生殖功能 家庭具有繁衍和养育下一代的功能，起到延续人类、种族和社会的作用。

4.经济功能 指经营生活、维系生活所需的经济资源，包括物质、空间及金钱等，以满足家庭成员的衣、食、住、行、教育、医疗、娱乐等各方面的需求。

5.健康照顾功能 指家庭成员间的相互照顾，如抚养子女、赡养老人、维护和促进家庭成员的健康。家庭健康照顾包括提供合理饮食、保持有利于健康的环境、提供适宜的衣物、提供保持健康的卫生资源等。

（五）家庭生活周期与发展阶段

家庭生活周期是指家庭遵循社会及自然规律所经历的由诞生、发展与消亡的循环周期。家庭的发展阶段指从夫妻结婚组成家庭开始，经过生产、养育儿女到老年的各个阶段的连续过程。在家庭的发展过程中，杜瓦尔（Duvall）认为家庭生活周期主要分为 8 个阶段。家庭在每个阶段都有其特有的角色、责任及需求，见表 8-1。

表 8-1 Duvall 家庭生活周期表

阶段	定义	主要发展任务	护理保健要点
新婚期	结婚、妻子怀孕	双方适应与沟通 性生活协调 计划生育 适应新的社会关系 孕前准备 孕中健康问题	婚前健康检查 性生活指导 计划生育指导 心理咨询 孕前体检 孕期保健
婴幼儿期	第一个孩子出生，最大孩子介于 0~30 个月	父母角色适应 经济压力 幼儿照顾 母亲产后恢复 计划免疫	母乳喂养 哺乳期性生活指导 新生儿喂养 婴幼儿保健 产后保健 预防接种
学龄前期	最大孩子介于 30 个月~6 岁	儿童的身心发育 孩子与父母部分分离（上幼儿园）	父母和儿童的心理指导 合理营养 监测和促进生长发育 疾病防治 培养良好的习惯 防止意外事故
学龄期	最大孩子介于 6~13 岁	儿童的身心发育 性教育问题 孩子适应上学 逐步社会化	学龄期儿童保健 正确应对学习压力 合理社会化 防止意外事故
青少年期	最大孩子介于 13~20 岁	青少年的教育与沟通 与父母的代沟问题 青少年与异性交往 青少年性教育 社会化问题	亲子沟通 健康生活指导 青春期教育与性教育 防止早恋早婚 防止意外事故

阶段	定义	主要发展任务	护理保健要点
青年期	最大孩子离家至最小孩子离家	父母与孩子关系 孩子进入社会 父母逐渐有孤独感 疾病开始增多 重新适应婚姻关系 照顾高龄父母	心理咨询 消除孤独感 定期体检 更年期保健 婚姻关系调适
空巢期	所有孩子离家至家长退休	重新适应两人生活 计划退休后的生活 疾病问题 适应与新家庭成员的关系	稳固婚姻关系 防止药物成瘾 意外事故防范 定期体检 改变不良生活方式 培养休闲兴趣
老年期	退休至死亡	适应退休生活 经济及生活的依赖性高 面临病患和衰老 面临丧偶和死亡的打击	退休后角色改变、收入减少的调适 慢性病防治 孤独心理调适 提高生活自理能力 提高社会生活能力 丧偶期照顾 临终关怀

家庭生活周期中各阶段都有各自的"家庭发展任务"，能够顺利地完成这些家庭发展任务，就能有幸福的家庭并为完成下一阶段任务做好准备，否则，将因面临一些与之有关的家庭问题导致不利于家庭的正常发展。社区护士应根据家庭所处生活周期的特点，来预测和识别家庭在特定阶段可能或已经出现的问题，及时地进行健康教育和提供咨询，采取必要的预防或干预措施，避免出现不良后果。

知识链接

全面开展健康家庭建设

为全面部署健康家庭建设工作，以健康家庭构筑健康中国牢固根基，2024年国家卫生健康委办公厅等8个部门联合印发了《关于全面开展健康家庭建设的通知》，从提升居民健康素养、培育优良家庭文化、培养家庭健康指导员、建成家庭健康服务阵地、培树健康家庭典型5个层面提出了健康家庭建设的主要目标。并从提升家庭健康素养、营造健康家庭环境、培育优良家庭文化、健全健康家庭工作机制4个方面部署了包括开展健康家庭知识普及、倡导文明健康绿色环保生活方式、健全重点人群健康保障、构建美丽宜居家庭环境、营造健康家庭社会环境、培育传承优良家风、构建新型婚育文化、推进移风易俗、建立家庭健康指导员队伍、打造家庭健康服务阵地、培树健康家庭典型11项重点任务。

二、家庭对个人健康的影响

（一）健康家庭

家庭不仅是影响个体健康的环境，也是人群和社区健康的基础。健康家庭是指家庭中每一个成员都能感受到家庭的凝聚力，它能够满足和承担个体的成长，维系个体面对生活中各种挑战的需要。健康家庭是针对家庭整体而言，而不是针对每一位个体成员。健康家庭应为真正发挥家庭功能，起到促进和保护家庭成员健康作用的家庭，即家庭系统在生理、心理、社会文化发展及精神方面的一种完好的、动态变化的稳定状态。

（二）家庭对个人健康的影响

1. 对遗传的影响 生物遗传是影响个人健康的重要因素，家庭遗传因素和母亲孕期不良因素的影响会导致一些疾病的产生，如地中海贫血、先天性畸形等。

2. 对生长发育的影响 家庭影响儿童的生理、心理发展和社会性成熟，家庭病态与儿童的躯体、行为方面的疾病有着密切的联系，如幼时长期丧失父母照顾与抑郁等心理障碍有关。

3. 对疾病传播的影响 感染性疾病在家庭中的传播较为多见。如病毒感染在家庭中有很强的传播倾向。

4. 对疾病发病和死亡的影响 家庭因素不仅影响某些疾病的发病和死亡，还影响患者及家庭对医疗服务的使用程度。研究表明，在家庭压力增加时，对医疗服务的使用程度也增加。

5. 对康复的影响 家庭的支持对某些疾病的治疗和康复有很大的影响。如瘫痪患者的康复、骨科患者的功能锻炼等。安德森（Anderson）等人发现，糖尿病控制不良与低家庭凝集度和高冲突度密切相关，因为家庭的合作和监督是糖尿病患者控制饮食的关键。脑卒中瘫痪等慢性病患者的康复，更与家人的支持密切相关。

6. 对求医行为、生活方式与习惯的影响 家庭成员的健康信念往往相互影响，一个成员的求医行为会受到另一成员或整个家庭的影响。家庭功能的良好程度也直接影响到家庭成员对卫生资源利用的频度。家庭成员的过频就医和对医生的过分依赖往往是家庭功能障碍的表现。另外，家庭成员具有相似的生活方式与习惯，一些不良习惯可能成为家庭成员的通病，影响家庭成员的健康。

三、健康家庭的特征

一般认为，一个健康的家庭必须具备以下 5 个特征：

1. 良好的交流氛围 家庭成员能彼此分享感觉、理想，相互关心，使用语言或非语言的沟通方式促进相互了解，并能化解冲突。

2. 增进家庭成员的发展 家庭给其成员足够的自由空间和情感支持，使成员有成长的机会，能够随着家庭的改变而调整角色和职务分配。

3. 积极地面对矛盾及解决问题 对家庭负责任，并积极解决问题。遇有解决不了的问题，不回避矛盾并寻求外援帮助。

4. 有健康的居住环境及生活方式 能认识到家庭内的安全、营养、运动及闲暇等对每位成员的重要性。

5. 与社区保持联系 不脱离社会，充分运用社会网络，利用社区资源，满足家庭成员的需要。

第二节　家庭护理程序

> **情景导入**
>
> 　　李大爷，65 岁，确诊 2 型糖尿病 20 余年，双眼失明 10 年。1 个月前李大爷双下肢出现多处皮肤破溃，家属自行外购药膏涂抹，但右足足背、左足外踝、左小腿屈侧破溃面积大，创面深。李大爷经医院治疗后，返回家中。
>
> 　　**请思考：**
> 　　1. 目前该家庭存在的健康问题有哪些？
> 　　2. 如何对李大爷开展家庭护理？

家庭护理程序是家庭护理的主要工作方法，是以家庭为单位的整体护理模式。社区护士在收集有关家庭健康资料的基础上，评估判断家庭健康问题，提出家庭护理诊断，结合家庭的需要和现有的资源拟定家庭护理计划，通过提供相应的指导与支持实施计划，然后评价家庭健康问题是否得到解决，由此决定是修改计划还是终止计划。

一、家庭护理评估

家庭护理评估是护士与家庭成员共同收集家庭的有关资料，分析家庭与个人的健康状况，确认家庭存在的健康问题和家庭的健康需要，掌握健康问题的真正来源，使护士能和家庭一起做出护理计划，为了使家庭成员达到最佳的健康目标而努力。家庭评估是一个持续、反复进行的过程。

（一）评估方法

家庭评估主要通过家庭访视来进行，运用交谈法和观察法收集资料。交谈法是通过与家庭成员的交谈，了解家庭状况和家庭成员间的关系、家庭成员的健康状况等。观察法主要是观察护理对象的家庭环境、家庭成员间的交流沟通状况和家属如何照顾患病个体等。

（二）评估内容

收集与家庭健康相关的资料，明确健康问题给家庭带来的影响，家庭自身应对问题的能力及方式、方法，评估内容包括：

1. 家庭基本资料 包括家庭地址、电话、家庭成员、家庭类型、地理位置、周边环境、居家条件、邻里关系、社区服务状况等。

2. 家庭中患病成员的状况 包括家庭成员所患疾病的种类和日常生活受影响的程度、疾病预后、日常生活能力、家庭角色履行情况、疾病费用等。

3. 家庭发展阶段及发展任务 包括家庭史、家庭目前的发展阶段、发展任务的执行情况和父母双方的家庭史、每位家庭成员的基本情况。

4. 家庭结构和功能 包括家庭沟通类型、权力结构、角色关系和家庭价值观。家庭功能包括情感功能、社会文化功能（文化背景、信仰、社会阶层）、经济功能（主要经济来源、年均收入、人均收入、消费内容）等。

5. 家庭健康生活 包括家庭生活事件、主要生活方式、家庭娱乐和业余活动、家庭健康观念、自我保健及利用卫生资源的方法和途径。

6. 家庭的资源和应对能力 家庭的资源包括家庭与亲属、社区、社会的关系和家庭对社区的看法，以及家庭利用社区资源的情况及能力；家庭的应对能力包括家庭成员对健康问题的认识、家庭成员间的关系变化、家庭战胜疾病的决心、家庭应对健康问题的方式、生活调整对家庭经济的影响以及对家庭成员健康状况的影响。

（三）常用评估工具

常用的家庭护理评估工具有：家系图、家庭关怀度指数、Friedman 家庭评估表及 Salopek 家庭评估表。

知识链接

美国的家庭护理需求评估工具

美国用于家庭护理的评估工具没有统一标准，家庭护理机构多根据需要选择适合的工具进行家庭护理服务需求评估。目前，美国比较常用的评估工具主要有服务与资源评估问卷、家庭卫生保健分类系统、效果评估量表等。美国杜克大学研制的服务与资源评估问卷是目前应用较为广泛的综合评估工具，家庭护理机构根据问卷评估得出老年人健康功能状况，并据此制订护理计划。

1.家系图 家系图又称为家庭结构图，是用不同符号以家谱的形式展示家庭结构和关系、家庭人口学信息、家庭生活事件、健康问题等家庭信息。家系图可以帮助社区护士迅速评估家庭基本情况、判断危及家庭健康的问题和家庭高危人员等，是社区护士迅速把握家庭成员健康状况和家庭生活周期等资料的最好工具，是家庭评估的基本组成部分，也是家庭健康档案的重要组成部分。家系图绘制要求：一般包含三代人。长辈在上，晚辈在下；同辈中，长者在左，幼者在右；夫妻中，男在左，女在右。一般从家庭中首次就诊的患者这一代开始，向上下延伸。在代表每个人的符号旁边，可再标上成员的出生年月日、重大生活事件发生的时间、遗传病、慢性病等。家庭结构图和家庭结构图常用符号见图8-1、图8-2。

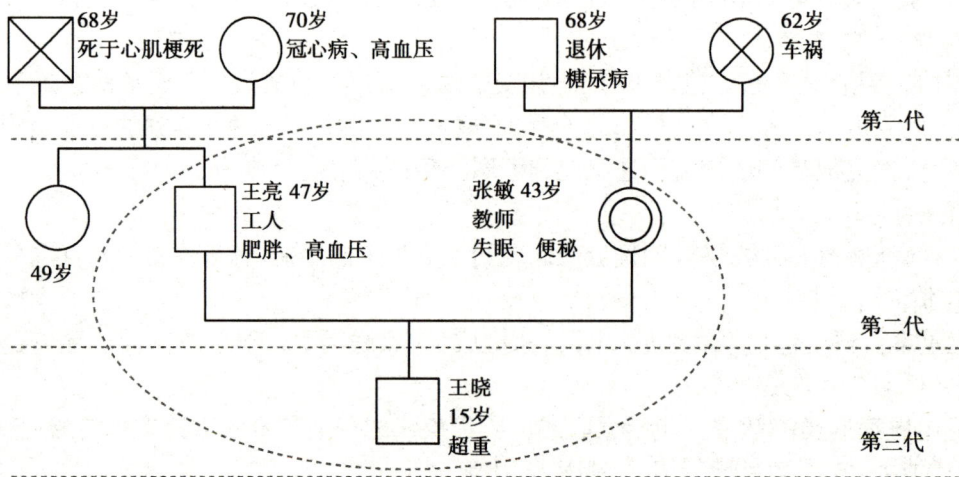

图 8-1 家庭结构图

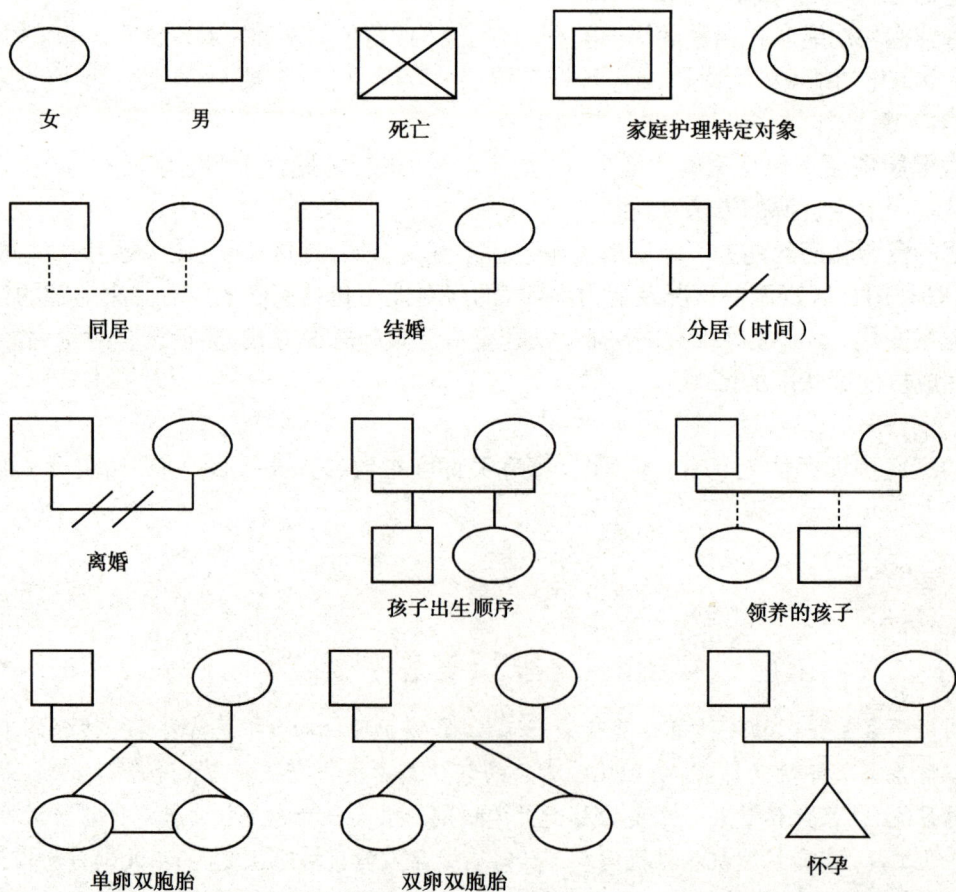

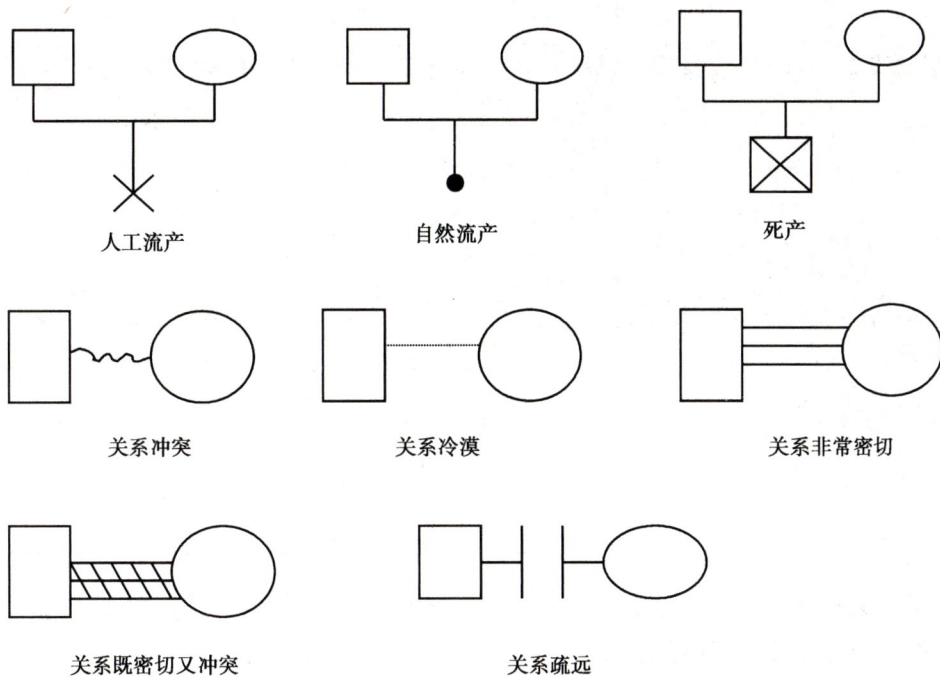

图 8-2 家庭结构图常用符号

人工流产　自然流产　死产

关系冲突　关系冷漠　关系非常密切

关系既密切又冲突　关系疏远

2. 家庭关怀度指数　由 Smilkstein 设计的家庭关怀度指数量表（APGAR 量表）常用于快速了解和评价家庭功能，主要反映家庭中的个体对家庭功能的主观满意程度，不能完全反映家庭作为一个整体的功能状况。该量表由于问题较少，易于回答，评分简单，可以粗略、快速地评价家庭功能，从而成为最常用的家庭功能评估工具。APGAR 量表中各指标的名称和含义见表 8-2。

APGAR 量表共有两个部分。第一部分测量个人对家庭功能的整体满意度，共 5 个题目，见表 8-3，分为经常这样、有时这样、几乎很少三种程度，分别赋予 2、1、0 分。评分标准为：总分 7~10分表示家庭功能良好，4~6 分表示家庭功能中度障碍，0~3 分表示家庭功能严重障碍。第二部分用以了解个人与家庭其他成员间的关系，分为好、一般、不好三种程度，见表 8-4。

表 8-2 APGAR 量表中各指标的名称和含义

名称	含义
A 适应度（adaptation）	当家庭遭遇危机或压力时，利用家庭内外资源解决问题的能力
P 合作度（partnership）	家庭成员分担责任和共同做出决定的程度
G 成熟度（growth）	家庭成员通过互相支持所达到的身心成熟程度和自我实现程度
A 情感度（affection）	家庭成员间相互关爱的程度
R 亲密度（resolve）	家庭成员间共享相聚时光、经济资源和空间的程度

表 8-3 APGAR 量表（第一部分）

维度	评估问题	经常这样	有时这样	几乎很少
适应度	当我遇到问题时，可以从家人处得到满意的帮助	□	□	□
合作度	我很满意家人与我讨论各种事情及分担问题的方式	□	□	□
成熟度	当我希望从事新的活动或发展时，家人都能接受且给予支持	□	□	□
情感度	我很满意家人对我表达情感的方式以及对我情绪（如愤怒、悲伤、爱）的反应	□	□	□
亲密度	我很满意家人与我共度时光的方式	□	□	□

表 8-4　APGAR 量表（第二部分）

按密切程度将与您住在一起的人（配偶、子女、重要的人、朋友）排序			跟这些人相处的关系（配偶、子女、重要的人、朋友）		
关系	年龄	性别	好	一般	不好
如果您和家人不住在一起，您经常求助的人（家庭成员、朋友、同事或邻居）			跟这些人相处的关系（家庭成员、朋友、同事或邻居）		
关系	年龄	性别	好	一般	不好

3. Friedman 家庭评估表　包括 7 个方面共计 34 项内容，见表 8-5。使用时应根据家庭具体情况选择评估内容，并不需要覆盖所有内容。

表 8-5　Friedman 家庭评估表

评估项目	评估具体内容
家庭一般资料	1. 家庭住址及类型 2. 家庭成员职业、年龄、教育程度 3. 家庭成员生活习惯（饮食、睡眠、家务、育婴、休假） 4. 家庭经济（主要的收入来源、医疗保险等） 5. 家庭成员健康状况及家族史 6. 家庭健康管理状况 7. 住宅环境（对家庭成员的健康有无危险） 8. 社区环境（与邻居和友人的交往、社会保健设施有无） 9. 家庭文化背景、信仰、社会阶层
家庭中患病成员的状况	1. 疾病的种类和日常生活受影响的程度 2. 预后状况的推测 3. 日常生活能力 4. 家庭角色履行情况 5. 疾病带来的经济负担
家庭发展阶段及其发展任务	1. 家庭目前的发展阶段及发展任务 2. 家庭履行发展任务的情况
家庭结构	1. 家庭成员间的关系（患者与家庭成员间、家庭成员间） 2. 沟通与交流（思想交流、情感交流、语言交流） 3. 家庭角色（原有角色和变化后角色） 4. 家庭权力 5. 家庭与社会的交流（收集和利用社会资源的能力） 6. 价值观与信仰
家庭功能	1. 家庭成员间的情感 2. 培养子女社会化的情况 3. 家庭的自我保健行动
家庭与社会的关系	1. 家庭与亲属、社区、社会的关系 2. 家庭利用社会资源的能力

评估项目	评估具体内容
家庭应对和处理问题的能力与方法	1. 家庭成员对健康问题的认识（疾病的理解和认识等） 2. 家庭成员间情绪上的变化（不安、动摇、压力反应） 3. 家庭战胜疾病的决心（家庭成员参与护理情况等） 4. 应对健康问题的方式（接受、逃避、角色转变与调整等） 5. 生活调整（饮食、睡眠、作息时间） 6. 对家庭成员健康状况的影响（疲劳、失眠、精神压力性疾病） 7. 经济影响

4. Salopek 家庭评估表 该表依据健康家庭特点设计，包括两个部分：第一部分为家庭成员人口学信息，包括出生日期、性别、婚姻状态、教育、职业、社区参与和经济状态；第二部分包括6个类别共26个条目，见表8-6，每个条目根据发生频率分为从不、很少、偶尔、经常、大多数时间，分别赋予0~4分，未被观察记为"N"。

表 8-6 Salopek 家庭评估表

评估项目	评估条目
家庭成员间保持有效的交流与互动	1. 所有家庭成员之间有频繁的沟通吗？ 2. 冲突得到解决了吗？ 3. 家庭成员之间的关系是支持性的吗？ 4. 爱和照顾在家庭成员之间表现出来了吗？ 5. 家庭成员合作性地工作吗？
积极应对问题	6. 家庭知道什么时候需要做出改变吗？ 7. 家庭以接受性的态度对待新思想吗？ 8. 家庭积极寻找资源吗？ 9. 家庭很好地利用资源吗？ 10. 家庭创造性地解决问题吗？
增进个人成长与发展	11. 家庭对其成员发展性需要做出恰当反应了吗？ 12. 家庭包容不一致的意见吗？ 13. 家庭接纳每一个成员吗？ 14. 家庭促进成员的自主性吗？
健康的家庭环境和生活方式	15. 家庭生活方式是促进健康的吗？ 16. 生活条件是安全和卫生的吗？ 17. 情感氛围有利于健康吗？ 18. 家庭成员实践好的健康促进措施了吗？
建立有效的角色关系	19. 决策任务分派给恰当的人选了吗？ 20. 家庭成员的角色分派满足家庭需要吗？ 21. 任务的分配是灵活的吗？ 22. 对于家庭发展阶段的控制是恰当的吗？
保持与社区的联系	23. 家庭有规律地参与社区活动吗？ 24. 家庭选择和使用外部资源吗？ 25. 家庭知道外部世界发生的事件吗？ 26. 家庭试图了解外部的问题吗？

（四）评估注意事项

1. 建立信任关系 社区护士应有意识地和家庭建立相互尊重和信任的关系，了解家庭成员的真实想法和感受，有利于社区护士收集到有价值的资料。

2. 收集资料要全面、有价值 收集资料时除收集家庭中患病成员的资料，还要收集家庭其他成员的资料,同时注意收集与家庭功能、家庭发展阶段、家庭环境及家庭利用资源状况等相关的资料。社区护士应能充分利用其他医务工作者收集的资料,如医院的病历记录、社区居民健康档案等。

3. 多样化和动态性 不同的家庭有其各自的特点,同一家庭的健康也是动态变化的,社区护士应掌握家庭的多样性和动态变化,有针对性地开展家庭健康评估。

4. 正确地分析、判断和调整计划 在客观、动态地收集资料的前提下,社区护士应用专业知识,站在对方的立场分析判断家庭存在的健康问题,避免主观臆断,并随着家庭健康问题的变化不断调整计划。

二、家庭护理诊断

家庭护理诊断是社区护士对家庭目前存在的或潜在的主要健康问题进行判断的过程。

1. 列出家庭护理问题 在全面评估的基础上,社区护士能够了解家庭的基本情况,并从中发现影响家庭健康的主要问题,这些问题可能来自患病的家庭成员未被满足的照顾需要、疾病对整个家庭的影响、家庭在特定发展阶段未完成的任务、某些方面的家庭功能未正常发挥等,社区护士逐一列出这些问题。

2. 形成家庭护理诊断 在列出家庭护理问题以后,社区护士会发现这些问题涉及家庭中的个人、家庭内部成员、家庭与社区之间等,结合家庭的具体需要,考虑护理措施能否解决这些问题,社区护士做出家庭护理诊断,每个诊断通常包括三个部分:问题(problem,P)、表现(symptom & sign,S)和原因(etiology,E)。根据北美护理诊断协会的分类,与家庭护理相关的护理诊断举例如下。个人与人际层面:个人应对无效、角色执行无效、自我照顾缺陷、母乳喂养无效、照顾者角色受限、社交受损等;家庭层面:家庭功能障碍、家庭关系/功能改变、家庭应对无效等。

社区护士可以根据每个家庭的实际情况灵活地确定一些具体的护理问题,即使这些问题不能用现有的护理诊断进行概括。

3. 确定家庭护理诊断的优先顺序 社区护士应当从有利于家庭自身应对及处理疾病和健康问题的角度来判断是否提供援助,什么时候提供,以及提供援助的方式。当家庭护理诊断不止一个的时候,社区护士需要判断每个问题的轻重缓急以及处置的优先次序。

三、家庭护理计划

家庭护理计划是根据家庭护理诊断选择恰当护理干预措施的过程,见表8-7。

表8-7 家庭护理计划格式

护理诊断	目标	护士-家庭活动	依据	评价
个体、分系统家庭单位、家庭的护理诊断	长期目标和短期目标	执行的护理干预	科学理论依据	可观察和测量的结果

1. 制订护理目标 在制订具体的行动计划之前,需要明确行动的目标。家庭护理目标是指在实施护理干预后,家庭成员在认知、行为及情感上的改变,以及家庭在角色关系、内部沟通、整体功能发挥、发展任务完成等方面的改变,可分为长期目标和短期目标。长期目标指相对较长时间(如数周、数月)才能实现的目标,短期目标指在较短时间(如几天、几小时)能够达到的目标。目标的确立需要考虑家庭成员的意愿、家庭的特点和实际条件、社区护士自身的能力以及社区可利用的资源等。

2. 制订护理干预计划 护理干预计划应包括4W1H(when、where、who、what、how)的内容,即:什么时候、在哪里、谁去做、做什么和怎样做的问题。

3. 制订护理评价计划 护理评价计划可以依据家庭护理的目标和行动计划来制订,社区护士应当考虑什么时候评价、评价什么内容、采用什么样的评价方法和评价工具,以了解护理措施的执行情况、护理措施是否有效和是否达到预期目标等,为继续执行、修改或终止行动计划提供依据。

四、家庭护理计划的实施与评价

(一)家庭护理计划的实施

实施家庭护理计划是将家庭护理计划付诸实践的过程。实施的内容可以概括为三个方面:帮助个体家庭成员、促进家庭内部互动、增强家庭与社会的联系。而史密斯(Smith)把家庭作为护理对象,将实施内容归纳为以下五个方面:

1. 帮助家庭应对疾病 社区护士通过提供信息、实际支持和情感支持,帮助家庭顺利地应对危机,如介绍疾病相关知识、教会患者家属疾病照顾的技能、提供患者家属表达情感的机会、联系当地的患病救助组织及一些具体的护理照顾(给氧、静脉输液、伤口换药等)。同时,社区护士应当发掘家庭内部的资源和优势,有意识地引导家庭去思考压力的意义和怎样应对压力,必要时建议应对的策略。

2. 教会家庭适应发展性改变 当家庭面临发展性改变时,需要学习新的知识和技能去适应家庭发展阶段的改变。例如,当家庭的第一个孩子出生,父母需要学习正确的育婴知识和必要的技能。社区护士能够预见性地提供教育和指导,帮助家庭提前做好准备,应对即将来临的改变。

3. 帮助家庭获得所需资源和支持 社区护士能够帮助家庭充分利用内外资源和可获得的社会支持。首先,社区护士应了解家庭的内外资源,特别是社区内的互助团体、政府的福利政策、医疗资源等,帮助家庭确认和使用这些资源。其次,社区护士可以采用推荐转诊、电话随访、入户访视、介绍参加社区自助小组等方式,帮助家庭增强其社会支持网络,包括正式的支持网络(卫生保健专业人员)和非正式的支持网络(朋友、邻居等)。

4. 促进家庭的内部改变 当家庭内部原有的运作模式已经不能够适应家庭发展或环境改变的要求时,社区护士应帮助家庭成员依据他们的价值观和想法做出决定和选择,促成积极的家庭改变,帮助家庭建立新的运作模式。

5. 帮助家庭维持健康的生活环境 工业化过程中带来的环境改变已经不可避免地影响到了家庭的健康,例如:空气污染、水污染、家装过程中的甲醛污染、食品安全问题等。社区护士应通过教会家庭如何调整室内环境、向家庭介绍可能影响健康的环境因素以及防范的方法等方式,促进并维护家庭环境的健康。

(二)家庭护理评价

家庭护理评价是对护理干预措施是否满足家庭健康相关需要和是否解决家庭健康问题的判断,以确定相应护理措施的价值和有效性。

1. 评价类型 家庭护理评价通常包括两种类型:过程评价(process evaluation)和结果评价(outcome evaluation)。

过程评价是对家庭护理过程中评估、诊断、计划、实施等不同阶段进行的评价,其目的是指导护理目标和护理措施的调整。结果评价是对家庭护理措施是否达到预定的目标的总评,从而决定终止、修改或继续家庭护理计划。

2. 评价内容 评价的内容概括为三个方面:

(1)对家庭中的个体健康的评价:家庭中生病的个体是家庭护理的重点对象。评价内容包括:①家庭护理措施对患病个体的影响、个体的健康状态和生活质量。②患者及家属对疾病的了解程度。③个体对护理措施的满意程度等。

(2)对家庭成员间互动的评价:把家庭看作一个整体来评价,了解家庭是否能够有效发挥其功能和解决自身存在的问题。内容包括:①家庭成员的相互理解情况。②家庭成员间的交流情况。

③家庭成员的亲密度和爱心。④家庭成员判断和决策问题的能力。⑤家庭的角色分工。

（3）对家庭与社区关系的评价：评价家庭对社区资源的利用情况和家庭成员改善家庭环境的努力情况。

3. 影响评价的因素　主要包括资料的可靠性、可利用的资源、家庭期望值的高低、家庭对社区护士的信任度等。

4. 评价结果　通过评价可以发现护理中存在的问题，并对问题进行分析。评价的结果有三种情况。

（1）**修改计划**：当问题出现或实施方法不符合实际情况时，护士应和家属一起修订计划，并付诸实施。

（2）**继续执行计划**：目标定得太高或实施的时间定得太短，到了设定的时间还有尚未实施的措施或未达到的目标，可以继续实施计划。

（3）**终止计划**：问题得到解决并达到预定目标时，护士可以终止计划。

第三节　家庭护理方法

情景导入

李某，68岁，患高血压20年。李某体型肥胖，平日喜食肥肉，爱吃甜食；经常吸烟、喝酒，不爱运动；性格外向，易激动。今日社区护士小李对其进行家庭访视。

请思考：

1. 家庭访视时评估的主要内容有哪些？
2. 从哪些方面进行健康指导？

一、家庭访视

（一）家庭访视的概念与目的

1. 家庭访视的概念　家庭访视简称家访，是指在服务对象家中，为了促进和维护个人、家庭和社区的健康，进行的护理服务活动。家庭访视是开展社区护理的重要工具。通过家庭访视，社区护士可以了解居民健康状况，建立家庭健康档案，开展有针对性的家庭护理、健康教育、保健指导等服务。

2. 家庭访视的目的

（1）建立有效的支持系统，鼓励家庭充分利用各种健康资源。

（2）为居家的病、伤、残者提供各种必要的保健和护理服务。

（3）为服务对象及其家庭提供有关健康促进、疾病预防的健康知识和全面的医疗服务，促使家庭健康发展。

（4）对家庭做出健康评估，及时发现家庭成员潜在的或现存的健康问题，充分发挥家庭功能，促进家庭成员之间相互关心和理解。

（5）消除家庭环境中的不安全因素、致病因素，确保家庭环境的健康。

（二）家庭访视对象及类型

1. 家庭访视的对象　家庭访视的对象包括有严重健康问题的家庭、特困家庭、患者行动不便或因其他因素无法就诊的家庭、有慢性病患者且缺少支持系统的家庭、有心理社会问题患者的家庭、具有遗传性危险因素或有残疾者的家庭、功能不完善的家庭、有疾病晚期患者的家庭、有孕产妇的家庭等。

2. 家庭访视的类型

(1) **预防性家访**：目的是预防疾病和健康促进，主要用于妇幼保健性家访和计划免疫等。如产后和新生儿访视。

(2) **连续照顾性家访**：为有后续照顾需求的患者提供连续性护理服务。如出院返家的患者，虽然病情稳定，但仍有特定的健康问题，需要专业护理人员给予定期性的照顾。主要用于患有慢性病、需要康复护理的患者以及临终患者的居家护理。

(3) **急诊性家访**：到患者家中处理临时性紧急情况，具有随机性。如外伤等。

(4) **评估性家访**：评估个体、家庭的健康需要和状况，为制订护理计划提供依据。常用于有家庭问题或心理问题的患者以及老年人、体弱者或残疾人的家庭环境考察。

(三) 家庭访视的过程

家庭访视的过程可分为访视前准备、实际访视、访视后工作三个阶段。每个阶段都有相应的工作事项。

1. **访视前准备**　准备阶段十分重要。特别是对每个护理对象的第一次家访，准备工作要做充分。准备工作包括选择访视对象及确定优先顺序、确定访视的目的、准备访视用品、联络被访家庭、安排访视路线。

(1) **选择访视对象及确定优先顺序**：社区护士应在有限的人力、时间的情况下，有计划、有重点、有目的地安排家庭访视优先顺序。应优先考虑健康问题影响多个家庭成员的家庭、健康问题对生命有严重影响的家庭、易产生后遗症的健康问题家庭、利用卫生资源能控制疾病的家庭。

(2) **确定访视的目的**：访视前目的明确，才能产生理想的效果。社区护士接到病区转介表后，要立即与病区取得联系，应尽量在患者出院前到病区面见患者，解释服务及收费，填写探访卡，核实家庭的确切地址，商定访视的具体日期和时间（通常收到个案后应在 24 小时内安排第一次家访）。

1) 第一次访视前，应了解访视家庭的环境，熟悉访视家庭的情况，明确访视目的，制订访视计划。

2) 对家庭做连续性的管理与护理时，在每次访视前要对上一次访视进行总结和评价，补充遗漏，重新修订访视计划，并制订新的访视目标。其目的是通过一段时间的访视管理后，依据目标评价的结果，考核目标设定是否正确、是否需要制订新的措施、是否需要继续管理或是否可以结束访视。

(3) **准备访视用品**：社区护士要对装有访视物品的保健包进行保管，物品的摆放要合理，不仅要取放物品方便，而且还要区分污染区和清洁区，并在访视前对物品进行准备和核对。访视物品分为访视前准备的基本物品和根据访视目的增设的访视物品。保健包内的基本物品包括：①体检工具，如血压计、听诊器、体温计、手电筒、量尺。②常用消毒物品和外科器械，如剪刀、止血钳、碘酒、酒精、棉球、棉签、纱布、洗手消毒液。③隔离用物，如消毒手套、塑料围裙、口罩、帽子及工作衣。④常用药物及注射工具，如必要规格的注射器、针头、滴管、常用药物。⑤其他，如记录单、家庭护理手册、健康教育材料，以及电话等联系工具。除此之外，还必须根据每次家访的任务，准备其他必要的物品，例如：简易血糖检测仪、体重秤、相关宣传材料等。

(4) **联络被访家庭**：一般电话预约访视时间。如果需要了解真实情况，可以安排临时性突击访视。

(5) **安排访视路线**：根据具体情况安排一天的家庭访视路线，可由远而近或由近而远，并在访视机构留下出发时间及预计回归时间、被访家庭的住址、路线和联络方式，以便有特殊情况时，相关人员能尽早与访视护士取得联系。制订访视计划时，要灵活安排访视顺序和路线，访视优先顺序：①新生儿或免疫力缺陷者（如器官移植术后）。②病情较重者。③一般访视对象。④有传染性或感染性疾病者应最后访视。

2. **实际访视**　分为初次访视和连续性访视。

(1) **初次访视**：主要目的是建立合作关系，获取基本资料，初步确定主要健康问题，并进行相应的指导。初次访视时，注意对急需支持的家庭，如访视对象为患病初期、刚出院或分娩，应立即安排访视。初次访视应注意：

1）建立信任关系：初次访视是以后访视的重要基础。社区护士应与访视对象及家庭建立信任、友好、合作的关系。访视目标的实现与访视对象和家庭成员的配合密切相关，必要时可签订家访协议。社区护士与家庭成员进行交谈时一般先谈论一些轻松的话题，这样可以使双方都放松，然后说明本次家访的目的。

2）评估、计划与实施：访视工作的思维应按护理程序进行。评估内容包括个人、家庭和环境的评估，根据评估结果，与服务对象共同商讨，制订可行的家庭护理计划，并根据需要完成急需的护理和健康指导工作。目前对居家护理患者的评估通常包括家庭一般资料、家庭功能、家庭的决策人、与治疗和康复有关的家庭环境、家庭成员的健康知识水平、资源利用状况等。

3）简要记录访视情况：记录收集到的主客观资料，如访视日期、到访时间、离开时间、访视人员、病情进展情况、采取的护理措施等。记录的重点是护理人员提供的护理服务及患者的反应，注意不要为了记录而记录，忽略与访视对象的谈话或其他信息。

4）结束访视：与访视对象一起简要总结。若访视对象的健康问题已解决，即可结束访视服务，若访视对象的健康问题未解决，在访视对象同意的基础上共同决定是否需要下一次访视，并预约下一次访视时间。

（2）**连续性访视**：对上次计划进行评价和修订，再制订下次的访视计划并按新计划进行护理和健康指导。同时，在访视中也应不断地收集资料，以便及时发现问题并解决问题，为以后的访视提供依据。

3. 访视后工作

（1）**做好家访相关护理记录**：及时整理家访的现场记录，包括护理对象的反应、检查结果、现存的健康问题协商内容和注意事项等，分析和评价护理效果和护理目标达成情况。最好建立资料库或建立家庭健康档案，以方便其他社区卫生服务人员提供综合服务，保证护理工作的连续性。

（2）**进行护理效果的评价**：及时总结服务经验，改进护理计划。家访中如果有新的问题，护士需调整护理措施，并为下次家访制订计划。每天进行交班，报告患者情况及需继续跟进的项目；如果访视对象的健康问题已解决，可终止家庭访视。

（3）**协调合作**：社区护士与其他相关的健康工作人员交流服务对象的情况，如个案讨论、汇报等，商讨解决办法。如果现有资源不能满足访视对象的需求，在社区护士职责范围内又不能得到解决时，应对访视对象做出转诊安排或联系其他社区资源。

（4）**物品的消毒与补充**：访视结束后洗手，整理访视包，如处理废弃物品、常规消毒和补充访视包内物品等。

（四）家庭访视的注意事项

1. 携带证件　随身携带身份证与工作证。

2. 着装和态度　穿着整洁、便于工作、符合社区护士身份的职业装。稳重大方，体现对访视家庭的关心和尊重，遵守保密原则。

3. 访视时间　一般在 1 小时内。最好在家庭成员都在家的时候进行，同时避开吃饭时间和会客时间。

4. 服务项目与收费　明确收费项目与免费项目。一般家访人员不直接参与收费，不接受礼金和礼物等。

5. 安全　由于家庭的情况复杂，社区卫生服务机构应建立安全制度，社区护士在家访中要保证访视对象安全，注意自身人身安全、财产安全、交通安全。受访家庭为独居异性时，访视护士至少 2 人同往。访视中如遇有敌意、发怒、情绪反复无常的护理对象，社区护士提供急需护理后应立刻离开现场或立即终止访视，如遇访视对象家中有打架、酗酒、吸毒、有武器等不安全情况时，可立即离开,并与有关部门联系。

二、居家护理

(一)居家护理的概念与目的

居家护理是社区护士在患者熟悉的家庭环境中提供护理服务,是住院护理服务的一种院外补充形式。居家护理的开展有利于国家卫生资源的合理利用,提高社会效益和经济效益。

1.居家护理的概念 美国护理联盟(NLN)1976年指出居家护理是对患者、机体功能受损或丧失者,在他们居住的环境中,为其提供多种专业性的健康照护。居家护理提供的是一种多学科的综合的护理专业服务,并且是在患者所居住的家庭环境中提供的。服务对象包括直接对象和间接对象。直接对象即不同年龄层次的患者;间接对象包含患者的家属(配偶、子女)、亲友及主要照顾者等。因此,居家护理的定义为对有需要连续照顾的患者及其家庭,在他们自己的居家环境中,提供连续性、综合性、专业性的健康照护服务。

2.居家护理的目的

(1)为患者提供持续性医疗护理,使其出院后仍能得到全面照顾。

(2)降低出院患者再住院率及急诊的求诊频率。

(3)减少患者家属往返奔波医院之苦。

(4)减轻家庭经济负担。

(5)扩展护理专业领域,促进护理专业发展。

(6)缩短患者住院日,增加病床利用率。

(二)居家护理的对象

1.慢性病患者 如心脑血管疾病、慢性呼吸系统疾病、糖尿病及恶性肿瘤等患者。

2.出院在家休养的患者 如各种慢性病急性发作治疗后病情稳定者。

3.康复期的患者 如脊髓损伤、运动系统损伤、神经系统疾病患者和伤残者等。

4.临终患者 如肿瘤晚期、衰老、不可逆的器官功能衰竭的患者。

(三)居家护理的形式

1.医院延续性护理服务 医院延续性护理服务又称家庭病床,是我国常用的居家护理形式,是以家庭为护理场所,让患者在熟悉的环境中接受治疗和护理,既有利于患者的康复,又可减轻家庭经济和人力负担。其服务的主要方式有:

(1)**开设专科护理门诊**:专科护理门诊多提供糖尿病、高血压、伤口造口、静脉治疗等专科护理指导;也可以开设免费的护士专家门诊提供出院咨询;开通热线电话,为出院后的患者提供咨询服务,并进行饮食、运动、药物及疾病相关知识的指导。

(2)**建立出院患者延续护理服务中心**:对出院患者进行家访及电话随访,服务内容包括:产妇及新生儿护理指导、慢性病护理、临终关怀,并提供护理技术服务及健康指导。

(3)**开通护理网站**:作为医护人员与患者交流的平台,提供信息查询、网上咨询、预约服务、健康宣教等,并建立一些相关规章制度及收费标准等。

(4)**发放出院护理指导卡**:包括服药、饮食、运动、功能锻炼、并发症的预防与观察、复诊时间指导等,对个别患者发放特异性的健康宣教册。

2.以社区卫生服务中心为基础的居家护理服务 以社区卫生服务中心为基础的居家护理服务是我国目前主要的居家护理形式;由社区护士为本社区的服务对象提供相应的护理服务;是城市社区卫生服务网络的主要组成部分,为患者居家护理提供服务平台。

3.独立形态的居家护理机构 独立形态的居家护理机构是发达国家的主要健康服务形式,美国称之为家庭护理服务中心,日本称之为访问护理中心。机构由社会团体、医院或民间组织等设置。机构的服务人员固定,分别由医生、护士和家政服务人员组成。规模较大的机构配备有康复师、营养师和心理咨询师等。需要服务的家庭到机构申请,机构通过家庭访视进行评估,评估家庭环境、家庭需要服务的内容、需要服务的持续时间等,制订居家护理计划并实施。

(左凤林)

思考题

1. 简述健康的家庭必须具备的特征。

2. 张先生,82岁,丧偶,有1个女儿。1年前张先生因脑出血而导致双下肢瘫痪,生活不能自理。张先生的女儿,退休教师,个人承担张先生的护理。最近张先生的女儿向社区护士诉说腰痛、肩痛和头痛,晚上入睡困难,夜间多次惊醒,晨起头晕、全身无力、疲劳。

请思考:

(1) 该家庭属于哪种家庭类型?目前属于家庭哪个阶段?

(2) 该家庭存在哪些健康问题?

(3) 护理措施有哪些?

(4) 如何绘制家系图?

ER 8-3

练习题

第九章 | 社区人群保健与护理

教学课件

思维导图

学习目标

1. 掌握：社区儿童、妇女、老年人的保健指导内容；预防接种；计划免疫。
2. 熟悉：社区儿童、妇女、老年人保健的任务；社区老年人的相关概念；社区老年人的健康问题；社区儿童、妇女、老年人的健康管理及保健服务流程。
3. 了解：社区儿童、妇女、老年人保健的含义；社区老年人的养老模式。
4. 学会：能运用护理程序及相关保健知识开展社区儿童、妇女、老年人的保健指导工作；能运用相关知识和技能开展预防接种工作。
5. 具有严谨的工作作风，对社区护理对象具有爱心、同情心。

社区重点人群是指由于各种原因需要在社区得到特殊保健服务的人群，如儿童、妇女、老年人等。根据重点人群的健康需求提供保健服务，如儿童保健侧重于新生儿、婴幼儿及学龄前期儿童保健，以及辖区内托幼机构儿童的卫生保健指导；妇女保健侧重于婚前、孕前、孕产期及围绝经期保健，常见妇科疾病预防和筛查；老年人保健侧重于疾病预防和自我健康管理。

第一节 社区儿童保健与护理

情景导入

开学初，社区护士小张在为本社区内一年级 6 个班 300 名学生进行体检时发现，有 50 名学生出现下颌后牙黄褐色，探诊有粗糙感，有明显的龋洞，学生自述吃冷、热、酸、甜的食物或食物嵌入时会出现疼痛反应。针对这一现象，小张对学生家长进行问卷调查。调查发现：有55% 的孩子的饮食为高脂、高糖饮食，没有良好的口腔卫生保健习惯。

请思考：
1. 社区护理诊断是什么？
2. 社区护士应该如何进行保健指导？

儿童是国家的未来、民族的希望，是社会可持续发展的重要资源。儿童保健是社区卫生服务工作的重点。社区护士应了解各年龄期儿童的生长发育特点及其影响因素，实施系统、连续的保健服务，促进儿童健康成长。

一、概述

（一）社区儿童保健的含义

社区儿童保健是指社区卫生服务工作者根据儿童不同时期的生长发育特点，以满足他们健康需求为目的，以解决社区内儿童的健康问题为核心，为其提供的系统化服务。《中国儿童发展纲要（2021—2030）》从健康、教育、福利、法律保护、社会环境 5 个领域，提出了 2021—2030 年的主要目标和策略措施，实施健康儿童行动计划，围绕新生儿安全、出生缺陷防治、儿童保健服务、儿童早期发展、儿童营养与运动、儿童健康服务体系、儿童中医药保健服务等方面，全面推进儿童健康工作。社区儿童按照年龄可分为新生儿期、婴幼儿期、学龄前期及学龄期。现阶段我国儿童保健的重点是 0~6 岁的学龄前期儿童。

（二）社区儿童保健的任务

1. 儿童预防保健和康复　社区卫生工作人员应根据不同年龄段儿童生长发育特点，做好不同年龄段儿童及家长的预防保健工作咨询和指导；加强儿童常见病、多发病防治工作；促进儿童接受系统的健康检查和预防接种；对患病儿童应做好儿童的居家护理和康复工作。

2. 儿童保健系统管理　社区护士要做好儿童各种健康状况的记录，为社区内每位儿童建立健康档案；同时做好儿童健康状况的统计，及时发现和解决不利于儿童生长发育的因素，并向有关部门及时汇报，为开展儿童保健工作提供科学依据。

3. 健康教育宣传　社区卫生工作人员应充分利用不同方式普及科学知识，加强产前检查，促进优生优育；加强合理营养和平衡膳食指导，促进儿童生长发育；普及影响婴幼儿健康最常见的 4 种疾病（维生素 D 缺乏性佝偻病、营养性缺铁性贫血、小儿肺炎及婴幼儿腹泻）及常见意外的预防知识；宣传儿童心理卫生知识，促进亲子关系建立；做好早期教育，培养儿童良好的个性品质，增强儿童对个人、家庭、社会的情感以及在复杂社会环境中的适应能力。

二、不同阶段儿童的保健指导

（一）新生儿期保健指导

新生儿期是指从胎儿娩出脐带结扎至出生后 28 天，是小儿脱离母体后生理功能进行调整以逐渐适应外界环境的独立生活时期。该期是儿童发病率和死亡率较高的时期，因此对新生儿家长的保健指导尤为重要。该期保健指导主要通过新生儿家庭访视来完成。

1. 生长发育特征

（1）**体温**：新生儿期容易出现体温波动。环境温度过低时容易发生体温明显下降；环境温度过高、散热或摄入水分不足可使体温升高，发生脱水热。

（2）**呼吸**：呼吸表浅，安静时呼吸频率为 40~50 次 /min，节律不规则，以腹式呼吸为主。

（3）**心率**：出生后新生儿的心率波动比较大，刚出生的时候不稳定，出生后不久可以稳定在 120~140 次 /min。

（4）**血压**：足月新生儿血压波动在 70 / 50mmHg 左右。

（5）**消化系统**：发育尚不成熟，胃呈水平位，容量小，贲门括约肌松弛，幽门括约肌较发达，极易发生吐奶、溢奶。

（6）**生理性体重下降**：出生后一周内因奶量摄入不足、水分丢失、胎粪排出，可出现暂时性体重下降，在第 3~4 天达最低点，第 7~10 天恢复至出生时的体重。

（7）**新生儿黄疸**：由于胎儿出生后血氧分压突然升高，红细胞破坏较多，产生较多胆红素，出生后 2~3 天左右，皮肤、黏膜及巩膜会出现不同程度的黄染，4~5 天达高峰，5~7 天消退，最迟不超过 2 周，称为生理性黄疸。如果黄疸在出生后 24 小时内出现；持续时间足月儿>2 周，早产儿>4 周；黄疸退而复现，则提示为病理性黄疸。

（8）**暂时性原始反射**：新生儿出生时已具备觅食、吸吮、握持、拥抱等条件反射，数月后自然消失。

2. 新生儿家庭访视

(1) 访视次数

1) 正常足月新生儿访视次数一般不少于 2 次，首次在出院后 7 天之内进行，一般与产后访视同时进行；第二次访视安排在满月，即在出生后 28~30 天进行。新生儿满 28 天后，结合接种乙肝疫苗第二针，在乡镇卫生院、社区卫生服务中心进行随访。

2) 对高危新生儿应根据具体情况酌情增加访视次数，首次访视应在得到高危新生儿出院报告后 3 天内进行。符合下列高危因素之一的新生儿为高危新生儿：①早产儿（胎龄<37 周）或低出生体重儿（出生体重<2 500g）。②宫内、产时或产后窒息儿，缺氧缺血性脑病及颅内出血者。③高胆红素血症。④新生儿肺炎、败血症等严重感染。⑤新生儿患有各种影响生活能力的出生缺陷（如唇裂、腭裂、先天性心脏病等）以及遗传代谢性疾病。⑥母亲有异常妊娠及分娩史、高龄分娩（≥35岁）、患有残疾（视、听、智力、肢体、精神）并影响养育能力者等。

(2) 访视目的：定期对新生儿进行健康体检，做好生长发育评估，同时建立《0~6 岁儿童保健手册》，早期发现问题，及时处理。此外，还要督促、指导家长完成预防接种，对家长进行科学育儿知识的指导。

(3) 访视内容：可总结为一观察、二询问、三检查、四教育、五处置。访视内容包括：①观察新生儿居住的环境，包括温湿度、通风情况、安全设施、卫生状况等。观察新生儿一般情况，如皮肤颜色、呼吸节律及吸吮能力等。②询问母亲新生儿出生前、出生时和出生后的基本情况，包括孕母情况、产次、分娩方式，新生儿有无窒息、出生时身长和体重、喂养、睡眠、大小便等情况。③测量体温、身长、体重。检查有无黄疸，脐部有无出血、感染等。④指导母乳喂养，宣传保暖、卫生护理的重要性，告知抚触的益处和方法，教育家长重视预防新生儿窒息。⑤对发现的问题给予及时处理，做好记录。如果发现新生儿未接种卡介苗和第一剂乙肝疫苗，提醒家长尽快补种；如果发现新生儿未接受新生儿疾病筛查，告知家长到具备筛查条件的医疗保健机构补筛等。

3. 日常保健

(1) 衣着和保暖：居室应阳光充足，空气清新，室温 22~24℃（冬季尽可能达到 18~20℃）、湿度 50%~60% 为宜。新生儿衣被根据环境温度调整，衣着和尿布须选用清洁、柔软、吸水性好、浅颜色的布料，不用纽扣；包裹不要太紧，以便四肢自由屈伸；存放新生儿衣物的衣柜内不宜放置樟脑丸，以免发生新生儿溶血。

(2) 营养与喂养

1) 母乳喂养：WHO 和中国营养学会制订的《6 月龄内婴儿母乳喂养指南》均提倡坚持 6 月龄内应纯母乳喂养，从 6 月龄起在合理添加其他食物的基础上继续母乳喂养至 2 岁。母乳喂养应从按需喂养模式向规律喂养模式递进。如果母亲因工作等原因无法确保在婴儿饥饿时直接喂哺，可采用间接哺喂方式。间接哺喂时，需用吸奶泵定时将母乳吸出并储存于冰箱或冰盒内，一定时间内再用奶瓶喂给婴儿。

2) 混合喂养：母乳与配方奶或其他乳类同时喂养婴儿称为混合喂养，共有两种方法。①补授法：6 月龄内婴儿母乳不足时，仍应维持必要的吸吮次数，以刺激母乳分泌。每次哺乳时，先喂母乳，后用配方奶或其他乳类补充母乳的不足。补授的乳量根据婴儿食欲和母乳分泌量而定。②代授法：一般用于 6 月龄以后无法坚持母乳喂养的情况，可逐渐减少母乳喂养次数，用配方奶或其他乳类替代母乳，但母乳每日次数不宜少于 3 次，以防乳汁分泌减少。

3) 人工喂养：用配方奶或其他乳类完全替代母乳喂养的方法。①喂养次数：因婴儿胃容量较小，出生后 3 个月内可按需喂养。3 个月后婴儿可建立自己的进食规律，此时应开始定时喂养，每 3~4 小时一次。②喂养方法：在婴儿清醒状态下，采用正确姿势喂哺，并注意母婴互动交流。应特别注意选用适宜的奶嘴，奶液温度应适当，奶瓶应清洁，喂哺时奶瓶位置与婴儿下颌成 45°角，同时奶液宜即冲即食,不宜用微波炉热奶,以避免奶液受热不均或过烫。③奶粉调配:应严格按照产品说明的方法进行奶粉调配,避免过稀或过浓,避免额外加糖。④奶量估计:配方奶作为6月龄内婴儿的主要营养来源时,需要经常估计婴儿奶液的摄入量。3月龄内婴儿奶量约500~750ml/d,4~6月龄婴儿奶量约800~1 000ml/d,逐渐减少夜间哺乳。

(3)皮肤护理:新生儿皮肤护理包含臀部护理、沐浴及脐部护理。①臀部护理:新生儿皮肤娇嫩,且排泄次数多,如不注意臀部护理,特别是一次性尿布的频繁使用,易发生尿布皮炎。应指导家长尽量使用棉质尿布,并及时更换,便后及时用温水清洗并涂抹护臀膏。可每天给新生儿晒臀部1~2次,每次10分钟左右,以预防尿布皮炎发生,但此过程中应注意保暖。②沐浴:每日一次。沐浴时间勿选择喂奶后1小时之内。沐浴时室温最好在26~28℃,澡盆内先倒冷水再倒热水,以手腕内侧测试水温,以38~40℃为宜。皮肤护理时应特别注意皮肤皱褶处,如腋下、颈部和腹股沟等,沐浴后可以给新生儿进行抚触。③脐部护理:新生儿脐痂一般在出生后7~10天脱落,脐痂脱落前要保持局部清洁干燥,社区护士应指导家长正确使用尿布,注意尿布勿覆盖住脐部,以免尿、粪污染脐部。如发现脐部周围皮肤红肿、有脓性分泌物,提示感染,应及时就医。

4. 常见健康问题的预防和处理

(1)新生儿窒息:新生儿窒息是3个月内婴儿尤其是新生儿期最常见的意外伤害。社区护士应指导母亲保持正确的母乳喂养姿势,避免乳房堵塞新生儿口、鼻,尤其是在夜间母乳喂养过程中更需注意;每次喂哺后要将新生儿竖立抱起,轻拍后背待胃内空气排出后再让新生儿取右侧卧位,防止发生呛咳,导致窒息。寒冷冬季避免将新生儿包裹得过紧、过严。要让小动物远离新生儿,避免小动物身体堵住婴儿口鼻而引起窒息。一旦发现新生儿窒息,迅速去除窒息原因,保持呼吸道通畅,若新生儿心搏、呼吸停止,立即进行心肺复苏,并送往医院抢救。

(2)新生儿感染性肺炎:新生儿感染性肺炎是新生儿期较常见的感染性疾病,是新生儿死亡的主要原因之一。社区护士应指导家长保持室内空气清新,在沐浴及室温低时注意新生儿保暖。家人感冒时必须戴口罩才能接触新生儿,尽量减少亲友探视;母亲在哺乳前和护理前要清洁双手;新生儿的用具要专用,食具在每次用后要及时清洁消毒。新生儿患肺炎时可表现为发热、烦躁、气促、鼻翼颤动、发绀、吐沫或三凹征等,但由于其很少表现出咳嗽,且有的新生儿体温不升,仅表现为反应差、不吃不动等症状,因此应指导家长识别新生儿感染性肺炎的临床表现,以便及早发现异常,及时就医。

(二)婴幼儿期保健指导

婴幼儿期包含婴儿期和幼儿期。婴儿期是指从出生28天至1周岁,又称乳儿期。幼儿期是指从1周岁至3周岁,又称学步期。婴幼儿期儿童生长发育迅速,对营养需求高,但由于消化和吸收功能未发育完善,加之从母体获得的免疫力逐渐消失,自身免疫力低下,易发生消化不良、营养紊乱及感染性疾病。另外,此期儿童语言和动作能力明显提高,但缺乏自我保护意识,容易发生意外事故。

1. 生长发育特征 婴儿期是生长发育的第一个高峰期,接近一岁时体重约为出生时的3倍,身长约为出生时的1.5倍;一岁左右胸围约等于头围,记忆、模仿和思维开始萌芽,有时可出现自我扮演,如"假装喝水";12个月能听懂简单的词,如"再见""没了"等。幼儿期体格发育速度较婴儿期减慢,2岁至青春期每年体重增长约为2kg。前囟门一般在1~1.5岁闭合,最迟2岁闭合;2~2.5岁乳牙出齐。3岁时能独立骑童车、洗手等;会使用剪刀、系纽扣等精细动作;能指认很多物品名,并能说出由"2~3"个字组成的短句;情绪开始逐渐趋向稳定,可与小朋友做游戏,表现出自尊心、同情心。

2. 营养与喂养

(1)婴儿食物转换:6月龄后单纯乳类喂养已不能完全满足婴儿的需求,婴儿食物需要由纯乳类向固体食物逐渐转换，进入转乳期，转乳期食物也称辅助食品。婴儿若断离母乳，仍需维持总奶量 800ml/d 左右。开始引入辅助食品的月龄不早于 4 月龄，一般为 6 月龄。若此时婴儿每次摄入奶量稳定，约 180ml/次，生长发育良好，提示婴儿已具备接受其他食物的消化能力。食物转换应首先选择能满足生长需要、易于吸收、不易产生过敏的谷类食物，最好为强化铁的米粉，米粉可用奶液调配；最好选择当地的食物，并注意食物的质地、营养密度及制作方法的多样性。辅食添加原则：由少到多；由一种到多种；由细到粗、由稀到稠；从软到硬；同时注意进食技能训练。

（2）**幼儿膳食**：每天应摄入 350~500ml 乳类，不能继续母乳喂养的 2 岁以内幼儿建议选择配方奶。注意膳食品种多样化，提倡自然食品、均衡膳食，每天应摄入 1 个鸡蛋、50g 动物性食物、100~150g 谷物、150~200g 蔬菜、150~200g 水果、20~25g 植物油。幼儿应进食体积适宜、质地稍软、少盐、易消化的家常食物。每天可安排 3 餐主食、2~3 次乳类与营养点心，餐间控制零食。

3. 口腔保健　在乳牙萌出前，应在哺乳后或睡前用温热水浸湿的纱布轻擦婴幼儿口腔黏膜和牙床，以去除残留在口腔内的乳凝块。尽可能早地让婴幼儿练习咀嚼，这样有助于对颌骨的生理性刺激，促进骨骼生长，锻炼肌肉的功能。在乳牙萌出的早期，家长应戴着指套刷，帮孩子刷牙。尽早教会孩子自己正确刷牙，家长应给予指导和监督，培养孩子良好的口腔卫生习惯。最好每半年进行 1 次口腔健康检查，若发现问题，及时处理。

4. 体格锻炼　婴幼儿要多到户外，选择空气清新的环境，进行空气浴、日光浴、水浴"三浴"锻炼，提高婴幼儿对周围环境的适应力和抗病能力，增强婴幼儿的体质。户外活动时间可由每次 10~15 分钟，逐渐延长到 1~2 小时，注意避免阳光直射。

5. 早期教育

（1）**培养良好的卫生和生活习惯**：家长应有意识地为婴幼儿安排规律的生活，包括排便、睡眠、进食、沐浴、游戏和户外活动等，培养婴幼儿独立生活的能力，养成良好的卫生和生活习惯，为适应幼儿园生活做准备。幼儿期孩子的注意力集中时间短，学习活动一般为 15 分钟左右，不宜过长。

（2）**语言训练**：语言的发展是一个连续有序的过程，婴儿期是感知觉发展的快速期，是语言形成的关键时期。最先是练习发音，然后是感受和理解语言，最后才是表达，即说话。对 3 个月内的婴儿，可在床上悬吊色彩鲜艳、能发声及转动的玩具，引逗其注意，经常面对婴儿说话、唱歌；对 3~6 个月的婴儿，则选择各种颜色、形状且能发声的玩具，引逗其看、摸和听；再大一点可让其看、指、找，引导其观察周围事物，增强注意力，同时用柔和的声音表示赞许、鼓励，用严厉的声音表示禁止、批评，培养婴儿分辨声调和好坏的能力。幼儿期是语言形成的关键阶段，家长应经常与其交谈，鼓励幼儿多说话，积累词汇，逐渐提高语言表达能力，对错误发音及时纠正。

（3）**动作训练**：家长应为婴幼儿提供活动的空间和机会，社区护士指导家长按婴幼儿生长发育的特点并结合实际情况适时地训练婴幼儿的动作。从添加辅助食物起，即开始训练婴儿用勺进食，7~8 个月学习用杯子喝水，9 个月之后即可训练婴儿抓取食物的能力，促进其手、眼和吞咽协调动作的发展。指导家长帮助婴儿做伸展、扩胸、屈腿、翻身等运动，让婴儿练习爬、坐、站、走路等动作。动作是心理的外部表现，动作的发展可促进儿童心理的发展。可通过捡拾豆子、画画等游戏活动，发展幼儿的精细动作；通过学习自己洗手、穿脱衣服、收拾玩具等自理活动，促进幼儿独立性和智力的发展，对一些危险行为应耐心讲解，并给予限制。玩具可以促进动作的发展，应根据不同年龄选择合适的玩具。

6. 常见健康问题的预防和处理

（1）**维生素 D 缺乏性佝偻病**：新生儿出生后第 2 周开始每日给予维生素 D 400~800IU 至青春期，

同时增加户外活动时间，接受日光照射，尽量暴露身体部位，以促进钙的吸收。早产儿、低出生体重儿、双胎儿出生后即应补充维生素 D 800~1 000IU/d，3 个月后改为 400~800IU/d。不同地区、不同季节可适当调整剂量。

（2）**缺铁性贫血**：早产或低出生体重儿应从 4 周龄开始补铁，剂量为每日 2mg/kg 元素铁，直至 1 周岁；纯母乳喂养或以母乳喂养为主的足月儿从 4 月龄开始补铁，剂量为每日 1mg/kg 元素铁；人工喂养婴儿应采用铁强化配方奶；提倡母乳喂养，因母乳中的铁吸收率高；及时合理添加辅食，尤其是含铁丰富的食物，婴儿在 4 个月后添加蛋黄；并于哺乳后加喂橘子汁或维生素 C，每日 50~100mg，以促进铁的吸收。8 个月开始喂食肝泥、肉末等。鼓励进食蔬菜和水果，促进肠道对铁的吸收，纠正婴幼儿厌食和偏食等不良习惯；在寄生虫感染的高发地区，应在防治贫血的同时进行驱虫治疗。

（3）**儿童孤独症**：也称儿童自闭症，是一种广泛性发展障碍，一般 3 岁前起病，典型表现为儿童社会交往障碍、语言交流障碍、兴趣狭窄和刻板重复的行为方式。遗传因素是儿童孤独症的主要病因。环境因素，特别是胎儿大脑发育关键期接触的环境因素也会导致发病的可能性增加。目前该病治疗以综合性教育和行为训练为主，药物治疗为辅。该病早发现、早诊断、早期进行系统的干预治疗尤为重要。对适龄儿童家长进行自闭症相关知识宣教，指导家长在生活中多与患儿沟通，多创造其与他人交流的机会，强化语言和良好行为训练，帮助患儿克服异常行为；帮助患儿家长评估教育干预的适当性和可行性，指导家长选择科学的训练方法，提高家长的参与程度；使患儿在集体生活中成长，在与正常儿童交往中接受帮助，使精神活动得到发展，获得社会交往能力。

（4）**预防意外**：3 岁前常见意外事故有气管异物、灼烫伤、跌倒、坠落伤和溺水等。因此，应注意避免给幼儿进食较小、较硬而光滑的食物，如花生、瓜子等；不宜吃口香糖及果冻；不要在玩耍和打闹时进食，不要在说话或大笑时咀嚼并咽下食物；选择玩具时应注意玩具零部件的大小；将硬币、纽扣、安全别针、糖果、饮料罐拉环和气球等物品放在婴幼儿接触不到的地方，防止误食、误吸；凡幼儿活动的场所、周围环境，都应该设有安全设施，避免存放危险品。居室的窗户、楼梯、阳台、睡床等都应置有栏杆，防止婴幼儿从高处跌落；妥善放置沸水、高温的油和汤等，以免造成烫伤；不能让婴幼儿随意玩火柴、煤气等危险物品；室内电源、电器应安装防止触电的安全装置；经常检查玩具的安全性；不可独自或与小朋友一起去无安全设施的池塘玩水。

（5）**常见意外的院前急救**：婴幼儿期常见意外主要有气管异物和灼烫伤。①气管异物：当发现气管异物时，如幼儿可以呼吸，家长应保持镇静，鼓励其用力咳嗽，争取将异物咳出。除非能看见异物，否则不要盲目用手指取异物。幼儿期气管、支气管异物自然咳出的概率只有 1%~4%，因此对未咳出异物者应立即送往医院急救处理。在向当地紧急医疗服务机构求助的同时或在送往医院途中，对呼吸困难的患儿应实施紧急救护，通常采用海姆立克急救法。②灼烫伤：如果发生热液烫伤应立即脱去被热液浸湿的衣物，然后将受伤部位浸入冷清水中降温，浸泡时间不少于 10 分钟。如衣物与皮肤粘在一起，切勿撕拉，只需将未粘着部位的衣物剪去，待医生处置。如果伤口面积大于孩子手掌，要用干净的保鲜膜或没有绒毛的布把伤口盖起来，切勿挑破伤口处的水疱，保护好创面，马上就医。

（三）学龄前期保健指导

学龄前期儿童是指从 3 周岁至入学前（6~7 岁）。学龄前期儿童大部分进入托幼机构开始集体生活，他们的心理问题、传染病、食物中毒、意外伤害等发生率较散居儿童高。此期儿童的保健指导主要是配合托幼机构保健医生共同完成。

1. 生长发育特征　学龄前期儿童体格发育速度开始减慢，主要受遗传、内分泌因素的影响。此期眼功能发育基本完成，但还有一定可塑性；5~6 岁乳牙开始脱落，恒牙长出。学龄前期儿童身高、体重稳定增长，机体抵抗力逐渐增强，免疫系统发育迅速，但不成熟，易患急性肾炎、风湿病等免疫性疾病。运动系统逐渐发育成熟，智力发育更趋完善，求知欲强，善模仿，易发生意外事故，应注意预防。学龄前期儿童各种感觉都在迅速地完善，特别是一些复杂的感觉都有了进一步的发展。语言和思维能力进一步发展，学会讲故事、背诵儿歌、跳舞等。开始有初步的抽象思维，想象的萌芽，记忆力好，好发问，并初步形成参与社会实践活动的愿望和能力，具体表现为愿意帮父母干活，独立生活能力明显提高，具有对一些事物进行简单分析、综合与抽象概括的能力。对周围的人和环境的反应能力更趋于完善，逐渐形成较为明显的个性倾向。

2. 平衡膳食 学龄前期儿童膳食结构接近成人，可与成人共进主餐，另加一餐点心，每天饮牛奶 200ml 左右，经常吃适量的鱼、禽、蛋、瘦肉，以保证优质蛋白质摄入，正确选择零食，少喝含糖高的饮料，培养不挑食、不偏食的良好饮食习惯。儿童食欲受活动和情绪影响较大，应指导家长掌握促进儿童食欲的技巧，保证儿童体重、身高正常增长。

3. 教育

(1)安全教育：要适时对此期儿童进行安全教育。如遵守交通法规、不到无围栏的河边玩耍、不玩打火机和电器等。

(2)学前教育：注意生活规律的培养。安排动静结合的活动内容，使儿童在游戏（时间以 20~25 分钟为宜）中提高学习兴趣、开发智力，学习关心集体、团结协作、遵守纪律及如何与人交往。培养分辨是非的能力、想象和思维能力。在日常生活中锻炼儿童的毅力和独立生活能力，培养自尊、自强、自立、自信的品格，培养良好的心理素质和社会适应能力。

4. 预防视力低下和龋齿 社区护士应教会家长正确指导儿童用眼卫生，如纠正看书、写字的姿势，不躺在床上或在暗淡的光线下看书；避免长时间看电视或玩电子游戏；尽量保证儿童每天 2 小时户外活动时间；加强安全教育，预防眼外伤；开展健康宣教，教会家长如何识别视力异常，有利于早期发现视力问题，及时就医。龋齿是小儿常见的疾病之一，龋齿患病率随着年龄增加而上升，6~7 岁时达高峰。龋齿的发生与口腔内的产酸细菌和菌斑、食物中的糖类、牙齿发育不良、食物嵌塞等有关。可选择含氟牙膏，教会儿童正确的刷牙方法；养成早晚刷牙、饭后漱口的习惯；限制零食、糖、饮料的摄入；定期进行口腔检查，发现问题尽早解决；及时进行六龄齿窝沟封闭。

5. 预防儿童肥胖症 儿童肥胖症是指体重超出同性别、同身高参照人群均值的20%。肥胖不仅影响儿童健康，其中 10%~30% 还可发展为成年肥胖症，继而引起高血压、冠心病、糖尿病等疾病。小儿单纯性肥胖的常见原因包括摄入过多高脂肪、高热量食物、活动过少、出生时体重超重等。社区卫生服务工作人员应从婴幼儿期开始监测生长发育，以利于早期发现体重增长过快的趋势，及时采取干预措施。

6. 预防手足口病 保持良好的个人卫生习惯是预防手足口病的关键。应指导儿童勤洗手，不喝生水，不吃生冷食物；儿童玩具和常接触到的物品应定期清洁消毒；避免儿童与患病儿童密切接触；患病第一周时传染性最强，因此当孩子患病后应居家隔离一周，以减少疾病传播，促进身体恢复。

7. 常见意外的院前急救

(1)毒虫咬伤：仔细检查被毒虫咬伤部位有无毒刺并予以拔除或刮除，并注意观察儿童的生命体征。如果被蜜蜂、毒蝎蜇伤或被蜈蚣咬伤也可用弱碱性溶液如肥皂水清洗伤口；被黄蜂蜇伤可用弱酸性溶液如食醋清洗伤口。剧痛者可用冰块冷敷或激素软膏外涂。抬高患肢，以减少肿胀和疼痛。对有过敏反应者可口服抗组胺药。继续观察伤口和全身反应，如局部疼痛加剧、继发感染或出现呼吸困难、哮喘、荨麻疹等应立即就医。

(2)犬咬伤：被咬伤后，应立即用大量清水或肥皂水反复冲洗伤口，然后去医院注射狂犬疫苗。

回家后至少观察7周，如出现发热、头痛、恶心、呕吐、吞咽困难，以及对光、声、风、水有恐惧感，须立即复诊。

（四）学龄期保健指导

学龄期儿童是指6~7岁至12~13岁进入青春期前的儿童。进入学校教育阶段的儿童在这一时期体格、体质、心理和智力快速发展。学龄期是一生中的关键时期。社区护士应与学校和家长加强联系与沟通，关注儿童德、智、体、美、劳的全面发展，共同促进儿童的身心健康，帮助其适应学校的学习和生活环境。

1. 生长发育特征　学龄期儿童体格仍稳步增长，在学龄期末除生殖系统外的其他器官发育已接近成人水平，脑的形成已基本和成人相同。本期疾病的发病率较前面有所降低，但应继续注意预防视力低下、龋齿、肥胖症、孤独症等。学龄期儿童个性特征越来越稳定，个性倾向也越发明显。儿童通过学习、参加集体和社会活动，不断体验人与人以及人与集体间的关系，体验团结友爱、互帮互助的积极情感和友好氛围。但如果儿童自觉能力不足，甚至有挫折感，可能会出现妥协，无意与他人合作，甚至影响到成年后对工作的态度。

2. 营养与饮食　学龄期儿童基本上能够接受成人的饮食，但还应特别注意早餐的质量和数量，保证吃好早餐，通过课间加餐供应含优质蛋白质的食物，这样不仅能够满足生长发育的需要，而且有利于儿童学习时集中注意力。学龄期儿童应多食富含钙的食物，加强运动，使骨骼发育到最佳状态；限制含糖饮料和零食的摄入，重视户外活动，避免肥胖。

3. 合理的生活习惯和适宜的学习条件　社区护士应指导家长合理安排学龄期儿童课内外学习活动及作息时间，睡眠充足，避免疲劳，提高学习效率；配置适合儿童学习和生长发育的教学设施；避免作业过多和精神过度紧张。

4. 心理保健　社区护士应指导家长结合学龄期儿童生理发育期出现的不同心理特征，正面引导，启发和培养儿童的同情心，使儿童学会谦让，纠正儿童的不文明行为和举止。

5. 教育

（1）**法治教育**：学龄期儿童由于其生理和心理发育特点使他们易受外界因素的影响。因此，有必要增加他们的法律知识，增强法律意识，认识到遵纪守法的重要性。同时，培养儿童积极向上、助人为乐的品德，使他们能自觉抵制不良思想。

（2）**安全教育**：学龄期儿童由于好奇心重、好胜心强，又喜欢探险和刺激，易发生车祸、溺水及运动外伤等意外损伤。因此，应对其进行运动安全相关的教育，提供安全的运动器材，鼓励并要求儿童在安全的地方玩耍，对有危险性的刺激活动应制止。训练儿童预防和处理意外事故的能力，并教育他们互助互爱，遇到意外事故要互相帮助，共同克服困难。

（3）**健康教育**：加强健康宣教，如眼卫生保健教育、口腔卫生保健教育、饮食卫生健康教育、青春期的性生理与性道德健康教育，提高儿童的自我保健意识。同时，应加强儿童对吸烟、吸毒的警示教育，远离毒品，避免不良行为的发生。

三、儿童健康管理与保健服务流程

社区护士应对社区内所有的新出生的儿童建档注册，根据儿童生长发育的规律，有计划、定期地监测儿童生长发育的情况及健康状况，如发现异常应与家长共同分析原因，制订有针对性的措施，以促进和保护儿童健康成长。

（一）新生儿家庭访视与满月健康管理

此期的健康管理是通过社区卫生服务人员进入家庭，为新生儿及其家庭提供家庭访视来实现。具体内容见前述。

（二）婴幼儿健康管理

婴幼儿健康管理服务均应在乡镇卫生院、社区卫生服务中心进行，偏远地区可在村卫生室、社区卫生服务站进行，时间分别在 3、6、8、12、18、24、30、36 月龄时，共 8 次。有条件的地区，建议结合儿童预防接种时间增加随访次数。服务内容包括询问上次随访到本次随访期间的婴幼儿喂养、患病等情况，进行体格检查，做生长发育和心理行为发育评估，进行科学喂养（合理膳食）、生长发育、疾病预防、预防伤害、口腔保健等健康指导。在婴幼儿 6~8、18、30 月龄时分别进行 1 次血常规（或血红蛋白）检测，在 6、12、24、36 月龄时使用行为测听法分别进行 1 次听力筛查。健康管理结束，无预防接种禁忌即可进行预防接种。

（三）学龄前期儿童健康管理

为 4~6 岁儿童每年提供一次健康管理服务。散居儿童的健康管理服务应在乡镇卫生院、社区卫生服务中心进行，集居儿童可在托幼机构进行。每次服务内容包括询问上次随访到本次随访期间的膳食、患病等情况，进行体格检查和心理行为发育评估，血常规（或血红蛋白）检测和视力筛查，进行合理膳食、生长发育、疾病预防、预防伤害、口腔保健等健康指导。健康管理结束，无预防接种禁忌即可进行预防接种。

（四）儿童保健服务流程

儿童保健服务流程见图 9-1。

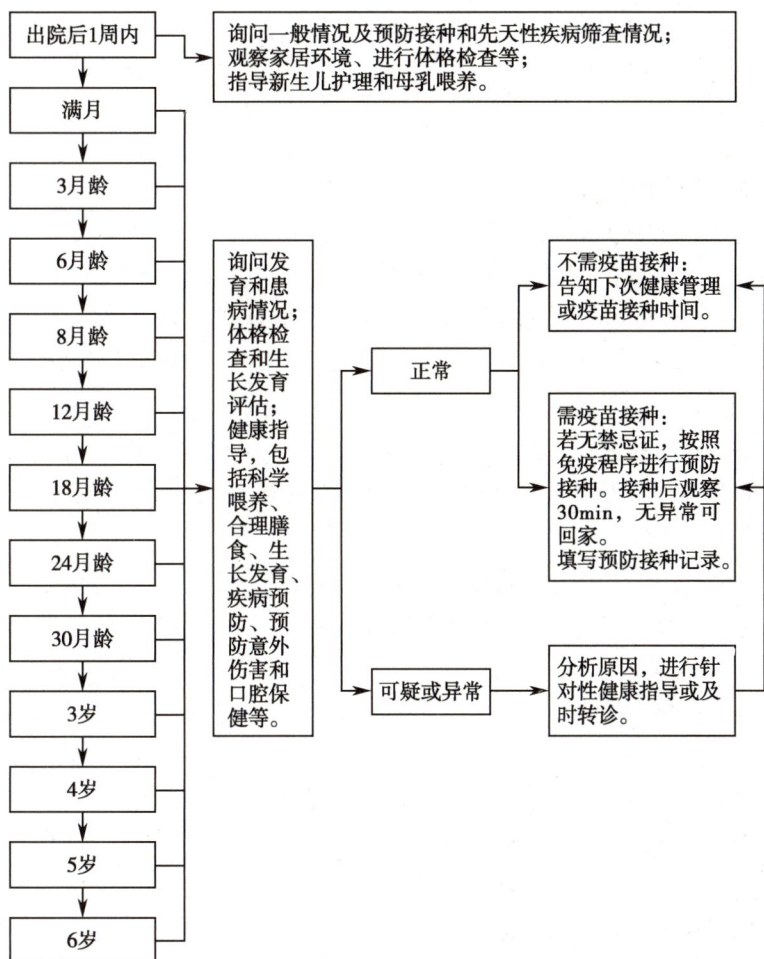

图 9-1　儿童保健服务流程图

四、预防接种与计划免疫

（一）预防接种

1. 定义　预防接种（vaccination）是指有针对性地将生物制品接种到人体内，使机体对某种传染病产生免疫力，从而预防该传染病。

2. 预防接种的实施　负责预防接种的单位必须是县级卫生行政部门指定的预防接种单位，并具备《疫苗储存和运输管理规范》规定的冷藏设施、设备和冷链管理制度，并按照要求进行疫苗的领发和冷链管理，以确保疫苗质量。承担预防接种的人员应具备执业医师、执业护士资格，并经过县级或县级以上卫生行政部门组织的预防接种专业培训，考核合格后方可上岗。

（1）**接种前的工作**：查验儿童预防接种证或电子档案，核对受种者的姓名、性别、出生日期及接种记录，确定本次受种对象、接种疫苗的品种。询问受种者的健康状况以及是否有接种禁忌等，告知受种者或者其监护人所接种疫苗的品种、作用、禁忌、不良反应以及注意事项，并如实记录告知和询问的情况。

（2）**接种时的工作**：再次查验并核对受种者的姓名、预防接种证、接种凭证和本次接种的疫苗品种，核对无误后严格按照《预防接种工作规范》规定的接种月（年）龄、接种部位、接种途径、安全注射等要求予以接种。接种人员在接种操作时再次进行"三查七对"。三查：检查受种者健康状况和接种禁忌证，查对预防接种卡与儿童预防接种证，检查疫苗、注射器外观与批号、有效期；七对：核对受种对象的姓名、年龄，疫苗品名、规格、剂量，接种部位、接种途径。

（3）**接种后的工作**：告知儿童监护人，受种者在接种后应在留观室观察30分钟。接种后及时在预防接种证、卡上记录，预约下次接种疫苗的种类、时间和地点。及时录入计算机并进行网络报告。

3. 预防接种的反应与处理

（1）**常见反应**：预防接种常见反应包括全身反应和局部反应。①全身反应：接种后数小时至24小时出现体温升高，如为活疫苗，则在一定的潜伏期后才出现中低度发热。有些儿童可能出现头晕、全身不适、疲倦、恶心、呕吐、腹痛、腹泻等反应。一般此类反应如果较轻微时可以不做处理，注意休息，多饮水，或给予对症处理。如果高热不退症状较重时，应去医院就诊。②局部反应：接种后数小时至24小时注射局部出现红、肿、热、痛等反应，有时会伴有局部淋巴结肿大，局部反应一般持续2~3天，活疫苗接种后局部反应出现较晚，持续的时间也较长。出现局部反应时，可以用干净的毛巾热敷。卡介苗局部反应不能热敷。多数患儿局部反应轻微，无需特殊处理，如局部红肿继续扩大，应立即到医院就诊。

（2）**异常反应**：极少数儿童在接种后可出现严重的反应，如发现疑似预防接种异常反应，责任报告单位和报告人应在发现后2小时内向所在地的县级卫生行政部门、药品监督管理部门报告，并填写疑似预防接种异常反应报告卡。①过敏性休克：儿童在注射后数分钟至1小时内出现面色苍白、烦躁不安、呼吸困难、脉搏细弱、出冷汗、四肢冰凉、恶心呕吐、大小便失禁甚至昏迷等过敏性休克的表现；此时，需让患儿平卧，头部放低，立即皮下注射1:1 000肾上腺素，保暖，吸氧，并采用其他抗过敏性休克的抢救措施，病情稍有好转时应立即送医院，或至少留观12小时，以防晚期过敏反应出现。②晕厥：儿童由于恐惧、精神紧张、疲劳、空腹等原因可在注射时或注射后数分钟发生头晕、心慌、面色苍白、出冷汗、手足冰凉、心跳加快等晕针的表现。应立即使患儿平卧，饮少量的热水或糖水，必要时可针刺人中穴、合谷穴。数分钟后仍不能恢复正常者，皮下注射1:1 000肾上腺素，并与过敏性休克相鉴别。晕厥和过敏性休克有些临床表现类似，但过敏性休克时血压下降明显、脉搏细速，并有胸闷、心悸、喉头阻塞感、呼吸困难等呼吸道阻塞症状。过敏性休克患儿早期意识清楚或仅表现迟钝，稍后有喉头水肿、皮疹发生。

4. 预防接种的禁忌证

（1）**过敏体质者**：已知对该疫苗的任何成分（辅料及抗生素）过敏者。

（2）**正在患某些疾病者**：如患有严重器官疾病、急性疾病、严重慢性疾病者，处于慢性疾病急性发作期者，发热者，患感冒、腹泻（尤其是口服疫苗）、湿疹或其他皮肤病者，需推迟接种。

（3）**免疫功能不全者**：免疫缺陷、免疫功能低下或正在进行放疗、化疗者，接受免疫抑制剂治疗者。儿童患白血病、淋巴瘤、恶性肿瘤等疾病，以及反复发生细菌或病毒感染，均视其存在免疫功能不全。

（4）**神经系统疾病患者**：患有未控制的癫痫和其他进行性神经系统疾病者。如患有癫痫、脑病、癔症、脑炎后遗症等，应在医生的指导下谨慎接种。

每种疫苗的禁忌不尽相同，接种时必须通过询问或简单体检判断禁忌证。对于不宜接种者，应权衡不接种导致的患病危险与接种后效果不佳和可能增加不良反应风险之后再做决定。

5. 预防接种服务流程　见图9-2。

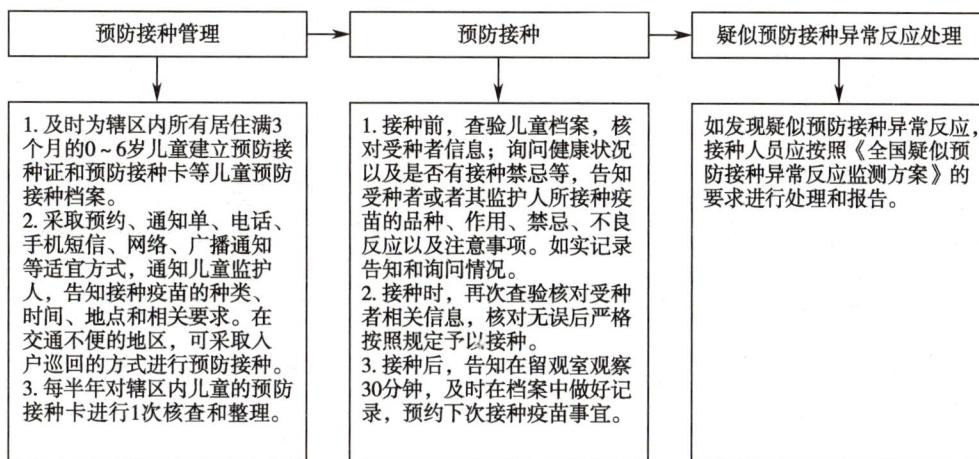

预防接种管理	预防接种	疑似预防接种异常反应处理
1. 及时为辖区内所有居住满3个月的0～6岁儿童建立预防接种证和预防接种卡等儿童预防接种档案。 2. 采取预约、通知单、电话、手机短信、网络、广播通知等适宜方式，通知儿童监护人，告知接种疫苗的种类、时间、地点和相关要求。在交通不便的地区，可采取入户巡回的方式进行预防接种。 3. 每半年对辖区内儿童的预防接种卡进行1次核查和整理。	1. 接种前，查验儿童档案，核对受种者信息；询问健康状况以及是否有接种禁忌等，告知受种者或者其监护人所接种疫苗的品种、作用、禁忌、不良反应以及注意事项。如实记录告知和询问情况。 2. 接种时，再次查验核对受种者相关信息，核对无误后严格按照规定予以接种。 3. 接种后，告知在留观室观察30分钟，及时在档案中做好记录，预约下次接种疫苗事宜。	如发现疑似预防接种异常反应，接种人员应按照《全国疑似预防接种异常反应监测方案》的要求进行处理和报告。

图9-2　预防接种服务流程图

6. 接种的管理与考核

（1）及时为辖区内所有居住满3个月的0~6岁儿童建立预防接种证和预防接种卡等儿童预防接种档案。

（2）采取预约、通知单、电话、手机短信、网络、广播通知等适宜方式，通知儿童监护人，告知接种疫苗的种类、时间、地点和相关要求。在边远山区、海岛、牧区等交通不便的地区，可采取入户巡回的方式进行预防接种。

（3）每半年对辖区内儿童的预防接种卡进行1次核查和整理，对迁出、死亡或失去联系1年以上儿童的预防接种卡，应该剔出并由接种单位另行妥善保管。查缺补漏，并及时进行补种。

（4）**工作指标**：主要有建证率和某种疫苗接种率。

（二）计划免疫

1. 定义　计划免疫（planed immunization）是指根据某些传染病的发生规律，将有关疫苗按科学的免疫程序，有计划地给人群接种，使机体获得对这些传染病的免疫力，从而达到控制、消灭相应传染病的目的。

2. 疫苗分类　根据《疫苗流通和预防接种管理条例》，疫苗分为两类：

（1）**第一类疫苗**：是指政府免费向公民提供，公民应当依照政府的规定受种的疫苗，包括国家免疫规划确定的疫苗，省级人民政府在执行国家免疫规划时增加的疫苗等。

（2）**第二类疫苗**：是指公民自费并且自愿受种的其他疫苗，包括水痘疫苗、轮状病毒疫苗、甲型肝炎疫苗、狂犬疫苗、流感疫苗等。推荐免疫程序可根据各地传染病的流行病学特点、居民的经济水平及保健需求参照实施。

3.免疫程序　国家免疫规划确定的疫苗免疫程序见表 9-1。

表 9-1　国家免疫规划疫苗儿童免疫程序表

疫苗名称	接种对象月（年）龄	接种剂次	接种部位及方式
乙肝疫苗	出生时，1、6 月龄	3	上臂三角肌肌内注射
卡介苗	出生时	1	上臂三角肌中部略下处皮内注射
脊髓灰质炎疫苗	2、3、4 月龄，4 岁	4	口服或上臂外侧三角肌肌内注射
百白破疫苗	3、4、5、18 月龄	4	上臂外侧三角肌肌内注射
白破疫苗	6 岁	1	上臂三角肌肌内注射
麻腮风疫苗	8、18 月龄	2	上臂外侧三角肌下缘附着处皮下注射
乙脑减毒活疫苗	8 月龄，2 岁	2	上臂外侧三角肌下缘附着处皮下注射
乙脑灭活疫苗	8 月龄（2 剂次），2、6 岁	4	上臂外侧三角肌下缘附着处皮下注射
A 群流脑多糖疫苗	6、9 月龄	2	上臂外侧三角肌附着处皮下注射
A 群 +C 群流脑多糖疫苗	3、6 岁	2	上臂外侧三角肌附着处皮下注射
甲肝减毒活疫苗	18 月龄	1	上臂外侧三角肌附着处皮下注射
甲肝灭活疫苗	18 月龄，2 岁	2	上臂三角肌附着处肌内注射

第二节　社区妇女保健与护理

> **情景导入**
>
> 　　李女士，28 岁，工人，在当地医院顺产娩出一男婴，体重 3 200g，分娩后第 3 天母子平安出院回家。李女士丈夫在外地进修，故请保姆照顾母子俩。出院后第 2 天，社区护士进行家庭访视，评估发现：产妇情绪低落，乳房胀痛，会阴伤口正常，子宫收缩良好；新生儿一般情况尚可，皮肤无黄染，脐部干洁，体重 3 150g。
>
> 　　**请思考：**
>
> 　　1. 引起该产妇情绪低落的因素有哪些？
>
> 　　2. 社区护士应为这位产妇提供哪些指导？

　　随着社会的发展，妇女对健康的需求不断增长，妇女保健工作的重要性日益突出，妇女保健服务内容也不断丰富。因此，应高度重视妇女保健工作，为妇女提供优质的健康管理与护理服务，维护妇女的健康权益，提高妇女的健康水平。

一、概述

（一）社区妇女保健的含义

社区妇女保健是以维护和促进妇女健康为目的，以预防为主，以保健为中心，以基层为重点，以社区妇女为对象，防治结合，开展以生殖健康为核心的保健工作。《中国妇女发展纲要（2021—2030年）》围绕健康、教育、经济、参与决策和管理、社会保障、家庭建设、环境、法律8个领域，提出75项主要目标和93项策略措施，为优化妇女发展环境、保障妇女合法权益提供了重要保障。青春期保健、围婚期保健、孕期保健、产褥期保健和围绝经期保健是社区妇女保健工作的重点。

（二）社区妇女保健的任务

1. 普查普治和生育保健 社区卫生工作人员应开展妇女常见病和多发病的普查普治，做好计划生育、婚前保健、孕产期保健知识的普及。

2. 妇女生理周期保健 青春期、围婚期、孕期、产褥期、围绝经期是女性生理、心理发生明显变化的时期，社区护士应提供科学、专业的指导帮助她们顺利度过特殊时期，同时做好妇女保健统计工作。

3. 妇女劳动保护 职业环境中不少因素会影响妇女的生殖健康，甚至会间接影响胎儿和婴儿的健康，因此要根据《女职工劳动保护规定》等做好妇女劳动保护工作。

知识链接

孕产妇死亡率

孕产妇死亡率是反映一个国家人民健康的主要指标之一，也被列为联合国2030年可持续发展议程的重要指标。2016年以来，我国启动了妇幼健康促进行动，建立完善母婴安全五项制度，实施"母婴安全行动计划"，全国孕产妇死亡率由2010年的30.0/10万下降为2022年的15.7/10万，下降至历史最低水平。《中国妇女发展纲要（2021—2030）》提出"孕产妇死亡率下降到12/10万以下，城乡、区域差距缩小"的目标。

二、不同时期妇女的保健指导

（一）青春期保健

1. 营养 青春期是指从月经初潮至生殖器官逐渐发育成熟的时期，是生长发育的第二个高峰期。此期由于生长发育迅速，必须从食物中吸收足够的营养素，保证身体需要。女性在青春期应纠正偏食、吃零食、暴饮暴食等不良习惯，避免节食、吸烟等不良行为对生长发育产生影响。

2. 性教育 创造良好的家庭、学校、社会氛围，形成正确的性观念是健康心理的基础。青春期是对性的迷茫时期，也是个体观念形成的关键时期和快速发展期。社区护士应配合学校进行性生理、性心理及性道德等方面的教育。

3. 经期保健与记录 经期应注意休息，防止过劳，保持充足的睡眠，以增强机体抵抗力。避免剧烈的体育运动和重体力劳动。此期身体抵抗力下降，盆腔充血，应注意保暖，避免淋雨、涉水、游泳，夏天不宜喝冷饮等。做好月经周期的记录，通过记录可观察月经是否规律，也便于做好经前的准备。

4. 培养学习能力、完善人格 青春期是自我意识完善、独立人格形成的时期。家庭和学校要让青春期少女与社会有适度的接触，逐渐形成良好的道德标准和价值判断体系，顺利完成从自然人到社会人的过渡。

(二) 围婚期保健

1. 婚前医学检查　婚前医学检查指对准备结婚的男女双方可能患影响结婚和生育的疾病进行的医学检查。

（1）**婚前检查的主要内容**：婚前检查主要包括询问病史、体格检查及实验室检查。①询问病史：了解双方的患病史、家族近亲婚配史（直系亲属和三代以内的旁系血亲禁止结婚）、女方月经史、男方遗精史、双方家族史，重点询问与遗传有关的病史，了解是否有生殖器官感染性疾病、精神疾病、智力发育障碍等。②体格检查：包括全身一般状态检查、第二性征及生殖器检查。③实验室检查：血常规、尿常规、胸部X线检查、肝功能检查、乙肝抗原抗体检查，女性阴道分泌物滴虫和假丝酵母菌检查。必要时行染色体、精液及性病学检查。

（2）**婚前检查的注意事项**：①取得受检者同意。②对男女双方有关性方面的问题应保密。③对已怀孕者应视对象的年龄、健康状况等开展检查。④精神病发作期、传染病传染期、重要脏器疾病伴有功能不全以及生殖器官发育障碍或畸形者应暂缓结婚，建议在专科医师的指导下接受治疗，并随访；有严重遗传性疾病且子代再发风险高、失去全部自主生活能力且无有效治疗方法者应采取长效避孕措施或者行结扎手术。⑤认真填写婚前检查记录，妥善保管，做好登记，定期分析。

2. 最佳生育年龄和适宜的受孕时机　我国婚姻法规定的结婚年龄，男不得早于22周岁，女不得早于20周岁。依据法律规定结婚后即可怀孕，但生理学的研究表明，女性生殖器官一般在20岁以后逐渐发育成熟，23岁左右骨骼才能发育成熟。从医学角度看，女性最佳生育年龄为25~29岁，男性为25~35岁。受孕时夫妻双方身体状况良好，新婚夫妇最好延缓到婚后3~6个月受孕。怀孕时避免接触对胎儿有害的理化因素，如高温环境、放射线、噪声、铅、汞、农药等。如有接触，应与有害物质隔离一段时间再受孕。服用避孕药物者，应先停服药物，改用工具避孕半年后再受孕为宜。怀孕季节最好是夏末秋初，第二年4~6月份分娩，此期蔬菜瓜果丰富，气候宜人，有利于产妇顺利度过产褥期和早期康复。

3. 新婚避孕指导

（1）**屏障避孕法**：屏障避孕法主要包括使用阴茎套、阴道隔膜及阴道内杀精剂。①阴茎套：为男性避孕工具，使用安全、方便。应选择合适型号，检查有无漏孔，每次性交时均应使用，使用后检查有无破损。②阴道隔膜：又称阴道套，根据女性个体情况选择大小合适的型号。患有急性阴道炎和重度宫颈糜烂的妇女不宜使用。③阴道内杀精剂：主要是使精子丧失活动能力，如避孕胶冻、避孕药膜等。

（2）**药物避孕法**：目前常用的避孕药大多为女性服用的药物，主要由雌激素和孕激素配伍组成，包括短效及长效口服避孕药、长效避孕针、缓释系统避孕药和避孕贴剂。指导妇女使用前应先询问病史，如患有严重心血管疾病、肝肾功能损害、内分泌疾病、恶性肿瘤等，则不宜使用。

（3）**安全期避孕**：也称自然避孕法。女性生理周期中，多数正常育龄妇女排卵多发生在下次月经前14天左右，排卵前后4~5天内为易孕期，其余时间不易受孕，为相对安全期。在相对安全期内进行性交而达到避孕的目的，称为安全期避孕法。使用安全期避孕法，应先根据妇女的基础体温测定、宫颈黏液检查或月经规律确定排卵日期。由于排卵过程可受情绪、健康状况及外界环境等因素的影响而推迟或提前，还可能发生额外排卵，所以安全期避孕法并不十分可靠。

（4）**紧急避孕**：是指在无保护性生活或避孕失败后的3天内，妇女为防止非意愿妊娠而采取的避孕方法。在无保护性交后72小时内服用紧急避孕药（如米非司酮），对预防意外妊娠有一定作用，但不宜作为常规避孕方法，最好在医生指导下使用，超过3天在5天内可以用宫内节育器进行紧急避孕。

（三）孕期保健

孕期是指从末次月经的第 1 天（并不是从同房的那天算起）开始，到分娩结束。孕期保健是社区妇女保健的一项重要工作内容。在妇女孕期对孕妇和胎儿定期进行产前检查，早期检测出不正常或危险的妊娠症状，对孕期妇女的生理心理变化、营养以及常见健康问题进行指导、识别和有效处理，保证对孕妇的系统管理，从而保障孕妇和胎儿的健康。

1. 孕早期保健　孕早期是指孕第 13 周末之前，此期是胚胎或胎儿分化发育最关键的阶段，易受外界因素及孕妇本身疾病的影响，从而导致胎儿畸形或流产发生。

（1）**检查指导**：《国家基本公共卫生服务规范（第三版）》（以下简称国家规范）规定应在孕 13 周前为孕妇建立《母子健康手册》，并进行第 1 次产前随访。孕妇健康状态评估：询问既往史、家族史、个人史等，观察体态、精神等，并进行一般体检、妇科检查和血常规、尿常规、血型、肝功能、肾功能、乙型肝炎检查，有条件的地区建议进行血糖、阴道分泌物、梅毒血清学试验、HIV 抗体检测等实验室检查。根据检查结果填写第 1 次产前检查服务记录表，对具有妊娠危险因素和可能有妊娠禁忌证或严重并发症的孕妇，及时转诊到上级医疗卫生机构，并在 2 周内随访转诊结果。

（2）**生活指导**：均衡营养，保持适量运动，保证足够睡眠，避免接触猫、狗等宠物，戒烟、戒酒、戒毒，特别要强调避免致畸因素和疾病对胚胎的不良影响，预防疾病，慎用药物。同时告知和督促孕妇进行产前筛查和产前诊断。此期不建议进行性生活，避免发生先兆流产。在准备怀孕前 3 个月至停经后 3 个月内，口服叶酸 0.4~0.8mg/d。

（3）**常见健康问题的保健指导**：孕早期常见健康问题有恶心呕吐与尿频。①恶心呕吐：大多数孕妇在妊娠 6 周左右出现早孕反应，12 周左右消失。此期间应避免空腹，清晨起床后先吃几块饼干或面包；每天进食 5~6 餐，少量多餐，两餐之间进食流质饮食；食物清淡，避免油炸、刺激、不易消化的食物；给予孕妇精神鼓励与支持，以减轻孕妇的心理困惑和忧虑。②尿频：这是由于增大的子宫压迫膀胱所致。12 周后，增大的子宫进入腹腔，症状逐渐消失。

2. 孕中期保健　孕中期是指孕第 14~27 周末，此期是胎儿生长发育较快的时期。国家规范中指出孕中期健康管理是孕 16~20 周、21~24 周各一次。

（1）**检查与监测指导**：进行胎儿超声检查，以及妊娠糖尿病筛查、出生缺陷筛查。对有异常情况或疑有畸形、遗传病及高龄孕妇的胎儿需进一步做产前诊断和治疗。定期监测胎儿生长发育各项指标（双顶径、股骨、胎心及胎盘功能等），胎心率正常值为 110~160 次/min。初产妇胎动通常在孕 20 周，经产妇在孕 18~20 周左右感觉到胎动，但首次感觉到胎动的时间因人而异。

（2）**生活指导**：注意加强营养，适量补充铁、锌、钙以及维生素等营养物质；衣着宽大舒适，乳房要用宽松的乳罩托起，不宜束胸、束腹或穿高跟鞋；性生活应节制，动作宜轻。有流产、早产史及宫颈松弛症者禁忌性生活；适当进行户外活动，保证有足够的休息和睡眠，避免进行蹲式活动，防止冲击腹部和攀高；坚持每天做孕妇体操，有先兆流产、早产、多胎、羊水过多、前置胎盘、严重内科合并症者不宜做孕妇体操；孕妇和丈夫一起对宝宝进行胎教。

（3）**常见健康问题的保健指导**：此期孕妇容易出现便秘、静脉曲张、腰背痛等，应给予相应预防保健指导。①便秘：孕激素水平升高，导致胃肠道蠕动减慢，易发生便秘。指导孕妇多食纤维素高的食物如水果、蔬菜等，多饮水。未经医生允许，不能随便使用大便软化剂或轻泻剂。②静脉曲张：指导孕妇避免长时间站立或行走，并注意经常抬高下肢，促进下肢血液回流；会阴部静脉曲张者，臀部垫枕，抬高髋部休息。③腰背痛：大部分孕妇在孕第 5~7 个月时出现腰背痛。应指导孕妇在日常生活中注意保持良好的姿势，避免过度疲倦；穿平跟鞋；在俯视或抬举物品时，保持上身直立，弯曲膝部，以保持脊柱的平直。疼痛严重者，卧床休息。

3. 孕晚期保健　孕晚期是指孕第 28 周及之后，此期是胎儿发育最快、体重明显增加阶段。国家规范中指出孕晚期健康管理为孕28~36周、37~40周各一次。

（1）**检查与监测指导**：监测孕妇血红蛋白是否正常，体重是否每周增加0.5kg左右。嘱孕妇每日早、中、晚各数胎动1小时，将3个小时的胎动计数相加再乘以4，以此作为12小时的胎动数。如果12小时胎动计数≥30次，为正常；12小时胎动计数≤10次，提示胎儿宫内缺氧。出现以下情况应立即去医院检查：严重头痛、水肿、视物模糊；严重而持续的下腹痛；阴道流血、流水；血压≥140/90mmHg；胎动减少、消失或异常频繁。

（2）**生活指导**：此期是营养补充的关键时期，应适当增加高热量、高蛋白、高维生素、含矿物质（钙、铁、锌、硒）丰富的食物。保证充足的睡眠，每天8~9小时，采取左侧卧位，以增加子宫的血流量，有利于胎儿生长发育。注意个人卫生，勤换衣裤，勤洗澡，避免盆浴。禁止性生活，以免发生早产和感染。

（3）**常见健康问题的保健指导**：此期容易出现腰背痛、胸闷及水肿。①腰背痛：由于子宫增大，孕妇重心前移，脊柱过度前凸，背伸肌持续紧张加上关节松弛造成腰背痛；或者是由于缺钙引起的腰背部肌肉酸痛。严重者应卧床；注意补钙。②胸闷：妊娠的最后几周，增大的子宫上推膈肌，引起呼吸困难。孕妇在上楼或提重物时会感到呼吸困难。这种情况下，应尽量休息，卧床休息时头部多垫一个枕头。③水肿：孕妇易发生下肢水肿，休息后可消退，属正常现象。出现凹陷性水肿或经休息后仍未消退者，应警惕合并其他疾病，查明病因后给予及时治疗。社区护士应指导孕妇睡眠时取左侧卧位，下肢垫高15°，以改善下肢血液回流。

（4）**母乳喂养准备指导**：通过宣传教育使孕妇及家属充分理解母乳喂养的好处、喂养方法等，树立母乳喂养的信心，同时做好乳房准备。乳头若有平坦、凹陷，应进行乳头的牵拉与伸展练习，但有早产危险者禁用。用温开水浸湿毛巾擦洗乳头、乳晕，按摩乳房，促进乳房血液循环。穿柔软的棉布乳罩将乳房托起，不要束胸，以减少衣服对乳房的摩擦。

（5）**确定分娩地点**：合适的分娩地点可使孕妇获得良好的休养环境，及早确定分娩地点是非常重要的，社区护士应在产前根据孕妇的具体情况，指导并协助孕妇选择合适的分娩地点，及早了解相关情况，并提前做好联系，一旦有分娩先兆，立即做好待产准备。

（6）**正确识别分娩先兆**：分娩发动前，孕妇常出现假临产、胎儿下降感、见红。假临产的特点是宫缩持续时间短、不规律，宫缩强度不大，常在夜间出现、清晨消失。胎儿下降感：随着胎先露下降入盆，宫底随之下降，多数孕妇感觉上腹部变得舒适，呼吸轻快，常有尿频症状。见红：在分娩发动前24~48小时内，阴道排出少量血液。

（7）**做好分娩准备**：社区护士应指导孕妇从身体上和精神上做好分娩准备，保证充足的睡眠时间，可指导孕妇正确进行腹部放松训练、呼吸运动训练，以及使用分散和转移注意力的方法，以便减轻分娩中宫缩引起的疼痛感。另外，应指导孕妇准备好分娩时所需的物品，包括医疗证、医保卡、身份证、婴儿用品、产妇用品等，并将所有物品归纳在一起，放在家属知道的地方，为入院分娩做好充分的准备。

（四）产褥期保健

产褥期（传统的"坐月子"只是产褥期的前30天）是指胎儿、胎盘娩出后的产妇身体、生殖器官和心理方面调适复原的一段时间，需6~8周，也就是42~56天。产褥期保健的重点是预防产后出血、感染等并发症的发生，促进产妇产后生理功能的恢复。国家规范中指出产后健康管理为产妇出院后7天内与产后42天各1次。

1. 休养环境　室内环境要整洁、安静、舒适、空气流通，保持室内温度在22~24℃左右，湿度以50%~60%为宜。防止过多探视。

2. 适当活动　提倡产后早期活动，自然分娩的产妇在产后6~12小时内下床轻微活动，产后24小时可在室内走动，第2天即可开始在床上进行恢复锻炼；剖宫产产妇术后可适当推迟活动时间。

产褥期应避免负重、下蹲、提重物及长久站立等动作，以防盆底肌松弛和子宫脱垂。

产后健身操可促进产妇腹壁和盆底肌肉张力的恢复，避免腹壁皮肤过度松弛，防止尿失禁及子宫脱垂。根据产妇的情况，遵循活动量由小到大、由弱到强的循序渐进的原则进行练习。一般在产后 24 小时开始，每 1~2 天增加 1 节，每节做 8~16 次。

3. 清洁卫生 产褥期需保持外阴部清洁，每天用温热水清洗外阴两次，经常更换卫生巾，会阴伤口出现肿胀疼痛时，可用 50% 硫酸镁湿热敷；勤换内衣裤及被褥；坚持早晚刷牙，进餐后漱口，保持口腔清洁；饭前便后和喂奶前要洗手；顺产产妇体力恢复后就可洗头、洗澡；剖宫术后产妇 2~3 天即可洗头，1~2 周后伤口愈合即可洗澡；洗头后注意及时将头发吹干。

4. 合理营养 产妇胃肠道消化能力较弱，食欲尚未恢复，所以产后 1~2 天内以清淡、质软的饮食为主，以后逐渐过渡到正常饮食；主食应多样化，粗细搭配，多吃新鲜蔬菜和水果；重视蛋白质，特别是动物蛋白的摄入，如禽、肉、鱼、蛋等；膳食要搭配得当，不要吃辛辣食物，不要饮咖啡及酒，适当控制甜食，以免影响消化及导致产后发胖；月子里尽量少吃易活血的食物，如桂圆、人参等，哺乳期间少食易回奶的食物，如麦乳精、麦片等。

5. 性生活指导 产褥期应禁止性生活。产后 42 天起采取避孕措施，哺乳产妇以工具避孕为宜。

6. 哺乳保健指导

哺乳保健指导的主要目的是促进和支持母乳喂养。

（1）**正确哺乳指导**：保持乳头清洁，每天用清水轻轻擦洗乳头和乳晕，忌用肥皂水或酒精擦洗；喂奶时采用舒适的姿势，常用的母乳喂养姿势有半躺式、摇篮式、交叉摇篮式、橄榄球式和侧躺式，喂养时让整个乳头和大部分乳晕含进孩子的嘴中；每次哺乳需两侧乳房交替喂哺。

（2）**常见乳房问题及保健指导**：此期容易出现乳头平坦或凹陷、乳房胀痛、乳头皲裂、退乳及乳腺炎。①乳头平坦或凹陷：应指导正确乳头牵拉练习和乳头伸张练习。②乳房胀痛：如果未哺乳或者未将乳房内积存的乳汁排空，乳房就可能变得肿胀。早开奶、早吸吮、按需哺乳、增加哺乳次数、每次哺乳后挤出多余的乳汁是缓解乳房胀痛的有效方法。哺乳前热敷或按摩乳房，或者哺乳后冷敷，也有助于缓解乳房胀痛。③乳头皲裂：轻者可继续哺乳。哺乳前，湿热敷乳房 3~5 分钟，挤出少量乳汁使乳晕变软，婴儿易于含接。哺乳时，先吸吮损伤轻的一侧乳房。哺乳后，挤出少许乳汁涂在乳头和乳晕上。皲裂严重者暂停哺乳，采用手法挤出或者用吸乳器吸出乳汁，再用小杯或小匙喂养婴儿。④退乳：不能哺乳者应尽早退乳。最简单的退乳方法是停止哺乳，少进汤汁类食物。⑤乳腺炎：炎症初期，可哺乳。哺乳前湿热敷乳房 3~5 分钟，并按摩乳房；哺乳时先喂哺患侧乳房。每次哺乳时吸空乳汁，同时按摩患侧乳房，避免乳汁淤积。炎症期应停止哺乳。定时用吸奶器或手法挤奶以排空乳汁；穿戴宽松的乳罩托起乳房，以减轻疼痛和肿胀；局部热敷，以促进局部血液循环和炎症的消散。

（五）围绝经期保健

围绝经期是指妇女绝经前后的一段时期（从 45 岁左右开始至停经后 12 个月内的时期），包括从接近绝经出现与绝经有关的内分泌、生物学和临床特征起至最后 1 次月经的后 1 年。WHO 将卵巢功能衰退至绝经后 1 年内的时期称为围绝经期。

1. 营养指导 围绝经期妇女的基础代谢率下降，比中年期低 15%~20%。为适应这一代谢变化特点，需要平衡膳食，合理营养。每日摄入热量以 1 800~2 100kcal 为宜。每日摄入蛋白质 60~70g，其中植物蛋白在 1/3 以上，动物蛋白以鱼、鸡、奶等优质蛋白为主，植物蛋白以豆制品为主。蛋白摄入过量将加重肾脏负担，增加尿钙排出量，增加骨质疏松和骨折的危险。脂肪供热量占比每日不超过 10%，过多摄入脂肪容易导致肥胖。摄入的脂肪中，饱和脂肪酸、不饱和脂肪酸比例以 1∶1 为宜。钙需要量为 1 000~1 500mg/d。膳食中以牛奶和乳制品含钙最佳，鲜奶中的钙易于吸收和利用。此外，铁的供应也要适当，以预防缺铁性贫血发生；锌、硒、碘等也应注意补充。维生素 D 主要是促进钙、磷在肠道的吸收，促进钙在骨骼中沉积。日照不足或者户外活动少的妇女，需补充维生素 D，减少骨钙丢失，预防骨质疏松发生；鼓励妇女多食富含维生素 A 的食物，如动物肝脏、蛋黄以及含类胡萝卜素的蔬菜；维生素 E 日需要量为 20mg，鼓励妇女适当摄入含维生素 E 丰富的食物，如蛋黄、动物肝脏等，抗衰老，防止心血管病和脑卒中发生；维生素 C 日需量为 60mg，应鼓励妇女多食含维生素 C 丰富的蔬菜和水果，如青豆、橘子等。

2. 运动指导　围绝经期进行适宜的运动有助于提高妇女机体脂肪的供能比例、改善脂质代谢、维持正常血压和提高心肺功能。此外，运动还可改善妇女的心理状态，有助于降低焦虑和抑郁发生。根据个人爱好及具体情况选择合适的运动，如散步、打太极拳、跳广场舞等。运动应循序渐进：遵循运动量由小到大的原则，逐步提高体力、耐力、灵巧度。人的内脏器官和功能活动需要一个适应过程，不能急于求成，以不疲劳为宜。其次动静适度，以"轻、柔、稳"为原则。运动时，应避免快速旋转或低头动作，或者有可能跌倒的动作。不宜参加带有突击性的紧张活动，锻炼中应尽量避免损伤。运动时间和频率：饭后 1~2 小时运动；运动最佳频率为每周至少 3 次，每次 30 分钟，强度达中等，根据运动时的心率来控制运动强度，中等强度的运动心率一般应达到 150 次 /min。另外，每周增加 2 次额外的肌肉力量锻炼，益处更大。

3. 情绪失调指导

（1）对围绝经期妇女提供健康教育：利用家庭访视和与社区妇女交谈的机会，建立互相信赖的关系，有针对性地给予正确的疏导。通过各种形式的健康教育使其了解到围绝经期是一个正常的生理阶段，正确认识由于卵巢功能衰退而产生的生理、心理变化以及常见症状，正确认识围绝经期的发生与过程，做好自我调节。同时加强对常见病早期症状的识别，普及防治知识，使妇女正确面对此期出现的各种生理、心理变化及一些生活事件，解除不必要的顾虑。适当的雌激素替代疗法可改善围绝经期妇女的心理障碍和提高记忆力。对有轻度心理障碍者，可用地西泮等药物辅助睡眠，用谷维素调节自主神经；对症状明显者，可用盐酸帕罗西汀、氟西汀等治疗。

（2）对家属提供健康教育：围绝经期妇女家属也应具备有关围绝经期的知识，了解女性围绝经期内分泌改变带来的不适，谅解围绝经期妇女出现急躁、发怒、焦虑、忧郁等消极情绪，避免发生冲突，并为围绝经期妇女提供精神 - 心理支持。

4. 性生活与避孕指导　随着雌激素水平的下降，阴道黏膜萎缩、分泌物减少，阴道润滑度减弱，以致性生活困难。应从妇女个人生理及心理考虑，指导其保持每月 1~2 次性生活，有助于维持生殖器官的良好状态。该期妇女仍有可能排卵，必须坚持避孕。首选屏障避孕，如使用安全套、外用避孕药膜等避孕，对已放置宫内节育器者可继续使用，于绝经后 1 年取出，45 岁以后禁用或慎用口服避孕药。

5. 预防围绝经期妇女常见疾病　此期不仅是女性常见恶性肿瘤的好发时期，也是容易并发泌尿生殖系统、心血管系统、骨骼系统等多系统疾病的时期。围绝经期妇女应定期体检，每年应做一次全身检查，每半年到 1 年做一次妇科检查和宫颈防癌涂片检查，选择性地做血、尿或内分泌检查。至少每月自查乳房 1 次，如发现乳房肿块及时就诊。

三、孕产妇保健服务流程

孕产妇保健服务流程见图 9-3。

孕13周前
孕16～20周
孕21～24周
孕28～36周
孕37～40周
→ ● 询问
● 观察
● 一般体检
● 妇（产）科检查
● 辅助检查
● 告知督促做产前筛查和产前诊断
● 评估孕妇整体状况

未发现异常的孕妇 → ● 孕期保健指导
● 落实分娩地点
● 填写孕产妇保健手册和第1次产前随访服务记录

需要进行产前筛查者 → ● 孕期保健指导
● 将孕妇转诊或抽血样送到有资质承担产前筛查、产前诊断的医疗卫生机构
● 填写有关记录

发现异常情况的孕妇 → ● 转上级医疗卫生机构明确诊断、落实治疗
● 两周内随访转诊结果

产妇出院后1周内

产妇
● 观察
● 询问
● 体检

未发现异常 → ● 产褥期保健指导和相关问题的处理
● 填写产后访视记录表

发现异常情况：子宫复旧不全、产褥感染、伤口愈合不良或硬结、乳腺炎、妊娠合并症未恢复、妊娠产后抑郁状态等 → ● 转至分娩或上级医疗卫生机构
● 两周内随访转诊结果

新生儿
● 观察
● 询问
● 体检

未发现异常 → ● 新生儿保健指导和相关问题处理
● 填写新生儿家庭访视记录表

早产儿及一般异常如鹅口疮、红臀、生理性黄疸、有喂养问题和脐部问题者

其他异常情况：听力、视力筛查有问题等 → ● 转至上级医疗卫生机构
● 两周内随访转诊结果

产后42天

● 询问
● 观察
● 一般检查
● 妇科检查
● 其他检查

恢复正常者 → ● 健康指导
● 填写产后健康检查记录表并结案

尚未恢复正常者：生殖系统尚未恢复正常或检查中发现有异常情况者 → ● 转至分娩或上级医疗卫生机构
● 两周内随访转诊结果

恢复正常者

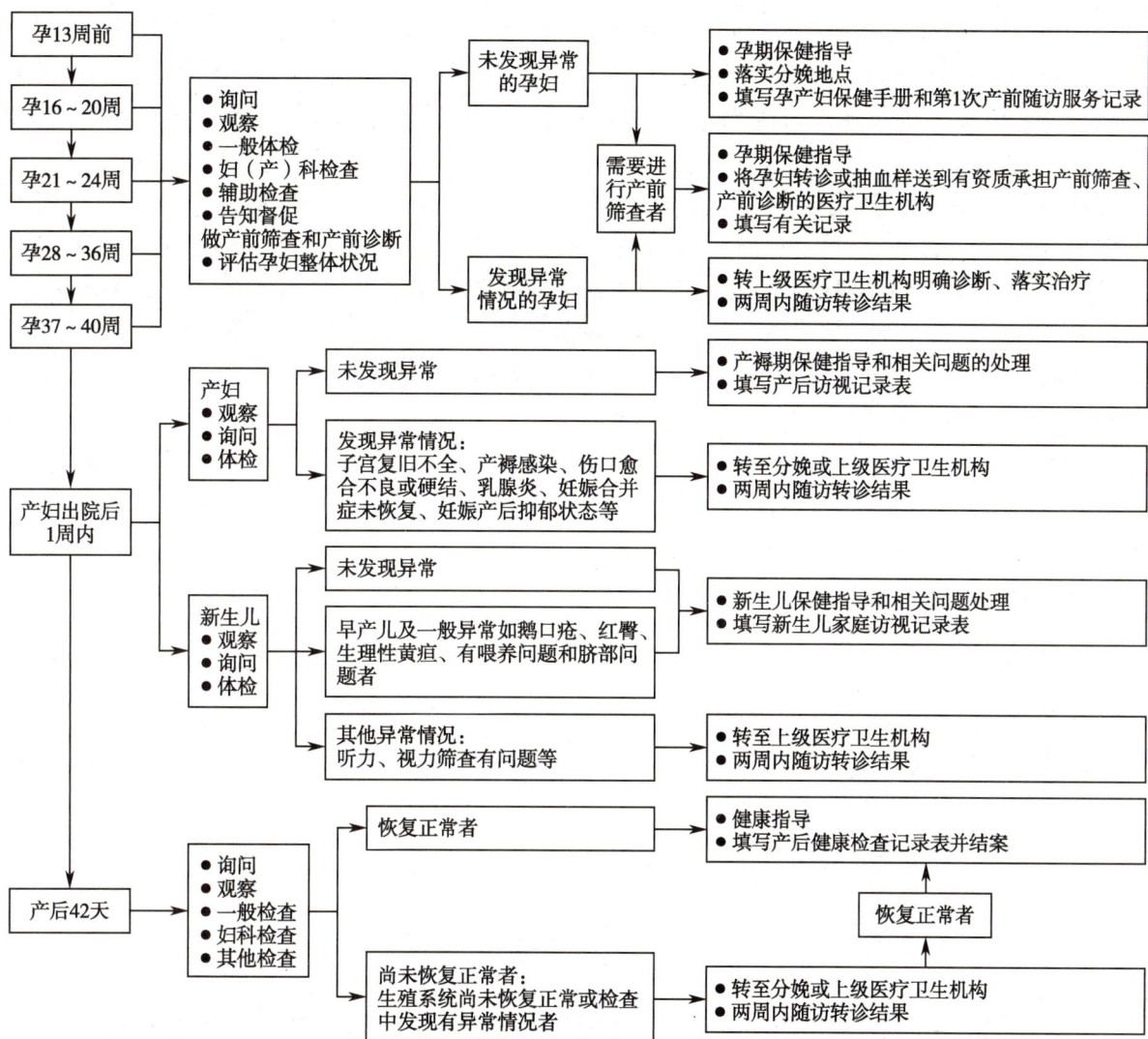

图 9-3 孕产妇保健服务流程图

第三节 社区老年人保健与护理

情景导入

某社区现有居住人口 8 800 人；其中，60 岁以上居民 1 116 人，85 岁以上高龄老年人占 60 岁以上老年人的 27%。

请思考：

1. 该社区是否进入老龄化？

2. 如何对社区老年人开展保健指导？

一、概述

（一）社区老年人的相关概念

1. **老年人** 人的老化受遗传、环境和社会生活等各方面影响，存在较大的个体差异。《中华

人民共和国老年人权益保障法》规定 60 岁为老年人年龄的起点标准。联合国对老年人的划分标准是发达国家 65 岁以上、发展中国家 60 岁以上者。我国划分老年期的标准是 60~69 岁为低龄老人，70~79 岁为中龄老人，80~89 岁为高龄老人，90~99 岁为长寿老人，100 岁以上者为百岁老人。

2. 人口老龄化和老龄化社会　人口老龄化又称为人口老化，是指老年人占社会总人口的比例（老年人口系数）不断增长的发展趋势。老龄化社会是指老年人口占总人口达到或超过一定比例的人口结构模型。WHO 对老龄化的划分标准：发展中国家是指 60 岁及以上人口占总人口 10% 以上，发达国家 65 岁及以上人口占总人口 7% 以上，称为老龄化社会，又称为老龄化国家或地区。我国已于 1999 年 10 月正式宣布进入老龄化社会。国家卫生健康委预计 2035 年左右，60 岁及以上老年人口将突破 4 亿，在总人口中的占比将超过 30%，进入重度老龄化阶段。

3. 健康老年人（healthy elderly）　指 60 周岁及以上生活自理或基本自理的老年人，躯体、心理、社会三方面都趋于相互协调与和谐状态。根据 2023 年 3 月实施的《中国健康老年人标准》（WS/T 802—2022），中国健康老年人应满足下述要求：

(1) 生活自理或基本自理。

(2) 重要脏器的增龄性改变未导致明显的功能异常。

(3) 影响健康的危险因素控制在与其年龄相适应的范围内。

(4) 营养状况良好。

(5) 认知功能基本正常。

(6) 乐观积极，自我满意。

(7) 具有一定的健康素养，保持良好生活方式。

(8) 积极参与家庭和社会活动。

(9) 社会适应能力良好。

(二) 社区老年人保健的任务

1. 健康教育　社区护士应面向老年人及其照护者开展健康教育活动，促进老年人形成健康生活方式，提高健康素养，营造关心支持老年健康的社会氛围。

2. 预防保健　社区卫生工作者要加强老年人健康管理，把老年人满意度作为重要评价指标。开展老年人营养改善行动，监测、评价和改善老年人营养状况。加强老年人群重点慢性病的早期筛查、早期干预及分类管理，降低老年人失能发生率。加强适老环境建设和改造，减少老年人意外伤害。重视老年人心理健康。

3. 疾病诊治　社区卫生机构应完善老年医疗资源布局，建立健全以基层医疗卫生机构为基础，老年医院和综合性医院老年医学科为核心，相关教学科研机构为支撑的老年医疗服务网络。重视老年人综合评估和老年综合征诊治。全面落实老年人医疗服务优待政策。

4. 康复和护理服务　充分发挥康复医疗在老年医疗服务中的作用，为老年病人提供早期、系统、专业、连续的康复医疗服务。完善以机构为支撑、社区为依托、居家为基础的老年护理服务网络。加强护理、康复医疗机构建设。

5. 长期照护服务　探索建立从居家、社区到专业机构的失能老年人长期照护服务模式。实施基本公共卫生服务项目，探索长期护理保险对护理费用的经济补偿作用，尽可能长期维持老年个体的身体功能。

6. 安宁疗护服务　推动医疗卫生机构开展安宁疗护服务，探索建立机构、社区和居家安宁疗护相结合的工作机制，形成畅通合理的转诊制度。完善安宁疗护服务收费项目及标准，稳步扩大安宁疗护试点。

二、老年人的健康问题及患病特点

(一)老年人的健康问题

随着年龄的增长,老年人生理、心理都会发生变化,预防和逆转老年人功能衰退,对于改善人口老龄化所带来的公共健康问题至关重要。2017年1月1日WHO发布了《老年人综合护理指南》。该指南分为三大模块:生理和心理功能下降护理、老年综合征护理及照顾者支持。

1. 生理和心理功能下降

(1)**活动能力障碍**:活动能力是反映老年人肌肉功能的重要组成因素,肌肉质量在成年达某一峰值之后便随着年龄的增加而下降,可导致肌肉力量下降。

(2)**营养不良**:衰老可以伴随味觉和/或嗅觉下降等感觉损伤,导致食欲缺乏,同时胃酸分泌减少导致铁和维生素 B_{12} 的吸收下降,这些生理变化会对饮食产生很大影响,增加老年人营养不良的风险。

(3)**感官功能障碍**:衰老会出现年龄相关性黄斑变性,引起视网膜损伤导致视力受损,加上听力下降、味觉迟钝,这些变化限制了老年人活动及日常生活。

(4)**认知障碍**:认知障碍是老年人功能障碍的一个强有力的预测指标,存在认知受损的老年人与正常老化的老年人相比,面临更严重的记忆、语言和判断等方面的困难。

(5)**抑郁症状**:60岁以上老年人抑郁症患病率为11%~57%,但其治疗接受率不足10%,且此问题农村地区较城市更为严重。

2. 老年综合征 老年综合征是指由多种原因或多种疾病造成的非特异性的共同的临床表现或出现的相同问题,是躯体疾病、心理、社会及环境等多种因素累加的结果,包括日常活动能力下降、认知功能障碍、抑郁、谵妄、痴呆、跌倒、骨质疏松症、头晕、感觉丧失、营养不良、体重减轻、疼痛、滥用药物、尿失禁等。

3. 照顾者问题 当老年人功能水平下降到需要帮助来完成日常生活所需时,就会出现照护依赖。在大多数国家,这种照护通常是由非正式的照顾者提供,但长期照护会使照顾者觉得沮丧或是感到巨大的压力。为照护者提供更多老年人健康问题知识,教会他们如何处理有危害的行为,可以减轻其压力。

(二)老年人的患病特点

1. 起病隐匿,症状多变 老年人对各种致病因素的抵抗力及对环境的适应能力均减弱;同时由于反应力低下,对冷热、疼痛反应性差,体温调节能力差,故自觉症状轻微,临床表现往往不典型,容易造成误诊和漏诊。

2. 病情难控,恶化迅速 老年人各种器官功能减退,机体适应力下降,故一旦发病病情常迅速恶化。

3. 多种疾病,集于一身 老年病人中一人多病的现象极为常见,增加了诊断和治疗的困难。

4. 意识障碍,诊断困难 老年人不论患何种疾病,均易发生嗜睡、昏迷躁动或精神错乱等意识障碍和精神症状,增加了早期诊断的困难。

5. 并发症多 老年人随着病情的变化,容易发生并发症。

三、社区老年人的养老模式与健康管理

(一)社区老年人养老模式

家庭养老、社区居家养老、机构养老是我国目前最基本的三种养老模式,与此同时,日间照料中心等养老模式也在不断发展。

1. 家庭养老 家庭养老指由家庭提供对老年成员的生活保障,其中包括经济保障、服务保障和

精神慰藉等内容。根据特定的国情和传统文化，家庭养老是我国主要的养老模式。

2. 社区居家养老　社区居家养老指政府和社会力量依托社区，为居家的老年人提供生活照料、家政服务、康复护理和精神慰藉等方面服务的一种养老模式。它是对传统家庭养老模式的补充和更新，是我国发展社区服务、建立养老服务体系的一项重要内容。社区居家养老优势：费用低、覆盖面广；符合老年人既可居家又能得到社区服务的需求；能弥补子女因工作忙等原因对父母日常生活照顾不周的状况；利于推动社区建设。

3. 机构养老　机构养老指国家、社会组织和个人通过创建养老机构，为老年人提供养护、康复、托管等服务，是老年人离开自己的家，到各种养老机构包括养老院、福利院、托老所、老年公寓、临终关怀医院等，其饮食起居、清洁卫生、生活护理、健康管理和文化娱乐等均由养老机构负责提供的养老方式。机构养老是一种专业化、效率化、规模化的养老模式，符合规模经济规律，但也存在与中国传统价值观不符、费用偏高、机构制度化管理使老年人生活方式改变、服务管理模式滞后等缺陷。

4. 日间照料中心养老　日间照料中心养老是对生活能够自理或不能完全自理、空巢独居、子女白天无时间照顾的老年人，在日间照料中心提供膳食供应、个人照顾、保健康复、娱乐和交通接送等日间服务，满足其在生活照料、保健康复、精神慰藉等方面的需求，既解决养老问题又较好满足老年人的情感需要，符合我国的传统文化习俗，兼具家庭养老和机构养老的优势。

5. 其他　如以房养老、乡村养老、旅游养老、租房养老、互助养老、合居养老、钟点养老等各种养老模式也正在兴起。

知识链接

"9073"养老服务模式

随着社会养老服务需求和供给的多层次、多元化发展，为更有效配置公共资源，更精准提供养老服务，推动社会养老服务系统全面发展。2007年上海提出构建"9073养老服务模式"，即90%的老人在社会化服务协助下通过家庭照料（居家）养老，7%的老年人通过购买社区照顾服务（日间照料）养老，3%的老年人入住养老服务机构集中养老。"9073养老服务模式"基本形成了以居家为基础、社区为依托、机构为支撑的社会养老服务格局。

（二）社区老年人的健康管理

1. 服务对象　社区老年人的健康管理服务对象是辖区内65岁及以上常住居民。

2. 服务内容　社区卫生工作者应每年为老年人提供1次健康管理服务，包括生活方式和健康状况评估、体格检查、辅助检查和健康指导。

（1）**生活方式和健康状况评估**：通过问诊及老年人健康状态自评了解其基本健康状况，体育锻炼、饮食、吸烟、饮酒、慢性疾病常见症状、既往所患疾病、治疗及目前用药和生活自理能力等情况。

（2）**体格检查**：包括体温、脉搏、呼吸、血压、身高、体重、腰围、皮肤、浅表淋巴结、肺部、心脏、腹部等常规体格检查，并对口腔、视力、听力和运动功能等进行粗测判断。

（3）**辅助检查**：包括血常规、尿常规、肝功能（血清谷草转氨酶、血清谷丙转氨酶和总胆红素）、肾功能（血清肌酐和血尿素氮）、空腹血糖、血脂（总胆固醇、甘油三酯、低密度脂蛋白胆固醇、高密度脂蛋白胆固醇）、心电图和腹部B超（肝胆胰脾）检查。

（4）**健康指导**：告知评价结果并进行相应健康指导。①对发现已确诊的原发性高血压和2型糖尿病等患者同时开展相应的慢性病患者健康管理。②对患有其他疾病的（非高血压或糖尿病），应及时治疗或转诊。③对发现有异常的老年人建议定期复查或向上级医疗机构转诊。④进行健康生活方式以及疫苗接种、骨质疏松预防、防跌倒措施、意外伤害预防和自救、认知和情感等健康指导。⑤告知或预约下一次健康管理服务的时间。

3. 社区老年人的健康管理服务流程见图9-4。

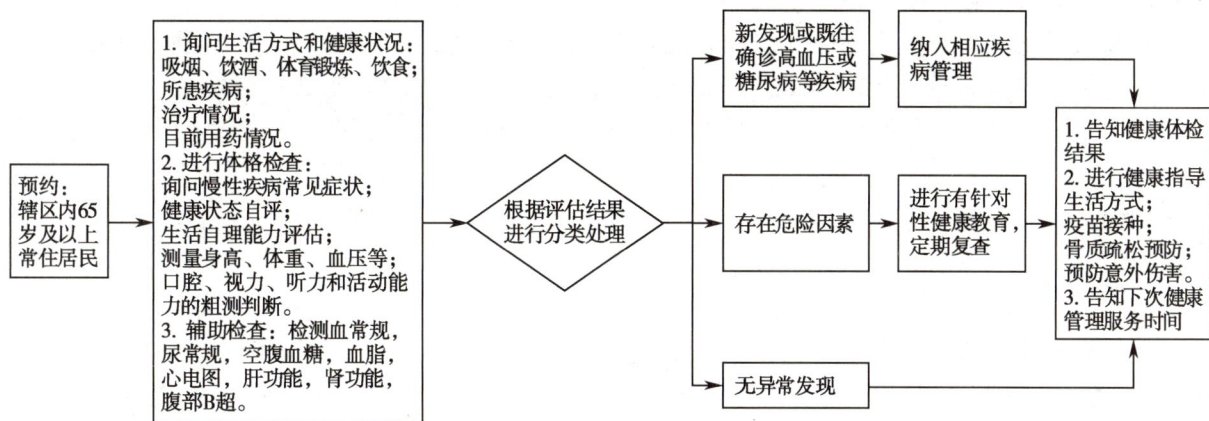

图9-4　社区老年人的健康管理服务流程图

4.服务要求

（1）开展老年人健康管理服务的乡镇卫生院和社区卫生服务中心应当具备服务内容所需的基本设备和条件。

（2）加强与村（居）委会、派出所等相关部门的联系，掌握辖区内老年人口信息变化。加强宣传，告知服务内容，使更多的老年人愿意接受服务。

（3）每次健康检查后及时将相关信息记入健康档案。具体内容详见《居民健康档案管理服务规范》健康体检表。对于已纳入相应慢性病健康管理的老年人，本次健康管理服务可作为一次随访服务。

（4）积极应用中医药方法为老年人提供养生保健、疾病防治等健康指导。

四、社区老年人的保健指导

（一）心理和精神关爱

1.帮助适应角色转变　社区护士应积极耐心地引导老年人成功实现离退休的社会角色转换。空巢老年人要学会自立，热爱生活，理解小辈，对发生在身边的突发事件用正确的方式和积极的心态去面对。

2.情感支持指导　社区护士要鼓励老年人科学安排退休后的家庭生活，养成良好的生活习惯；扩大生活圈，多与外界交流，消除孤寂感；适当地参加各种活动，培养兴趣爱好，陶冶个人情操，充实生活；呼吁家庭和社会多关注和关心老年人，鼓励家庭成员与老年人多交流。

3.接受心理健康教育和心理咨询　社区应开展老年人心理健康教育，使老年人学会控制情绪，调节心理。老年人发生心理问题或出现心理障碍时，能及时通过心理咨询得到疏导。

4.对养老机构的老年人出现的心理孤独给予针对性干预　社区卫生工作者要丰富心理健康的教育形式，针对老年人的各类心理疾病，积极宣传心理、生理等健康知识，使老年人对自身身体功能的变化有正确的认识，同时采取防御措施。同时，适当增加亲人探视养老机构内老年人的机会。

5. 社区护士应为患有抑郁症的老年人提供简单的、结构化的心理干预。

（二）生活指导

1.居家环境舒适　老年人的居家环境光线要充足，每天定时开窗通气。通道应平坦、防滑、无障碍物，通道上要有扶手。避免噪声、强光的刺激。厕所使用方便，选用坐式便器。行动不便者便器放在床边。根据家庭和老年人身体条件，室内温度保持在冬季 20~22℃、夏季 24~26℃。

2. 沐浴适宜　老年人饭后不宜立即沐浴，沐浴时水温宜在 42~45℃，浴室温度以 22~24℃为宜，沐浴时间不超过 30 分钟。冬季应先升高室温再沐浴，同时注意不要紧闭门窗，以防蒸汽过多、室内缺氧。沐浴时不必上锁，以便家人提供帮助。

3. 作息规律　老年人应有规律有节奏地生活，保证充足的睡眠。睡眠时间一般随年龄的增长而相应延长。工作学习、活动锻炼、进餐饮水、休息睡眠都应科学合理，形成规律。

4. 卫生习惯良好　老年人要保持口腔卫生，每日数次刷牙漱口，有义齿的老年人要做好义齿护理；晨起时主动咳嗽有利于支气管通畅和肺泡的扩张，防止肺部感染；保持皮肤清洁，防止感染及外伤；饭前、便后洗手，清洁用具应专人专物专用，主动饮水。衣着应清洁、舒适、柔软、宽松，便于穿脱，内衣以纯棉质地为宜。

（三）合理营养指导

1. 营养平衡　社区护士要指导老年人根据自己的营养需求，注意进食高蛋白、高维生素、高纤维素、低糖、低脂肪、低盐的清淡易消化的食物，即"三高三低"。在条件允许情况下给予优质蛋白质，如鱼、奶、蛋、瘦肉、大豆等；摄入的糖类以多糖为好，如谷类、薯类；应尽量选用含不饱和脂肪酸较多的植物油，减少膳食中饱和脂肪酸和胆固醇的摄入；适当增加钙质丰富的食物的摄入，如奶类及奶制品、豆类及豆制品、核桃、花生等；多食蔬菜、水果，鼓励老年人白天多饮水，以 1 500ml/d 为宜。

2. 合理烹调　食物应选择合适的烹调方法，掌握恰当的烹调时间，避免损失对人体有益的营养成分。为适应老年人消化功能和咀嚼能力减弱，食物应细、软、松，可将食物加工成菜汁、菜泥、肉末、膏、羹等，既有利于老年人咀嚼进食，又有利于营养物质的消化吸收。烹调中注意饮食色泽的搭配，从视觉上激发老年人的食欲；尽量避免油炸、过黏和过于油腻的食物。

3. 科学进食　老年人的饮食要有规律、有节制，定时定量，不偏食、不暴饮暴食、不食过冷过热及辛辣刺激的食物，进食细嚼慢咽。食不过饱，进食七分饱即可。过饱易使血液集中于胃肠道，而心、脑等重要器官则相应缺血、缺氧，易诱发或加重心脑血管疾病；少食多餐，三次主餐不可偏废，主餐之间加两次零食。三次主餐食量合理分配，一般早餐多食富含蛋白质的食物，如牛奶、豆浆、鸡蛋；中餐则食物种类丰富；晚餐以清淡食物为佳，不宜过饱。

4. 选择恰当的进餐方式　有自理能力的老年人，应鼓励其自己进餐；进餐有困难者可用一些特殊餐具，尽量维持老年人自己进餐的能力；完全不能自己进餐者，应喂食；不能经口进食者可在专业人员的指导下通过鼻饲、肠道高营养等方法为老年人输送食物和营养。有自理能力或借助特殊餐具能自己进餐的老年人，鼓励其与家人或亲友共同进餐，这样可以让老年人充分享受进餐的乐趣。

5. 注意饮食卫生　老年人抵抗力弱，要特别注意饮食、餐具卫生，定期消毒餐具，注意食物保质期，不吃过期或霉变的食物，就餐前清洁双手，防止病从口入。

（四）活动指导

保持适当的体力活动，可以防止老年性疾病，延缓衰老的过程。老年人参加运动前要先做健康检查，由医生开出运动处方。运动处方包括的主要内容有：运动目的、运动项目、运动强度、运动密度、持续时间、注意事项。按运动处方进行锻炼可以达到安全和有效的目的。以步行为例：运动量为每日步行 3km，运动强度以还能进行交谈为原则，运动时间以每次半小时为宜，每周 3~4 次。老年人运动靶心率的计算公式为：（220－年龄）×（60%~80%），以老年人耐受为度，确保安全。有条件的老年人应有运动前后脉搏监测记录，活动前测 1 次，活动完毕立即测 1 次，5 分钟后再测 1 次，直到恢复到活动前的记录，如在 10 分钟内脉搏不能恢复，即应视为活动过度。活动适宜时，有轻度疲劳感，食欲及睡眠良好。

老年人运动注意事项：①处于疾病恢复期的老人应在医护人员的指导下进行运动。②避免空腹锻炼。③运动中若出现不适感，应立即中止运动，并根据自身情况调整运动计划。④选用轻便、合体、舒适的运动衣，舒适、透气、防滑的运动鞋。⑤选择空气清新、安静清幽、噪声和污染少的运动环境和场地。

（五）用药指导

老年人的很多不适可以通过生活调理来消除，不必急于求助药物，除急症或器质性病变外，尽量少用药物和使用最小有效剂量，一般 60~79 岁的老年人使用剂量为成人量的 1/2~2/3；80 岁以上老年人用药剂量为成人量的 1/3~1/2；患急性病的老年人，病情好转后要及时停药，不要长期用药，如长期用药应定期检查肝、肾功能，以便及时减量或停用。对于一些慢性病，治疗指标只要控制在一定范围内即可，不必要使其恢复正常，如老年人高血压大都伴有动脉硬化，使血压降至 135/85mmHg 即可，如血压过低会影响脑血管及冠状动脉的灌注，甚至诱发缺血性脑卒中。药物服用的方法、时间及时间间隔等不正确都会影响药物的治疗效果，因此，护理人员应在这些方面对老年病人及其家属进行耐心细致的指导、健康宣教，提高其依从性。

（六）预防意外受伤

老年人随着年龄增长，身体协调能力也在不断下降，容易出现跌倒、坠床、噎食等安全问题，尤其是高龄老人更要注意这些方面的预防。高龄老人外出要有人陪伴，记忆力减退的老年人外出应携带能表明其身份的证件，以保证安全。改善家庭设施以保证老年人家庭生活安全；为行动困难的老年人提供生活的辅助工具，如助听器、拐杖等。

1. 预防跌倒 跌倒是老年人最常见也是较严重的安全问题之一。社区护士应积极采取措施加以预防：老年人居住的环境应光线充足，夜间室内有照明；环境的布局尽量符合老年人的生活习惯，室内无障碍物；各居室间尽量不设置门槛，地面平整，保持干燥以防滑，盥洗室安装坐便器和扶手，浴池边铺防滑胶垫；调低床的高度，并放置护栏。老年人的衣裤不宜过长，鞋袜不宜过大，裤腿过长则影响行走，甚至直接导致跌倒，鞋袜合脚有利于行走时身体的平衡，尽量不穿拖鞋；老年人从椅子、床上站起时，应缓慢或有人搀扶，站稳后再起步；对行动不便者，应有人搀扶或使用拐杖；老年人外出时应避开上下班高峰，鼓励老年人穿戴色彩鲜艳的衣帽，以便引起路人和驾驶员的注意，减少意外伤害的发生。

2. 防止坠床 社区护士应指导老年人避免移动身体时因失去重心而造成坠床。睡眠中翻身幅度较大或身材高大的老年人，在条件允许的情况下尽量选用宽大舒适的卧具，必要时睡前在床旁用椅子加以挡护；对意识障碍的老年人应加用床挡，必要时可用约束带或请专人陪护；夜间卧室内应留置光线柔和的长明灯，以避免因看不清床界而坠床。

3. 防呛防噎 平卧位进食、进食速度过快、进食过程中说笑等易导致呛噎。因此，老年人进食时体位应合适，尽量采取坐位或半卧位。进食速度宜慢，小口慢咽，不要边进食边说笑或看电视。吃干食易噎者，进食时准备水或汤；进稀食易呛者，可将食物加工成糊状。

（七）定期健康检查

高血压、冠心病、糖尿病、恶性肿瘤以及慢性呼吸道疾病等是老年人的常见病，并且由于老年人各脏器功能减退，对躯体疼痛、发热等症状反应迟钝，极易因延误治疗而损伤脏器功能。老年人定期体检有利于早期发现病情，应把内科作为必查项目，同时接受血压、身高、体重、B超、心电图、血常规、尿常规、粪便常规及血糖等一系列的检查。然后再根据医生的临床观察，视情况增加 CT 等相关检查项目。老年人定期体检一般每年进行 1~2 次，常规性检验项目最好每季度查一次，要注意保管好体检记录和化验单，以便进行比较。

（连剑娟）

1. 预防接种的禁忌证有哪些？

2. 陈某，女性，27 岁，平时月经周期规律，现停经 48 天，近几天晨起恶心、厌油，有尿频症状，社区护士小刘接诊了陈某。

请思考：

（1）陈某最可能的诊断是什么？

（2）此期的妇女可能出现的健康问题有哪些？如何进行保健指导？

ER 9-3

练习题

第十章 | 社区慢性病患者的护理与管理

ER 10-1 教学课件
ER 10-2 思维导图

学习目标

1. 掌握：原发性高血压和 2 型糖尿病患者的社区护理与管理内容及措施。
2. 熟悉：慢性病的概念及特点；慢性病的分类；慢性病社区管理的概念与工作任务。
3. 了解：慢性病的管理原则与策略。
4. 学会：对社区原发性高血压及 2 型糖尿病患者开展健康管理。
5. 具有严谨的工作作风与高度的责任心，尊重、关心患者。

随着社会经济的发展和城市化进程的加快，人民生活水平逐渐提高，慢性病已经成为影响我国居民健康的主要问题，是全世界最主要的死因之一。尤其是高血压、糖尿病等慢性病，严重威胁到我国人民的生命健康，给个人、家庭和社会带来了巨大的经济负担。

第一节 概 述

情景导入

某社区卫生服务中心在辖区内某居民区组织了一场慢性病筛查活动，本活动共有 7 322 位居民参加，筛查结果显示：①糖尿病患者 611 人，本次筛查后确诊 179 人。②高血压患者 932 人，本次筛查后确诊 229 人。③慢性阻塞性肺疾病 106 人次，平均患病时间为 31 年。④由于慢性病导致生活部分依赖的 18 人，不能自理的 13 人。⑤119 人有不同程度并发症。

请思考：
1. 常见慢性病包括哪些疾病？
2. 慢性病有哪些特点？

一、慢性病的概念

慢性非传染性疾病（noninfectious chronic disease，NCD）简称慢性病（chronic disease），是由多种因素长期作用引起的一类起病隐匿、病程长且病情迁延不愈、缺乏明确的传染性生物病因证据、病因复杂或病因未完全确认的疾病的总称。常见的慢性病有高血压、糖尿病、冠心病、高脂血症、慢性阻塞性肺疾病及恶性肿瘤等。

二、慢性病的特点

（一）病因复杂

慢性病一般没有明确的病因，症状变化多样，往往是在多种致病因素的长期作用下，相互影响而逐渐形成的,常与环境因素、遗传因素、生活行为因素及卫生服务因素等有关。

(二) 起病隐匿

大多数慢性病在早期没有明显症状,通常患者在体检或在出现典型症状后才意识到自己可能患病,而此时多数患者可能已经出现并发症或进入晚期。

(三) 病程漫长

慢性病的病理改变是不可逆的,一旦确诊则终身伴随,常需要终身药物治疗和护理,以缓解和控制症状。

(四) 容易导致功能丧失与残障

大多数慢性病严重时可引起功能丧失与残障,严重影响患者的自理能力,对患者的生活质量影响较大。如糖尿病患者后期由于神经系统受损会出现感觉和运动功能障碍;脑卒中患者多伴有肢体活动障碍。

(五) 可以预防

慢性病的发生与个体生活方式有密切的关系,可通过对环境与生活方式等可改变因素的干预,预防或减缓发病。

三、慢性病的分类

(一) 按国际疾病系统分类法(ICD-11)分类

1.**精神和行为障碍** 阿尔茨海默病、精神分裂症及神经症等。

2.**呼吸系统疾病** 慢性支气管炎、肺气肿及慢性阻塞性肺疾病等。

3.**循环系统疾病** 高血压、冠心病及脑血管病等。

4.**消化系统疾病** 慢性胃炎与消化性胃溃疡等。

5.**内分泌、营养代谢疾病** 血脂紊乱、痛风、糖尿病、肥胖及营养缺乏等。

6.**肌肉骨骼系统和结缔组织病** 骨关节病与骨质疏松症等。

7.**肿瘤** 肺癌、乳腺癌、肝癌、胃癌、食管癌及结肠癌等。

(二) 按影响程度分类

1.**致命性慢性病**

(1)**急性致命性慢性病**:包括急性白血病、肝癌、肺癌、乳腺癌等各种恶性肿瘤。

(2)**渐发性致命性慢性病**:包括骨髓衰竭、肌萎缩侧索硬化等。

2.**可能威胁生命的慢性病**

(1)**急性可能威胁生命的慢性病**:包括脑卒中、心肌梗死、血友病等。

(2)**渐发性可能威胁生命的慢性病**:包括肺气肿、硬皮病、慢性酒精中毒等。

3.**非致命性慢性病**

(1)**急性非致命性慢性病**:包括痛风、胆结石、偏头痛、季节性过敏等。

(2)**渐发性非致命性慢性病**:包括风湿性关节炎、高血压、胃溃疡、帕金森病等。

四、慢性病相关的危险因素

慢性病的种类多,病因复杂,在发展过程中,往往存在多种危险因素并存。危险因素广泛存在于人的生存环境和个人习惯之中,影响着人们的健康。了解常见慢性病的危险因素,有针对性地进行干预,将有利于延缓疾病的发展。

常见的慢性病的危险因素包括不良的生活方式、遗传、家庭因素和环境因素四大类。

(一) 不良的生活方式

1.**不合理的膳食** 不合理的膳食是慢性病的主要原因之一,尤其是高胆固醇、高脂肪、高盐及刺激性食物等,常常是导致高血压、冠心病及肿瘤等疾病的原因。

2. 缺乏运动 运动的作用:加快血液循环,增加肺活量,促进机体新陈代谢;增强心肌收缩力,维持各器官的健康;促进脂肪代谢,降低体内胆固醇的含量;放松紧张的情绪。调查显示:人群中大约 11%~24% 属于静坐生活方式,31%~51% 体力活动不足,大多数人每天活动不足 30 分钟。活动范围小,运动量不足,使得超重和肥胖的人数增加,易导致高血压、冠心病、2 型糖尿病、胆囊疾患及某些类型的恶性肿瘤。

3. 吸烟 烟草燃烧时释放的烟雾中含有尼古丁、一氧化碳、苯并芘、焦油及放射性物质等。吸烟是恶性肿瘤、慢性阻塞性肺疾病、冠心病、脑卒中等慢性病的重要危险因素。吸烟者心脑血管疾病的发病率要比不吸烟者增高 2~3 倍。吸烟量越大、吸烟起始年龄越小、吸烟史越长,对身体的损害越大。

4. 工作压力 工作节奏过快,生活及工作压力过大,会引起紧张、恐惧、失眠等。长期精神压力大,可使血压升高、心率加快、血中胆固醇增加,还会降低机体的免疫功能。目前,心理因素与情绪反应已成为慢性病重要的致病因素之一。

(二)遗传因素

遗传因素是慢性病致病的内因,具有遗传基因缺陷者,在不利的环境因素作用下易患慢性病,并使其发病年龄提前及病情严重。

(三)家庭因素

家庭对个体健康行为和生活方式的影响较大,许多慢性病如高血压、糖尿病、乳腺癌、消化性溃疡、精神分裂症及动脉硬化性心脏病等都有家族聚集倾向,可能与遗传因素或家庭共同的生活习惯有关。

(四)环境因素

现代社会的高度工业化,使空气污染加重,增加了呼吸道疾病和癌症的发生率。社会环境中社会组织的健全程度、教育的普及程度、医疗保健服务体系是否完备等都会影响人群的健康水平。不良的社会环境可以直接或间接地成为诱发疾病的重要因素。

第二节 慢性病患者的社区管理

情景导入

57 岁的于工程师因工作繁重长期熬夜,个人身体健康未能得到足够的重视。3 月底的一天于工程师突发脑出血,被紧急送往医院抢救。经过 1 个月的治疗,于工程师的病情得到控制,但脑出血造成右侧肢体瘫痪。于工程师现已出院在家疗养。由于突然的变故,于工程师本人和家属情绪低落。

请思考:

1. 针对于工程师的现状,社区服务中心如何组建全科团队?
2. 社区护士在慢性病社区管理中的作用是什么?

由于慢性病患者多数时间是在家庭和社区生活中度过的,因此,开展慢性病的社区管理,提高社区慢性病患者的自我护理能力,对降低慢性病的发病率和死亡率,改善和提高患者的生存质量具有重要意义。社区卫生服务体系是慢性病防治的重要工作平台,开展慢性病的社区管理是有效防治慢性病的重要措施。

一、慢性病的社区管理概念

慢性病患者的社区管理是指在社区中,医护人员为慢性病患者提供全面、连续、主动的管理,达到促进患者的健康、延缓慢性病的进程、减少并发症、降低伤残率、延长患者寿命、提高患者生活质量并降低医药费用的一种科学管理模式。

二、慢性病社区管理工作任务

1. **健康调查**　收集社区居民的健康资料，包括个人一般情况、家族史、现病史及生活方式等。
2. **健康评价**　根据所收集的健康信息对居民的健康状况与危险因素进行评估与分析。
3. **健康干预**　针对居民的健康状况和危险因素，制订并实施合理的健康改善计划，以达到控制危险因素与促进健康的目的。

三、慢性病的社区管理原则与策略

为加强慢性病防治工作，降低疾病负担，提高居民健康期望寿命，努力全方位、全周期保障人民健康，国家依据《"健康中国 2030"规划纲要》制定了《中国防治慢性病中长期规划（2017—2025年）》，对慢性病的管理原则和管理策略都提出了相应的要求。

（一）慢性病的社区管理原则

1. **坚持统筹协调**　统筹各方资源，健全政府主导、部门协作、动员社会、全民参与的慢性病综合防治机制，将健康融入所有政策，调动社会和个人参与慢性病防治的积极性，营造有利于慢性病防治的社会环境。

2. **坚持共建共享**　倡导"每个人是自己健康第一责任人"的理念，促进群众形成健康的行为和生活方式，构建自我为主、人际互助、社会支持、政府指导的健康管理模式，将健康教育与健康促进贯穿于整个生命周期，推动人人参与、人人尽力、人人享有。

3. **坚持预防为主**　加强行为和环境危险因素的控制，强化慢性病早期筛查和早期发现，推动由疾病治疗向健康管理转变。坚持加强医防协同，坚持中西医并重，为居民提供公平可及、系统连续的预防、治疗、康复、健康促进等一体化的慢性病防治服务。

4. **坚持分类指导**　根据不同地区、不同人群慢性病流行特征和防治需求，确定有针对性的防治目标和策略，实施有效防控措施。充分发挥国家慢性病综合防控示范区的典型引领作用，提升各地区慢性病防治水平。

（二）慢性病的社区管理策略

1. **加强健康教育，提升全民健康素质**　开展防治慢性病的全民教育，建立健全健康教育体系，普及健康科学知识，教育引导群众树立正确的健康观，倡导健康文明的生活方式，创新和丰富预防方式，贯彻零级预防理念。

2. **实施早诊早治，降低高危人群发病风险**　促进慢性病早期发现，逐步将临床可诊断、治疗有手段、群众可接受、国家能负担的疾病筛检技术列为公共卫生措施。加强健康体检规范化管理，推动癌症、脑卒中、冠心病等慢性病的机会性筛查，同时开展个性化健康干预，促进体医融合。

3. **强化规范诊疗，提高治疗效果**　落实分级诊疗制度，优先将慢性病患者纳入家庭医生签约服务范围。提高诊疗服务质量，建设医疗质量管理与控制信息化平台，加强慢性病诊疗服务实时管理与控制，持续改进医疗质量和医疗安全。

4. **促进医防协同，实现全流程健康管理**　加强慢性病防治机构和队伍能力建设，构建慢性病医防融合管理机制。

5. **完善保障政策，切实减轻群众就医负担**　完善医保和救助政策，保障药品生产供应。

6. **控制危险因素，营造健康支持性环境**　建设健康的生产生活环境，完善政策，推动慢性病综合防控示范区创新发展。

7. **统筹社会资源，创新驱动健康服务业发展**　动员社会力量共同开展慢性病的防治工作，推动互联网⁺服务，为慢性病患者提供便捷的远程服务与上门服务。

8.**增强科技支撑，促进监测评价和研发创新** 完善监测评估体系，推动科技成果转化和适宜技术应用。

四、慢性病的社区管理模式

目前，社区卫生服务机构进行慢性病患者社区管理多采用全科团队的模式，由全科医生、社区护士、公共卫生医师等组成专业团队，为一定数量的社区居民提供服务。这一管理模式可以充分发挥团队成员的优势和特长，团队成员相互协作，共同为社区居民提供服务。社区慢性病管理是以社区为单位，以社区内影响人群健康的发病率较高的慢性病患者和高危人群为工作对象，通过社区卫生服务人员采取有计划的指导和干预，从而降低疾病的发病率、致残率和死亡率，提高疾病治愈率的健康管理方法。

五、护士在慢性病社区管理中的作用

在全科团队模式中，社区护士与全科医生一起承担社区卫生服务的基本医疗和公共卫生服务任务，是全科团队中的重要成员。

（一）发挥团队协作作用

社区护士在全科团队工作中发挥自己的专业特长，与其他团队成员一起完成社区慢性病管理工作任务，收集和分析社区居民的健康状况，解决社区居民的主要健康问题。

（二）提供延伸护理服务

社区护士是面向社区居民的复合型护理专业技术人员，是在一个相对开放、宽松的工作环境中为社区居民提供健康服务。由于影响人群健康的因素是多方面的，所以社区护士除了提供预防疾病、促进健康、维护健康等基本护理服务外，还要从卫生管理、社会支持、家庭和个人防护、咨询等方面为社区居民提供全面的健康服务。

（三）提供一专多能服务

社区护理是一专多能的综合性服务，其目标是满足社区居民的健康需求。这就要求社区护士既要对重点患者进行身心护理，又能针对重点人群进行公共卫生指导；既要指导患者进行恢复期康复锻炼，又能开展健康教育；既要开展社区卫生防疫，又能协助管理慢性病患者。

（四）具有信息沟通作用

社区护士需与社区居委会建立良好的合作关系，定期深入访问社区每一个家庭，与居民进行有效的沟通，建立相互信任的人际关系，及时将各种信息进行传递和反馈，为深入开展慢性病的社区管理做好准备。

知识链接

强化覆盖全民的公共卫生服务

《"健康中国 2030"规划纲要》指出，实施慢性病综合防控战略，加强国家慢性病综合防控示范区建设。强化慢性病筛查和早期发现，针对高发地区重点癌症开展早诊早治工作，推动癌症、脑卒中、冠心病等慢性病的机会性筛查。基本实现高血压、糖尿病患者管理干预全覆盖，逐步将符合条件的癌症、脑卒中等重大慢性病早诊早治适宜技术纳入诊疗常规。加强学生近视、肥胖等常见病防治。到 2030 年，实现全人群、全生命周期的慢性病健康管理，总体癌症 5 年生存率提高 15%。加强口腔卫生，12 岁儿童患龋率控制在 25% 以内。

六、慢性病患者的自我管理

自我管理强调以患者自己关注的问题为导向，医患双方首先需要识别出患者最关心的健康问题和关键信息，然后采用自我管理技能去解决这些问题。自我管理模式目的不在于治愈疾病，而是通过自我管理措施的有效干预，使患者的健康状况与健康功能维持在一个满意的状态，让患者过上更为独立与更为健康的生活。

（一）慢性病患者自我管理的内容

1. 所患疾病的医疗和行为管理 按时服药、加强锻炼、及时就诊、改变不良饮食习惯等。

2. 角色管理 患者应维持日常的角色，承担一些任务，如工作、做家务，并且进行一定的社会交往。

3. 情绪管理 指患者需要处理和应对疾病所带来的各种负性情绪，如愤怒、恐惧、悲伤和抑郁等。

（二）社区护士在慢性病患者自我管理中的支持作用

1. 提供健康教育和信息 根据慢性病患者的健康需求与患者在自我管理中存在的问题，实施群体性与个性化的健康教育，指导慢性病患者掌握自我护理的知识与技能。

2. 动机访谈 对慢性病患者实施有针对性的动机访谈，提高慢性病患者的自我管理意识，加强自我管理的主动性与成就感。

3. 提供同辈支持和鼓励 协助社区内有相同兴趣的慢性病患者组成团体，共同开展活动，为慢性病患者讲解健身、营养、自我护理知识并进行技能训练等。

4. 组织开展特定的活动和项目 根据不同的慢性病类型，指导成立慢性病自我管理的相关组织，定期开展特定的活动。

5. 组织非专业人士开展自我管理项目指导 主要指发动组织中有同样患病经历的患者和照护者开展项目。

6. 书写健康日记 帮助患者监测其健康状况，及时记录有用的管理信息。

第三节　社区常见慢性病患者的护理与管理

> **情景导入**
>
> 居民张婆婆，79岁，身高158cm，体重68kg，丧偶独居，不喜欢外出活动，嗜咸，患原发性高血压12年，未定期监测血压，自感不适才服用硝苯地平缓释片1粒（具体剂量不清），今日到社区卫生服务中心测血压，血压为172/98mmHg。
>
> **请思考：**
> 1. 张婆婆存在哪些健康问题？
> 2. 社区护士应如何对张婆婆进行高血压的护理与管理？

一、原发性高血压患者的护理与管理

《中国心血管健康与疾病报告2023》显示，我国大于等于18岁居民高血压患病率高达31.6%，高血压及其并发症的治疗已成为我国家庭和社会的沉重负担。研究表明，收缩压每降低10mmHg，或舒张压每降低5mmHg，死亡风险降低10%~15%，脑卒中风险降低35%，冠心病风险降低20%，心力衰竭风险降低40%。因此，预防和控制高血压是遏制我国心脑血管疾病的核心策略之一。

（一）概述

高血压（hypertension）是最常见的慢性病，可分为原发性高血压与继发性高血压两种。原发性高血压是心脑血管病最主要的危险因素，占所有高血压患者的 90% 以上，常与其他心血管疾病危险因素共存，可损伤重要脏器如心、脑、肾的结构和功能，最终导致这些器官的功能衰竭。

我国高血压存在"三高""三低"特点，三高是指患病率高、死亡率高、致残率高。三低是指知晓率低、治疗率低、控制率低。高血压是可预防和控制的，可通过社区健康管理降低血压水平，减少并发症，改善患者的生存质量。

1. 危险因素

（1）**超重和肥胖**：体重指数增加是高血压最危险的因素。

（2）**高钠低钾膳食**：摄入过多食盐，钾和钙摄入过低，优质蛋白质摄入不足均为危险因素。

（3）**心理社会因素**：长期精神紧张、愤怒、烦恼、环境的恶性刺激（如噪声）、工作紧张、注意力高度集中等，都可以导致高血压的发生。

（4）**吸烟与饮酒**：吸烟是公认的心脑血管疾病发生的重要危险因素；长期大量饮酒能引起高血压，且能加重高血压，损害心脑血管。

（5）**其他危险因素**：高血压发病危险因素还包括年龄、高血压家族史、缺乏体力活动、糖尿病及血脂异常等，近年大气污染也成为备受关注的危险因素之一。

2. 临床特征

高血压起病缓慢，早期患者可能无症状或症状不明显，偶在体检时发现血压升高，常见有头痛、头晕、心悸、胸闷及乏力等临床症状，后期心、脑、肾、血管及眼等靶器官可出现相应的症状。

3. 诊疗关键点

（1）**血压测量"三要点"**：设备精准，安静放松，位置规范。

（2）**诊断要点**：以诊室血压为主，以 140/90mmHg 为界，非同日 3 次血压超标则可确诊。

（3）**健康生活方式"六部曲"**：限盐减重多运动，戒烟戒酒心态平。

（4）**治疗"三原则"**：达标、平稳与综合管理。

（5）**基层高血压转诊五类人群**：起病急、症状重、疑继发、难控制与孕产妇。

4. 血压测量

1）测量方式：①诊室血压：以诊室血压作为确诊高血压的主要依据。②家庭自测血压：作为患者自我管理血压的主要手段，也可用于辅助诊断。③动态血压监测：有条件的基层医疗卫生机构可采用其作为辅助诊断及调整药物治疗的依据。

2）测量仪器：①基层医疗卫生机构选择经认证的上臂式医用电子血压计，定期校准。②袖带的大小适合患者上臂臂围，袖带气囊至少覆盖 80% 的上臂周径，常规袖带长 22~26cm，宽 12cm。上臂臂围大者（>32cm）应换用大规格袖带。

5. 高血压诊断标准

（1）**以诊室血压测量结果为主要诊断依据**：首诊发现收缩压≥140mmHg 和 / 或舒张压≥90mmHg。"和 / 或"包括 3 种情况，即收缩压≥140mmHg 且舒张压≥90mmHg、收缩压≥140mmHg 且舒张压<90mmHg、收缩压<140mmHg 且舒张压≥90mmHg。建议在 4 周内复查两次，非同日 3 次测量值均达到上述诊断界值，即可确诊。

若首诊收缩压≥180mmHg 和 / 或舒张压≥110mmHg，伴有急性症状者建议立即转诊；无明显症状者，排除其他可能的诱因，并安静休息后复测仍达此标准，即可确诊，建议立即给予药物治疗。

（2）**诊断不确定，怀疑"白大衣高血压"或隐蔽性高血压**：有条件的可结合动态血压监测或家庭自测血压辅助诊断；无条件的，建议转诊。

（3）特殊定义

1）"白大衣高血压"：反复出现的诊室血压升高，而诊室外的动态血压监测或家庭自测血压正常。

2）隐蔽性高血压：诊室血压正常，诊室外血压升高。

3）单纯收缩期高血压：收缩压≥140mmHg且舒张压<90mmHg。

6. 高血压治疗　高血压治疗三原则为降压达标、平稳降压、综合干预管理。治疗高血压的主要目的是降低心脑血管并发症的发生和死亡风险。

1）降压达标：不论采用何种治疗，将血压控制在目标值以下是根本。降压目标：①一般高血压患者，血压降至140/90mmHg以下。②合并糖尿病、冠心病、心力衰竭、慢性肾脏疾病伴有蛋白尿的患者，如能耐受，应将血压降至130/80mmHg以下。③年龄在65~79岁的患者血压降至150/90mmHg以下，如能耐受，可进一步降至140/90mmHg以下；80岁及以上患者将血压降至150/90mmHg以下。

2）平稳降压：告知患者长期坚持生活方式干预和药物治疗，保持血压长期平稳至关重要；此外，长效制剂有利于每日血压的平稳控制，对减少心血管并发症有益，推荐使用。

3）综合干预管理：选择降压药物时应综合考虑患者个体及并发症情况；此外，对于已患心血管疾病的患者及具有某些危险因素的患者，应考虑给予抗血小板及降脂治疗，以降低心血管疾病再发及死亡风险。

（二）原发性高血压患者的护理与管理

根据《国家基本公共卫生服务规范（第三版）》的要求，社区原发性高血压患者的护理与健康管理内容如下：

1. 服务对象　辖区内35岁及以上常住居民中原发性高血压患者。

2. 服务内容

（1）筛查

1）对辖区内35岁及以上的常住居民，每年为其免费测量一次血压（非同日三次测量）。

2）对第一次发现收缩压≥140mmHg和/或舒张压≥90mmHg的居民在去除可能引起血压升高的因素后预约其复查。①非同日3次测量血压均高于正常，可初步诊断为高血压，建议转诊到有条件的上级医院确诊并取得治疗方案，2周内随访转诊结果。②对已确诊的原发性高血压患者纳入高血压患者健康管理。③对可疑继发性高血压患者，及时转诊。

3）如有以下六项指标中的任一项高危因素，建议每半年至少测量1次血压，并接受医务人员的生活方式指导：①血压高值（收缩压130~139mmHg和/或舒张压85~89mmHg）。②超重或肥胖，和/或腹型肥胖。超重：28kg/m²>BMI≥24kg/m²；肥胖：BMI≥28kg/m²。腰围：男≥90cm（2.7尺），女≥85cm（2.6尺）为腹型肥胖。③高血压家族史（一、二级亲属）。④长期膳食高盐。⑤长期过量饮酒（每日饮白酒≥100ml）。⑥年龄≥55岁。高血压筛查流程见图10-1。

（2）**随访评估**：对原发性高血压患者，每年要提供至少4次面对面的随访。

1）测量血压并评估是否存在危急情况，如出现收缩压≥180mmHg和/或舒张压≥110mmHg，意识改变、剧烈头痛或头晕、恶心呕吐、视物模糊、眼痛、心悸、胸闷、喘憋不能平卧及处于妊娠期或哺乳期同时血压高于正常等危急情况之一，或存在不能处理的其他疾病时，须在处理后紧急转诊。对于紧急转诊者，乡镇卫生院、村卫生室、社区卫生服务中心（站）应在2周内主动随访转诊情况。

2）若不需紧急转诊，询问上次随访到此次随访期间的症状。测量体重、心率，计算BMI。询问患者疾病情况和生活方式，包括心脑血管疾病、糖尿病、吸烟、饮酒、运动、摄盐情况等。了解患者服药情况。

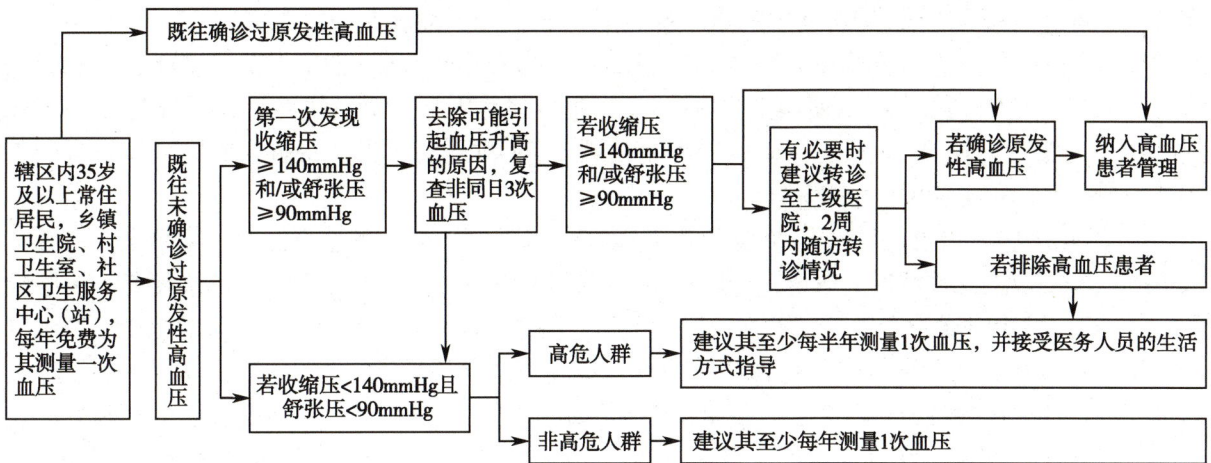

图 10-1　高血压筛查流程图

（3）分类干预

1）对血压控制满意，无药物不良反应，无新发并发症或原有并发症无加重的患者，预约下一次随访时间。

2）对第一次出现血压控制不满意，或出现药物不良反应的患者，结合其服药依从性，必要时增加现用药物剂量、更换或增加不同类的降压药物，2周内随访。

3）对连续两次出现血压控制不满意或药物不良反应难以控制以及出现新的并发症或原有并发症加重的患者，建议其转诊到上级医院，2周内主动随访转诊情况。

4）对所有患者进行有针对性的健康教育，与患者一起制定生活方式改进目标并在下一次随访时评估进展。告诉患者出现哪些异常症状时应立即就诊。

（4）健康体检：对原发性高血压患者，每年进行1次较全面的健康检查，可与随访相结合。内容包括体温、脉搏、呼吸、血压、身高、体重、腰围、皮肤、浅表淋巴结、心脏、肺部、腹部等常规体格检查，并对口腔、视力、听力和运动功能等进行判断。具体内容参照《城乡居民健康档案管理服务规范》健康体检表。

（5）健康指导

1）休息：疾病早期，患者宜适当休息。对血压较高、症状明显或伴有脏器损害表现者应充分休息。休息环境应安静，减少声音与光的刺激，睡前忌饮浓茶咖啡。从卧位到立位时不能太快，以防发生直立性低血压。

2）运动：运动不仅有利于血压下降，而且有利于减轻体重、增强体力，应根据个体情况及气候等因素选择合适的运动种类和运动量，可选择对体力负担不大的运动方式，如慢跑、打拳、做操等。运动频率与强度应注意个体差异，循序渐进，一般运动频率为3~5次/周，30min/次左右，运动后心率达到（170-年龄）次/min，自觉舒适，精神愉快，睡眠、食欲良好。当运动过程中出现心慌、气短、极度乏力、头晕等症状时应立即停止活动，就地休息。

3）膳食：适当控制食量和总热量，选择低盐、低脂、低胆固醇、清淡饮食。多食含维生素、蛋白质高的食物，脂肪占总热量的30%以下，食油每日20~25g，其中饱和脂肪不超过10%，少食动物性脂肪；每日食用新鲜蔬菜400~500g、水果200g、肉类50~100g、鱼虾类50g、奶类250g；蛋类每周吃3~4个，少吃糖类和甜食；多食绿色蔬菜、鲜奶及豆制品类食物，以增加钾、钙的摄入。每日摄入食盐不超过6g，少食各种咸菜及其他腌制食品。

4）减重：肥胖者应控制膳食中的能量摄入，减少碳水化合物类食物及脂肪的摄入，保证其他营养素齐全，增加运动，使体重指数（BMI）保持在20~24。研究资料显示，如人群平均体重下降5kg，高血压患者体重减少 10%，则可使胰岛素抵抗、糖尿病、高脂血症和左心室肥厚改善。

5）戒烟限酒：吸烟是公认的心脑血管疾病发生的重要危险因素，烟草中的烟碱能够使血管收缩，血压升高。为预防高血压，必须严格戒烟。饮酒与高血压患病率呈线性相关，同时，饮酒可降低高血压药物的药效，因而预防高血压应限制饮酒。若饮酒，成年男性每日饮酒的酒精量应少于 20~30g，成年女性则应少于 10~15g。

6）血压监测：指导内容主要包括监测频率、血压控制目标、血压测量方法及注意事项。患者在家中应该监测以下几种情况的血压：①上午 6~10 点和下午 4~8 点这两个时间段的血压是一天中最高的，测量这两个时段的血压可以了解血压的高峰。特别是每日清晨睡醒时，此时的血压水平可以反映服用的降压药物的降压作用能否持续到次日清晨。②服药后：在药物的降压作用达到高峰时测量。短效药物一般在服药后 2 小时测量；中效药物一般在服药后 2~4 小时测量；长效药物一般在服药后 3~6 小时测量。③血压不稳定或更换治疗方案时，应连续测 2~4 周，掌握自身血压规律，了解新方案的疗效。如发现血压急剧升高，同时出现头痛、呕吐等症状时，应立即到医院就诊。

7）用药指导：药物治疗是高血压患者终生依赖的治疗措施。患者应严格遵医嘱、定时定量服药，防止漏服。服药期间不要饮酒，也不要随意添加或停用药物。如睡前服用降压药，夜间如厕时起床不能太快，以防直立性低血压的发生。

8）情绪管理：高血压对心脑血管的危害以及高额的医疗费用和较长的病程，易造成患者紧张、焦虑。指导患者学会控制情绪，避免强烈应激与使血压突然升高的各种因素，以防发生心脑血管意外。保持良好的心态，在生活中注意减轻心理压力，保持心理平衡，要多发现生活中的积极因素，以乐观的态度对待人生，追求精神愉快。

高血压患者随访服务流程见图 10-2。

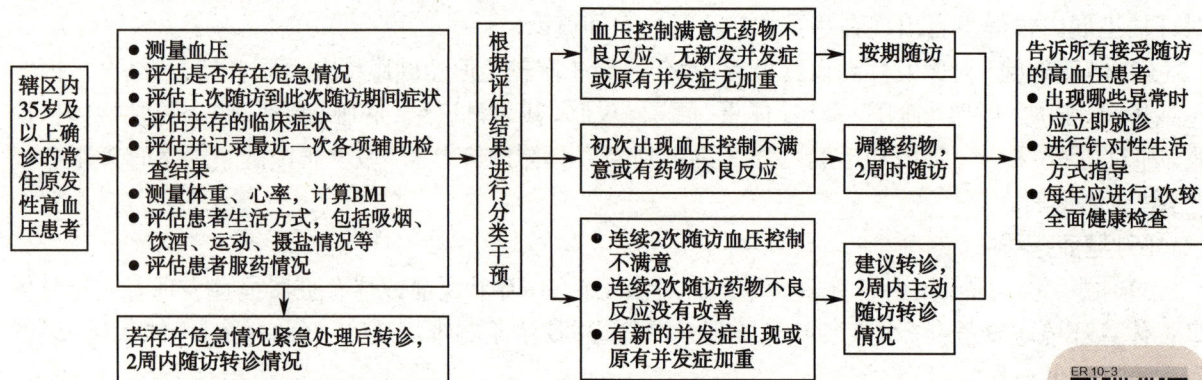

图 10-2 高血压患者随访服务流程图

随访结束，完成高血压患者随访服务记录表。

二、2 型糖尿病患者的护理与管理

糖尿病（diabetes mellitus）是由于胰岛素分泌绝对或相对不足而引起的一种代谢紊乱综合征，表现为糖、蛋白质、脂肪、水及电解质代谢紊乱，临床可出现多饮、多尿、多食及体重减轻的"三多一少"典型表现。长期血糖控制不佳，可引起酮症酸中毒、高渗性昏迷等急性代谢紊乱，也可导致眼、肾、神经、血管及心脏等器官的损害，严重者可致残与致死，给患者及其家属带来巨大的痛苦。

糖尿病分为原发性和继发性。继发性糖尿病相对少见且病因明确。原发性糖尿病分为两型：1型糖尿病（胰岛素依赖型糖尿病，insulin-dependent diabetes mellitus, IDDM）因胰岛 β 细胞破坏引起胰岛素缺乏，与病毒感染和自身免疫有关，多发生于青少年，临床特点为起病急、多尿、多饮、多食、

体重减轻较明显，容易发生酮症酸中毒，必须依赖胰岛素治疗；2型糖尿病（非胰岛素依赖型糖尿病，non insulin-dependent diabetes mellitus，NIDDM）多见于40岁以上的中老年人，有家族性发病倾向，肥胖是其重要的诱发因素，一般起病缓慢，临床症状相对不明显或缺如。糖尿病患者的社区护理与管理主要针对2型糖尿病。

（一）概述

1.危险因素

（1）**遗传因素**：是糖尿病发生的潜在原因，2型糖尿病有明显的家族性发病倾向。

（2）**年龄**：由于身体组织老化，功能下降，胰岛素分泌不足，加之运动、饮食、健康问题累积等，糖尿病的发病率随年龄增长而逐渐增加，有一半的2型糖尿病患者多在55岁以后发病。

（3）**激素**：妊娠第24周到28周是妊娠糖尿病的高发时间，发生妊娠糖尿病的患者产后出现2型糖尿病的危险性很大。

（4）**生活方式**：长期进食高热量、高脂肪、高胆固醇、高蛋白、高糖及低纤维素的食物，酗酒、心情差、运动量减少及超重或者肥胖等因素作用于人体，更易于发生糖尿病。

2.临床特征

（1）**代谢紊乱症状群**：患者出现"三多一少"典型症状，常伴有四肢酸痛、麻木、腰痛、性欲减退、阳痿、月经失调、便秘等临床表现。部分患者在体检时偶然发现高血糖。

（2）**急慢性并发症**：糖尿病酮症酸中毒是最常见的急性并发症，多数患者在发生意识障碍前有糖尿病症状加重表现，初感疲乏软弱、四肢无力、极度口渴、多尿多饮。慢性并发症包括血管病变和神经病变。血管病变是最严重的并发症，可累及大、中、小血管和微血管。神经病变可累及中枢神经和周围神经，以周围神经病变最为常见，表现为对称性肢端感觉异常，出现麻木、烧灼、针刺感，晚期肌张力降低、肌肉萎缩，甚至瘫痪。

3.诊断标准
根据糖尿病症状和空腹血糖情况可做出糖尿病的诊断。1999年我国采取了WHO专家委员会公布的新的诊断标准。糖尿病诊断标准为糖尿病症状加任意时间血浆葡萄糖水平≥11.1mmol/L；或空腹血糖≥7.0mmol/L；或口服葡萄糖耐量试验中2小时血浆葡萄糖水平≥11.1mmol/L。

4.并发症
糖尿病的并发症分为以低血糖与酮症酸中毒为代表的急性并发症，以及包括血管病变所致的心、脑、肾、视网膜病变等重要脏器的损害和周围血管损伤。糖尿病对人们健康的影响主要在于其慢性并发症，它们是患者死亡的主要原因，下肢坏疽会造成残疾，糖尿病引起的视网膜病变和白内障会导致患者失明。

5.治疗要点
目前尚无根治糖尿病的方法，但通过多种治疗手段可以有效控制糖尿病。治疗主要包括5个方面：糖尿病患者的健康教育、自我血糖监测、饮食治疗、运动治疗和药物治疗。

（二）2型糖尿病患者的护理与管理内容

根据《国家基本公共卫生服务规范（第三版）》的要求，对辖区内35岁及以上常住居民中的2型糖尿病患者的护理与管理如下：

1.服务对象
辖区内35岁及以上常住居民中2型糖尿病患者。

2.服务内容

（1）**筛查**：对工作中发现的2型糖尿病高危人群进行有针对性的健康教育，建议其每年至少测量1次空腹血糖，并接受医务人员的健康指导。

糖尿病高危人群是指具有下列一个及以上危险因素者：①年龄≥40岁。②有糖尿病前期［糖耐量减低（IGT）、空腹血糖受损（IFG）或两者同时存在］史。③超重（BMI>24kg/m²）或肥胖（BMI>28g/m²）和/或向心性肥胖（男性腰围>90cm，女性腰围>85cm）。④静坐生活方式。⑤一级亲属中有2型糖尿病家族史。⑥有妊娠糖尿病史的妇女。⑦高血压（收缩压>140mmHg和/或舒张压>90mmHg），或正在接受降压治疗。⑧血脂异常（高密度脂蛋白胆固醇<0.91mmo/L和/或甘油三酯≥2.22mmol/L），或正在接受调脂治疗。⑨动脉粥样硬化性心血管疾病（ASCVD）患者。⑩有一过性类固醇糖尿病病史者。⑪多囊卵巢综合征（PCOS）患者或伴有与胰岛素抵抗相关的临床状态（如黑皮病等）。⑫长期接受抗精神障碍药物和/或抗抑郁药物治疗和他汀类药物治疗的患者。

（2）**随访评估**：对确诊的2型糖尿病患者，每年提供4次免费空腹血糖检测，至少进行4次面对面随访。

1）测量空腹血糖和血压，并评估是否存在危急情况，如出现血糖≥16.7mmol/L或血糖≤3.9mmol/L；收缩压≥180mmHg和/或舒张压≥110mmHg；意识或行为改变、呼气有烂苹果样丙酮味、心悸、出汗、食欲减退、恶心、呕吐、多饮、多尿、腹痛、有深大呼吸、皮肤潮红；持续性心动过速（心率超过100次/min）；体温超过39℃或有其他的突发异常情况，如视力突然骤降、妊娠期及哺乳期血糖高于正常值等危险情况之一，或存在不能处理的其他疾病时，须在处理后紧急转诊。对于紧急转诊者，乡镇卫生院、村卫生室、社区卫生服务中心（站）应在2周内主动随访转诊情况。

2）若不需紧急转诊，询问上次随访到此次随访期间的症状。测量体重，计算体重指数（BMI），检查足背动脉搏动。询问患者疾病情况和生活方式，包括心脑血管疾病、吸烟、饮酒、运动、主食摄入情况等。了解患者服药情况。

（3）**分类干预**

1）对血糖控制满意（空腹血糖值<7.0mmol/L），无药物不良反应、无新发并发症或原有并发症无加重的患者，预约下一次随访。

2）对第一次出现空腹血糖控制不满意（空腹血糖值≥7.0mmol/L）或药物不良反应的患者，结合其服药依从情况进行指导，必要时增加现有药物剂量、更换或增加不同类的降糖药物，2周时随访。

3）对连续两次出现空腹血糖控制不满意或药物不良反应难以控制以及出现新的并发症或原有并发症加重的患者，建议其转诊到上级医院，2周内主动随访转诊情况。

4）对所有的患者进行针对性的健康教育，与患者一起制定生活方式改进目标并在下一次随访时评估进展。告诉患者出现哪些异常时应立即就诊。

（4）**健康体检**：对确诊的2型糖尿病患者每年进行1次较全面的健康体检，可与随访相结合。内容包括体温、脉搏、呼吸、血压、空腹血糖、身高、体重、腰围、皮肤、浅表淋巴结、心脏、肺部、腹部等常规体格检查，并对口腔、视力、听力和运动功能等进行判断。具体内容参照《城乡居民健康档案管理服务规范》健康体检表。

（5）**健康指导**

1）三餐分配：按食物按热量折算为食谱，三餐按热量分配一般为1/5、2/5、2/5或1/3、1/3、1/3。三餐饮食搭配均匀，每餐均要有碳水化合物、脂肪和蛋白质，且要定时定量。

2）运动治疗：体力活动或体育锻炼是糖尿病治疗的重要组成部分。运动可增强患者心肺功能，改善体内新陈代谢，纠正血糖、血脂代谢紊乱，预防和减少糖尿病慢性并发症，降低致残率。社区护士对糖尿病患者的运动指导如下：①糖尿病患者运动时应循序渐进，注意运动强度，避免剧烈运动。运动前做一次全面的体检，制订合理的运动计划。随身携带糖果，当出现低血糖症状时及时食用。②帮助患者选择合适的运动种类。适合糖尿病患者的锻炼方式以有氧运动为主，包括散步、各种健身操、太极拳、游泳、划船、骑自行车等。③运动应在餐后1~2小时开始，坚持每周运动3~5次，每次不少于30分钟。糖尿病伴有严重眼病、肾病、糖尿病足、糖尿病酮症酸中毒、心力衰竭、严重心律失常、严重高血压及各种急性感染时不宜运动。④糖尿病患者的运动强度以达到最大心率的50%~70%为宜（最大心率=170－年龄）。运动后微出汗，感觉轻松、愉快，食欲、睡眠良好，次日体力充沛，有运动愿望，表明患者运动强度适中。运动强度要注意个体差异，逐步增强。

3）用药指导：①指导患者正确使用降糖药：通过健康教育提高患者的服药遵医行为，指导患者按时、按剂量服药；注意用药后的反应和血糖变化；勿随意自行增减剂量和改换药物；有特殊不良反应者应及时就医。②指导患者使用胰岛素的正确方法：严格遵守注射时间，一般短效胰岛素在餐前15~30分钟注射；严格无菌操作，适合胰岛素注射的部位是腹部、大腿、上臂，注意更换注射部位，防止注射部位感染；用药后注意观察药物的反应，防止低血糖的发生；未开封的胰岛素应当采用冰箱低温保存。

知识拓展

胰岛素笔的使用

第一步：安装笔芯。安装前检查笔芯是否完整，有无裂缝，如有破损应更换。扭开笔芯架，装入笔芯，用75%乙醇溶液消毒笔芯前端橡皮膜，取出针头，打开包装，顺时针旋紧针头，摘去针头保护帽。

第二步：排气。每次更换胰岛素笔芯时都要进行本操作。将显示零单位的剂量调节旋钮拨至1单位，针尖向上直立，手指轻弹笔芯架数次，使空气聚集在上部后，按压注射键，至有一滴胰岛素从针头溢出，即表示驱动杆已与笔芯完全接触且笔芯内气泡已排尽，否则须重复进行此操作。

第三步：剂量选择。旋转剂量调节旋钮，调至所需注射单位数。

第四步：注射方法。注射部位常规消毒，左手拇指、示指可捏起注射部位脂肪层，右手握笔垂直快速进针，右拇指按注射键注射，注射后针头应至少停留在皮下10秒，再顺着进针方向快速拔针，戴上笔帽，妥善保管。

4）低血糖的预防指导：低血糖是糖尿病治疗过程中常见的急性并发症，尤其是接受胰岛素或长效磺脲类药物治疗的患者、老年患者及肾功能不全者容易发生低血糖。社区护士应指导糖尿病患者加强低血糖的预防，熟悉低血糖的症状，发现低血糖并及时处理。低血糖预防的原则包括：①遵医嘱服药，定时定量，不要擅自加大药物剂量，也不要随意调整服药时间，尤其胰岛素注射的患者，胰岛素注射过早、剂量过大很容易引起低血糖。②患者饮食应规律，定时定量，如由于各种原因引起的食欲减退、进食量少或胃肠道疾病引起呕吐、腹泻时，应相应减少药物剂量。③运动要适时适量，糖尿病患者最好在餐后1~2小时进行强度适宜的运动，避免过量运动。④尽量减少饮酒，尤其是勿空腹饮酒，因乙醇可刺激身体分泌胰岛素，容易引起低血糖。⑤平时应随身携带糖果，以备发生低血糖时急用。⑥随身携带糖尿病病情卡，卡上注明姓名、诊断、电话等，一旦出现严重低血糖，便于其他人了解病情、紧急施救并通知家人。

5）足部护理：糖尿病足溃疡和坏疽是糖尿病患者致残、致死的重要原因之一。在日常生活中，糖尿病患者应重视足部护理，防止足部发生外伤，或发生外伤之后能及时处理，防止足部感染和病情进一步发展。

6）心理调适指导：糖尿病是一种慢性终身性疾病，在患糖尿病之初以及在长期的治疗过程中，患者都可能发生各种心理问题。加强糖尿病患者的心理护理，使患者保持良好的心态，积极应对糖尿病，是社区糖尿病患者管理的重要内容。糖尿病患者心理调适指导的内容包括：①提供糖尿病的相关知识，使患者正确认识疾病，糖尿病虽然不可治愈但并不是不可控制的，要协助患者建立应对糖尿病的信心。②认真倾听患者的叙述并观察患者的心理活动，对患者的不遵医行为不作评判，给患者提供充分的理解与支持，及时肯定患者取得的进步。③鼓励患者家属支持和积极参与糖尿病控制，使患者感到家人的支持与关心。④教给患者一些心理调适的技巧，包括放松的方法、宣泄情绪的方法、音乐疗法等。⑤创造良好的家庭环境，消除患者的紧张心理，指导家庭成员关心鼓励患者,给予患者心理支持,以利于治疗和稳定病情。⑥发掘社区资源,利用患者的家人和朋友、社区工作者、志愿者等力量,加强患者的健康责任感,使其主动地参与、配合疾病管理,控制病情发展,预防并发症,提高生存质量。

7)自我监测与检查指导:教会患者使用血糖仪测量血糖,学会使用试纸测试血糖、尿糖和酮体。指导患者出院后定期复查与糖尿病控制有关的生化指标。一般每3周复查果糖胺,每2~3个月复查糖化血红蛋白。每年定期对眼底、心血管和胃功能进行检查,以早期发现并发症并及时治疗。

糖尿病患者随访服务流程见图10-3。

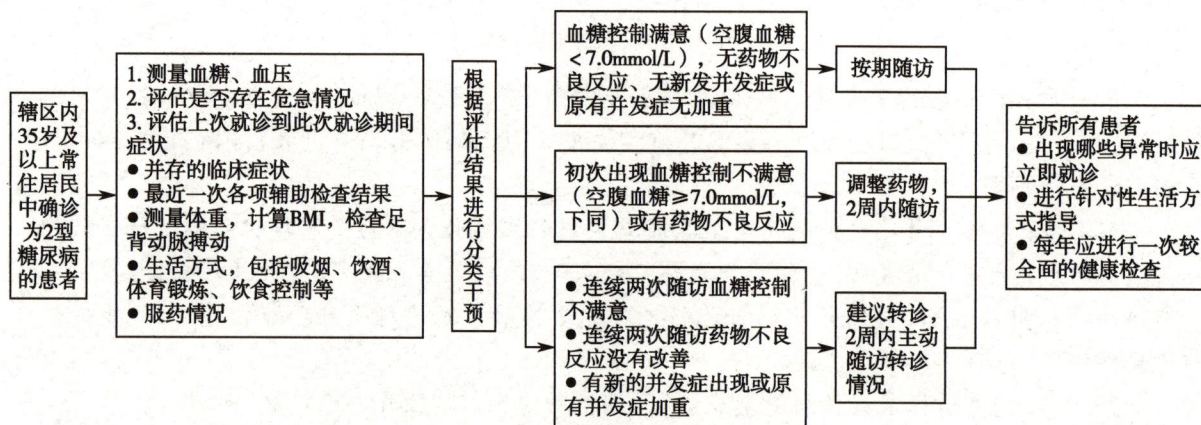

图10-3　2型糖尿病患者随访服务流程图

随访结束,完成2型糖尿病患者随访服务记录表。

三、其他慢性病患者的护理与管理

(一)冠心病患者的护理与管理

冠状动脉粥样硬化性心脏病是指冠状动脉粥样硬化使血管腔狭窄、阻塞,导致心肌缺血缺氧而引起的心脏病,简称冠心病,又称缺血性心脏病。根据冠状动脉病变部位、范围、血管阻塞程度和心肌缺血的发展速度、范围和程度,将冠心病分为五种类型,即隐匿型冠心病、心绞痛型冠心病、心肌梗死型冠心病、心力衰竭心律失常型冠心病及猝死型心绞痛。临床以心绞痛型冠心病、心肌梗死型冠心病最为常见。

1.危险因素　高血压、吸烟、肥胖、血脂异常、糖尿病;其他如40岁以上、A型行为、缺乏锻炼、长期精神紧张及饮食不当等。

2.临床特征　心绞痛的临床表现为胸骨中上部压榨痛,可放射至肩,休息或含硝酸甘油可缓解,还可伴随有胸闷、气短等不典型症状。心肌梗死的表现为胸痛症状持续而严重,休息或含服硝酸甘油不能缓解。

3.护理与管理

(1)休息与活动:心绞痛发作时应让患者立即停止活动,卧床休息;心肌梗死患者应绝对卧床休息,病情稳定者鼓励其床上活动甚至下床活动,长期卧床者每2小时更换一次体位,心力衰竭者取半卧位或端坐卧位。无并发症的患者平均在心肌梗死6~8周后可出院回家,可缓慢爬楼梯、做轻微的家务、淋浴、进行适当的轻度户外活动(缓慢散步、轻度的四肢活动等);10~14周后,可从事中等强度的工作,可做家务(如铺床、拖地),上下楼梯,提10kg以下的重物,进行轻至中等强度的户外活动(步行、做体操、打太极拳等)。注意事项:在饭后2小时开始运动,遵从运动的三步骤,5~10分钟热身活动后,开始适当运动,5~10分钟冷身活动后停止运动(热身及冷身活动是指轻微的四肢准备活动或漫步);监测症状和心率,调节运动强度,尤其是第一次进行新的运动前;每周运动

3 次，每次 15~30 分钟，避免用力屏气和高强度或需要爆发力的运动，如游泳、爬山等，以免增加心脏的负荷。

(2) **饮食护理**：应少量多餐、定时定量，宜进清淡、少钠、产气少、低脂、无刺激、富含粗纤维的饮食，肥胖者应控制总热量的摄入，进食不宜过快过饱。养成每天排便的习惯，保持排便通畅，切忌用力排便，可于每日清晨饮蜂蜜（20ml）水，必要时于晚间服番泻叶冲剂，促进排便。饭后 2 小时内不宜进行体力活动。

(3) **用药护理**：用药后监测心率和血压，用药后可能会出现头晕、头痛、面红、心悸等；静脉滴注药物时会有血压下降，因此用药时应平卧，以防低血压；静脉滴注速度宜慢，尤其是开始滴注时，以免造成低血压，应根据血压和心率调整滴速，不可擅自调节滴速。舌下含服硝酸甘油时，舌下保留一些唾液，让药物完全溶解，不要急于咽下，同时第 1 次用药时，剂量不宜过大，可先含半片，服后宜平卧，尤其是老年人，避免造成低血压。硝酸酯类药应保存在棕色瓶中，置于干燥处，备用药中的硝酸甘油最好 6 个月换一次，随身携带药片以应急，且应放在容易拿取的地方，用后放回原处。家属应知道药物放置的地方，以便给发作的患者及时取药。指导患者为避免发病而预防性地用药，如在运动前，可先服 1 片异山梨酯或先舌下含化 1 片硝酸甘油，以预防心绞痛发作。

(4) **心理护理**：发作时，患者容易产生濒死感，出现恐惧、焦虑、抑郁等心理反应。护理人员应给予心理支持，如耐心向患者介绍病情、治疗方法，解释不良情绪的负面影响等。对患者家属，要及时了解家属的需要，并尽量予以满足，协助患者家属提高应对危机的能力，维持心理健康。

(5) **健康指导**

1) 根据患者的文化背景和生活习惯不同讲解发病的有关知识：克服不良情绪，遇事冷静，保持情绪稳定，防止旧病复发。对家属讲解有关冠心病的知识，要求家属配合和支持，为患者创造良好的身心休养环境，促进患者的身心康复。

2) 促进身心健康：调整生活方式，缓解工作压力，保证充足的睡眠，使心脏能充分休息。根据气温加减衣服，避免寒冷刺激；洗澡时避免水温过高，洗澡时间不超过 30 分钟，门不要上锁，以防发生意外。

3) 合理饮食：摄入低热量、低动物脂肪、低胆固醇、低盐（5~6g/d）、高纤维素、低糖类食物，多吃蔬菜、水果（选择升糖指数低的水果，甜瓜等含糖多的水果不宜多吃），保持大便通畅，切忌排便时过度用力，戒烟酒，肥胖者控制体重。

4) 遵医嘱规律服药：控制血压、血糖、血脂，家属主动提醒、督促患者规律服药，患者自我监测药物的副作用，外出时随身携带硝酸甘油（应避光保存），定期检查药物使用期限。

5) 活动指导：一般分阶段循序渐进增加活动量，提倡小量、重复、多次运动，适当间隔休息，可以提高运动总量而避免超过心脏负荷。活动内容包括个人卫生活动、家务劳动、娱乐活动、步行活动（是最常见的运动方式），避免剧烈活动、竞技性活动、举重或活动时间过长。

6) 定期复查：坚持治疗，每 6 个月体检一次，出院后继续常规用药，如扩张冠状动脉药、降脂药、钙通道拮抗剂等。

(二) 恶性肿瘤患者的护理与管理

肿瘤是机体中正常细胞在不同始动与促进因素的长期作用下，发生过度增生与异常分化所形成的新生物，分为良性和恶性两大类，不受机体生理调节而失控生长，可由原发部位向其他部位播散，侵犯重要器官，引起脏器衰竭，最终导致死亡。恶性肿瘤分化不成熟，生长较快，易复发，甚至出现转移。

1. **病因**　尚不十分清楚，与多种因素有关。主要的危险因素有化学因素、物理因素、生物因素、遗传因素及不良的生活方式等。

2. **临床特征**　肿瘤的表现有肿块、疼痛、溃疡、出血、转移症状以及恶性肿瘤晚期出现贫血、消瘦、低热、乏力等全身症状。

3. 护理与管理

（1）**心理与社会支持观察**：不同阶段肿瘤患者有不同的心理反应，根据每个阶段的特点采取情感支持、行为干预等，对患者家人、亲友进行必要的叮嘱。

（2）**一般护理**：为肿瘤患者创造整洁舒适的生活环境。向患者及家属宣传增加营养与促进健康的关系，给予高蛋白、高热量、高维生素、易消化的饮食，多进食新鲜蔬菜和水果，动、植物蛋白应合理搭配。病情危重者应采取喂食、鼻饲或静脉营养。患者每天根据身体情况适当运动，行动不便的患者也应经常到户外呼吸新鲜空气、晒太阳。社区护士可以把社区的肿瘤患者组织起来，开展各种活动，让他们互相交流抗病经验及康复体会。

（3）**手术后患者的护理**：了解患者所接受手术的方式、范围，评估患者伤口愈合情况，根据患者伤口情况，进行伤口护理、造口护理及管道护理，了解患者及家属是否掌握了所需的护理方法，必要时进行护理指导。

（4）**疼痛护理**：晚期肿瘤患者疼痛发生率极高，护理措施包括3方面。①正确评估疼痛的部位、程度和性质。②指导患者使用不同的方法缓解疼痛，按照三阶梯止痛方案，遵医嘱给药，控制疼痛，观察止痛药物的效果及副作用。③给患者以安慰、解释及鼓励，使其从精神上摆脱对疼痛的恐惧，增加其对生活的希望。

（5）**放、化疗患者的护理**：接受放、化疗的患者，常有乏力、恶心、呕吐、骨髓抑制、脱发等副作用。了解患者放、化疗方案，教会患者及家属观察副作用及出现的时间，并掌握应对措施。副作用严重时指导患者就医。注意监测患者白细胞、血小板计数。有呕吐、腹泻的患者要注意防止脱水和电解质失衡，督促患者保持卫生，防止并发感染。

（6）**临终关怀护理**：有较多的晚期肿瘤患者愿意在家中与亲人在一起度过他们生命中的最后阶段。对于临终患者生理上、精神上、心理上的要求，社区护士应与家属配合，尽量满足，让患者在生命的最后时刻保持尊严，没有遗憾地离去。

四、慢性病高风险人群的社区护理与管理

（一）慢性病高风险人群定义

35岁及以上成人，通过多种筛查方式发现具有一个及以上下列特征者为慢性病高风险人群：①血压水平为130~139/85~89mmHg。②现在吸烟者。③空腹血糖（FBG）：6.1≤FBG<7.0mmol/L。④血清总胆固醇（TC）：5.2≤TC<6.2mmol/L。⑤男性腰围≥90cm，女性腰围≥85cm。

（二）慢性病高风险人群随访管理

1. 慢性病高风险人群分级　医生首次登记信息时，应根据患者危险因素进行危险分级，实行分类管理：具有任何1项或2项慢性病高风险因素者，纳入基层医疗卫生机构基础管理；具有3项及以上慢性病高风险因素者，纳入基层医疗卫生机构强化管理。

2. 随访内容、频率及方式

（1）**随访内容**：①体重、腰围、血压的动态情况：指导高风险人群对体重、腰围和血压定期自我监测和记录，或为其测量和记录数值，分析和评价最近相关指标的控制状况。②定期生化检查：根据高风险人群危险因素的不同，督促血糖和血脂异常者定期监测指标变化。③健康行为改变：记录高风险人群的生活方式（饮食、运动、吸烟、饮酒等）状况，开展有针对性的健康教育活动，普及健康知识，督促其采取健康行为。

（2）**随访频率**：具有任何1项或2项慢性病高风险因素者，每年随访1次；具有3项及以上慢性病高风险因素者，每半年随访1次。

（3）**随访方式**：基层医疗卫生机构医生开展慢性病高风险人群随访工作，主要形式包括门诊随

访、电话随访以及入户随访等。

3. 慢性病高风险人群的转归

(1)**转为正常人群**：每年随访1次。

(2)**高风险人群**：继续按要求进行随访。

(3)**转为患者**：纳入慢性病患者管理系统。

(4)**失访**：采取补救措施尽量减少失访，对失访人群进行特征描述及失访原因分析。

（李春芬）

思考题

1. 简述原发性高血压患者的护理与健康管理内容。

2. 张某，男性，68岁，农民，4年前患高血压病，间断服用降压药物治疗，血压不稳定，最高达170/90mmHg，性格开朗，吸烟10~15支/d，饮白酒3~5两/d，喜好吃咸菜。张某有一个儿子，35岁，教师，未婚。张某父亲于5年前因车祸病故，张某父亲生前有高血压病史，张某母亲健在。

请思考：

(1)张某存在哪些健康问题？

(2)如何对张某进行健康管理？

ER 10-4

练习题

第十一章 | 传染病患者的社区护理与管理

教学课件　　思维导图

学习目标

1. 掌握：社区传染病的管理措施、访视护理以及社区传染病的报告。
2. 熟悉：传染病的流行环节；常见传染病的社区管理。
3. 了解：传染病的特征。
4. 学会：对常见传染病进行社区管理。
5. 具有尊重传染病患者的职业素养和严格实行传染病报告制度的职业意识。

随着科学的发展与社会的进步，许多对人类具有严重威胁的传染病得到了有效的控制，但新的社会问题亦随之出现，如人群耐药性的增加，人口流动的频繁，新发传染病的出现等，使得人类的健康依然受到传染病的威胁。因此，传染病的防治仍是我国社区卫生服务的重要工作。

第一节　概　述

情景导入

近期，某社区卫生服务中心发现辖区内儿童手足口病的发病率升高，为提高广大社区居民对传染病的防控意识，社区护士为社区居民们进行了传染病相关知识的健康教育讲座，向他们介绍了传染病的流行过程、传染病出现前和出现后该如何处理等内容，并认真回答了居民们的疑问。

请思考：
1. 什么是传染病？传染病和其他疾病的区别是什么？
2. 传染病是如何流行的？
3. 传染病出现前和出现后，社区护士该如何进行社区管理？

一、传染病的概念、流行过程及特征

（一）传染病的概念

传染病（communicable diseases）指由病原微生物或寄生虫感染人体后产生的具有传染性的多种疾病的总称。病原微生物包括细菌、病毒、真菌、衣原体、支原体、立克次体、螺旋体等，寄生虫包括蠕虫、原虫等。这类疾病可在人与人、动物与动物，以及动物与人之间进行传播。

（二）传染病的流行过程

传染病的流行过程须具备三个基本环节，即传染源、传播途径、易感人群。

1. 传染源　是指体内有病原体生长、繁殖并能将病原体排出体外的人或动物。传染源可以是患者、隐性感染者、病原携带者和动物。

2. 传播途径　是指病原体离开宿主后传染给另一个易感者所经历的途径。一种传染病可有多种传播途径，常见的传播途径有呼吸道传播、消化道传播、血液传播、虫媒传播、接触传播等。

3. 易感人群　对传染病缺乏特异性免疫力的个体称为易感者，这样的人群称为易感人群。人群对传染病病原体的易感程度称为人群易感性。易感者在人群中的占比越大，人群易感性越高。当社区内易感人群大量迁入，传染病便易于发生和传播。

（三）传染病的特征

1. 有病原体　每一种传染病都是由特异的病原体引起的。

2. 有传染性　传染病能通过某种传播途径在人群中进行传播。

3. 流行病学特征

（1）**流行性**：按照传染病流行过程的强度和广度，分为散发、流行、大流行以及暴发。

（2）**季节性**：某些传染病的传播途径与气候、虫媒等因素有关，故可呈现一定的季节性。

（3）**地方性**：某些传染病的传播途径与地理环境、中间宿主、气候等因素有关，常局限于某一特定地域范围内，如血吸虫病。

（4）**周期性**：某些传染病的传播途径与气候等因素有关，故可呈现周期性的特点，如流行性感冒。

4. 感染后免疫　人体患某些传染病后，机体能够产生针对病原体的特异性免疫力，属于主动免疫。

二、传染病的预防与控制

（一）社区传染病的管理措施

传染病的社区管理重点是预防，即通过采取综合措施，避免传染病的发生、传播以及流行。传染病的预防须针对其流行过程的三个基本环节，采取综合有效的措施，即管理传染源、切断传播途径、保护易感人群。

1. 管理传染源　对传染源的管理包括以下四个方面：

（1）**对患者的管理**：需遵守"五早"原则，即早发现、早诊断、早报告、早隔离、早治疗。对传染病患者，原则上应就地隔离治疗。对于不具备隔离条件和相应救治能力的医疗机构，需将患者转移至具备相应隔离条件和相应救治能力的医疗机构。协助患者及其家属掌握预防和控制传染病的相关知识，避免传染病的进一步扩散。

（2）**对病原携带者的管理**：做好登记管理和随访观察，加强健康教育，若有必要需调整工作岗位，必要时进行隔离治疗，以防止传染病的传播。

（3）**对接触者的管理**：根据具体情况采取相应的检疫措施，如医学观察、应急免疫、预防接种以及药物预防等。医学观察的期限是从最后接触之日算起，到该病的最长潜伏期。

（4）**对动物传染源的管理**：对人类危害不大且有经济价值的动物，可进行隔离治疗；对人类危害大且无经济价值的动物，予以捕杀、焚化或深埋；此外，还要做好家畜的检疫工作。

2. 切断传播途径　在社区护理工作中，应根据不同传染病的传播途径采取相对应的措施。

对于呼吸道传染病，重点注意加强个人防护，如外出时正确佩戴口罩，传染病流行期间，少去人群密集的公共场所等；此外，还要注意做好居室内空气的消毒工作，加强通风等。对于消化道传染病，重点做好饮食卫生、个人卫生，对污染的食物及餐具、排泄物以及环境等做好消毒工作。对于血源性传染病，重点是加强血源和血制品的管理，并做好医疗器械的消毒工作。对于虫媒传播的传染病，需大力开展爱国卫生运动，采取消毒、杀虫等措施。

3. 保护易感人群

（1）**开展健康教育**：使广大社区居民了解传染病的流行过程和防止传染病扩散等知识，提高自我防护意识，自觉改变不良的行为和生活习惯，培养良好的生活习惯，提高身体素质，遵守社会公德。

（2）**预防接种**：将抗原或抗体注入人体，使其获得特异性免疫力，进而降低人群易感性，以预防传染病的发生和流行。

（二）社区传染病患者的访视护理

社区护士在社区传染病的管理工作中除了要采取防控措施，填写传染病报告卡并上报外，还要对患者进行家庭访视护理。

1. 访视目的　核实诊断，了解发病情况，采取防控措施，防止传染病传播。

2. 访视时机　在接到传染病报告卡后，社区护士要在 24 小时内对患者进行首次家庭访视，了解发病情况，协助患者及其家属了解防病和控病的相关知识。根据传染病的潜伏期、传播途径、病程以及预后等因素进行复访。第一次复访为发病后 3~10 天，第二次复访为发病后 40 天。对于慢性传染病患者，每年还需访视 1~2 次。

3. 访视内容和要求

（1）初访：核实诊断，调查传染源、传播途径、传染病扩散的现状和趋势等情况。采取有针对性的防控措施，对患者及其家属进行健康宣教，使其掌握预防和控制传染病的相关知识，避免传染病的进一步扩散。填写访视表，详细记录访视内容，以作为对社区传染病流行总体情况进行分析的依据，同时为复访做好准备。

（2）复访：主要要了解患者病情的发展情况；了解患者周围接触者的继发情况，对继发患者要及时进行社区管理；了解患者及其家属防控措施的落实情况；做好复访记录；如需要继续复访，则预约下次复访时间。

三、传染病的报告

《中华人民共和国传染病防治法》规定，一旦发现传染病，报告单位和报告人应及时上报，这是传染病管理的重要措施。

我国法定的传染病分为甲、乙、丙三类。

疾病预防控制机构、各级各类医疗机构和采供血机构及其执行职务的人员发现甲类传染病和乙类传染病中的肺炭疽、传染性非典型肺炎、脊髓灰质炎的患者或疑似患者，或发现其他传染病和不明原因疾病暴发时，应于 2 小时内通过中国疾病预防控制信息系统进行网络上报；不具备网络直报条件的责任报告单位应于 2 小时内以最快的通信方式（如电话、传真等）向当地县（区）级疾病控制机构报告，并于 2 小时内填写并寄出传染病报告卡。对于其他乙类传染病患者、疑似患者和按规定需上报的病原携带者在诊断后，责任报告单位于 6 小时内进行网络上报；不具备网络直报条件的责任报告单位应于 12 小时内填写并寄出传染病报告卡。对于丙类传染病患者，要求发现后 24 小时内上报。

知识链接

新发传染病

新发传染病（emerging infectious diseases，EID）又称新发感染病，是指由新种或新型病原微生物引起的传染病，以及近年来导致地区性或国际性公共卫生问题的传染病，包含新发传染病和再发传染病两大类。新发传染病有四种：①新发的物种或菌株，以往从来没有感染过人类，但现在感染人类了。②过去仅在某一个小规模的人群中流行而后又传播到新的人群的疾病。③过去影响范围不太大，但由于生态环境的变化使得一些传染性的疾病引起了广泛的感染。④由于耐药性的出现使已知的病原体产生新的威胁，比如耐药结核菌感染，过去对于结核病能够治疗，但是由于结核菌产生了耐药，现有抗生素对它无效，这也叫再发传染病（reemerging infectious diseases，RID）。

第二节 常见传染病的社区管理

情景导入

某社区卫生服务中心在辖区范围内就社区居民对艾滋病相关知识的了解情况进行调查，发现有部分社区居民对艾滋病的防护知识认识不足，这不利于艾滋病的预防和控制。于是，社区护士拟定对辖区居民开展关于艾滋病的防控宣教。

请思考：

1. 社区常见传染病有哪些？
2. 从居民个人角度来讲，如何预防常见传染病的发生？
3. 从社区卫生服务角度来讲，如何对常见传染病进行社区管理？

一、艾滋病的社区防护

艾滋病，全称是获得性免疫缺陷综合征（acquired immunodeficiency syndrome，AIDS），是人体感染人类免疫缺陷病毒（human immunodeficiency virus，HIV）而引发的慢性恶性传染病。HIV 病毒特异性破坏人体 $CD4^+T$ 淋巴细胞，导致机体免疫功能严重受损乃至出现缺陷，最终并发各种机会性感染和肿瘤，病死率极高。目前，尚未有治愈本病的方法，但通过采用抗逆转录病毒药物治疗，可延缓病情进展。

（一）流行过程

1. 传染源　患者和 HIV 无症状携带者是本病的传染源，后者尤为重要。HIV 存在于血液和体液中。血液检查发现 HIV 抗体对本病有诊断意义。

2. 传播途径

（1）**性接触传播**：是主要的传播途径。

（2）**血液传播**：输入被 HIV 污染的血液或血液制品，使用被 HIV 污染的注射器、刀具等进而导致传播。

（3）**母婴传播**：又称垂直传播，患有本病的孕妇在妊娠、分娩及哺乳等过程中，将 HIV 传染给下一代。

HIV 在外界环境下抵抗力较弱，短时间内会失去活性和感染力，因此与 HIV 感染者握手、拥抱、共用办公用具、共同进餐等，不会引起 HIV 的传播。

3. 易感人群　人群对 HIV 普遍易感。多性伴侣者、静脉药瘾者等为高危人群。

（二）临床表现

典型的 HIV 感染多经历急性期、无症状期、艾滋病期 3 个阶段。

1. 急性期　大部分患者临床症状轻，常出现发热、腹泻、关节痛、淋巴结肿大等非特异性表现。此期患者体内 HIV 抗体呈阴性，但 HIV 数量高，传染性强。

2. 无症状期　HIV 感染早期出现的症状消失，大多数患者无特殊不适，部分患者可有持续性全身淋巴结肿大，$CD4^+T$ 淋巴细胞数量减少。血液检查可检出 HIV 相关 RNA 和 HIV 抗体。

3. 艾滋病期　可出现发热、盗汗、腹泻、体重下降、持续性全身淋巴结肿大、各种机会性感染和恶性肿瘤等。

（三）社区护理与管理

1. 管理传染源　规范艾滋病检测和病例报告的管理，做好感染者、感染者配偶以及高危人群的检测、咨询等工作。

2. 切断传播途径

(1) **遏制性接触传播**：加强对高危人群以及感染者配偶的健康教育，使其提高防范意识，提倡安全的性行为。

(2) **阻断血液传播**：严格贯彻并落实《中华人民共和国献血法》，采取有效措施减少传染病高危人群献血。不与他人共用针头或注射器、牙刷、刮胡刀、修脚用具、文身用具等。

(3) **预防母婴传播**：将预防艾滋病母婴传播纳入妇幼保健工作中，利用孕产期保健服务，向孕产妇提供该病的咨询、检测、转介以及社区管理等服务。

3. 保护易感人群　在社区内开展关于艾滋病的健康教育活动，充分利用手机、电视、互联网等方式，大力宣传艾滋病的危害、临床表现、传播途径和预防措施等相关知识，提高群众自我防护意识，倡导健康文明的生活方式，降低社区艾滋病的发病率。

4. 健康教育　提倡人们不歧视艾滋病患者，尊重和关爱艾滋病患者，创建和谐、友爱的社区大环境，帮助艾滋病患者融入社会。

> **知识链接**
>
> ### 艾滋病患者的家庭防护
>
> 在家庭中接触感染者和患者的体液或排泄物（血液、阴道分泌物、精液、尿液、粪便及呕吐物等）时，照护者需戴橡胶手套，并将用过的卫生纸装入塑料袋内扎紧后焚烧处理，最后照护者用肥皂洗手。私人物品如剃须刀、牙刷等不能共用。感染者和患者禁止危险性行为。

二、病毒性肝炎的社区防护

病毒性肝炎是感染不同肝炎病毒而引发的以肝功能损害为主的传染病，依据病毒毒株的不同，分为甲型、乙型、丙型、丁型以及戊型肝炎。病毒性肝炎传播途径复杂，传染性强，是威胁人类健康的常见传染病之一。社区常见的是甲型肝炎和乙型肝炎。

（一）流行过程

1. 传染源　甲型肝炎的传染源主要是急性期患者和隐性感染者，尤以后者多见。乙型肝炎的传染源有急、慢性患者和病毒携带者，其中慢性患者和病毒携带者是最主要的传染源。

2. 传播途径　甲型肝炎主要经消化道传播。乙型肝炎的传播途径有血液传播、母婴传播以及性接触传播。

3. 易感人群　人群对各型肝炎病毒普遍易感，各年龄人群均可发病。不同类型肝炎之间可出现重叠感染，从而使病情加重。

（二）临床表现

1. 急性肝炎　分为急性黄疸性肝炎和急性无黄疸性肝炎。

(1) **急性黄疸性肝炎**：主要症状有乏力、食欲下降、恶心、呕吐、厌油腻、尿色加深、皮肤和巩膜黄染、肝区疼痛。

(2) **急性无黄疸性肝炎**：较黄疸性肝炎多见，主要表现为消化道症状，病情较黄疸性肝炎轻。

2. 慢性肝炎　病程超过半年即为慢性。患者可出现乏力、消化道症状、肝区不适、蜘蛛痣、肝掌、肝脾大、肝功能持续异常等表现。

3. 重型肝炎　是一种最严重的临床分型，患者可出现极度乏力、严重的消化道症状、黄疸进行性加深、出血倾向、腹水、肝肾综合征以及肝性脑病等。

4. 淤胆型肝炎　是一种特殊类型的肝炎，以肝内胆汁淤积为主要表现，又称毛细胆管炎型肝炎。

5. 肝炎后肝硬化　主要表现为肝功能异常和门脉高压。

（三）社区护理与管理

1. 管理传染源

（1）**隔离和消毒**：急性患者应进行隔离治疗至体内病毒消失。患者的排泄物、血液、生活物品以及被患者血液污染的医疗用物等均需进行消毒处理。

（2）**相关行业人员的管理**：从事生产、经营食品行业的人员以及保育人员等，每年均需进行体检，一旦发现肝炎患者立即采取隔离治疗措施，发现病毒携带者应及时调离工作岗位。

（3）**乙肝病毒携带者的管理**：乙肝病毒携带者是指血液乙型肝炎表面抗原（HBsAg）阳性，但没有相应的肝炎症状和体征，肝功能正常，经半年观察无变化者。乙肝病毒携带者除不能捐献血液和组织器官，以及不能从事国家明文规定的职业以外，可照常学习和工作，但需定期进行医学随访。乙肝病毒携带者要注意个人卫生及行业卫生；避免自身体液、血液和其他分泌物感染他人；所用餐具、洗漱用具应与他人分开。

（4）**献血者的管理**：严格实行对献血者的体检制度，检测肝功能及 HBsAg，肝功能异常和HBsAg 阳性者不得献血。其他肝炎病毒标志物阳性者亦不得献血。

2. 切断传播途径

（1）**防止消化道传播**：在社区内大力开展卫生宣教活动，提高个人卫生防范意识，养成勤洗手的良好习惯，避免食用不洁食物，避免病从口入。

（2）**加强社区卫生管理**：加强饮食卫生管理、环境卫生管理、从事餐饮行业人员和保育人员的体检管理以及粪便无害化处理，加强对托幼机构和养老机构的卫生监督与管理。

（3）**防止血液传播**：对各种医疗器械均实行严格消毒处理，实行一人一用一消毒。注射用具使用一次性注射器。加强血液及血制品的安全管理工作。

（4）**阻断母婴传播**：向广大社区居民，尤其是育龄妇女，就肝炎的危害及预防方法进行大力宣教，倡导优生优育。将 HBsAg 和丙型肝炎病毒抗体（抗 -HCV）检查列为产前常规检查项目。对于HBsAg 和 / 或抗 -HCV 阳性的孕妇，设专床分娩，产房所有医疗器械均需严格消毒。对 HBsAg 和乙型肝炎 e 抗原（HBeAg）双阳性孕妇所生的婴儿，应用乙型肝炎疫苗和乙型肝炎免疫球蛋白（HBIG）进行联合免疫。

3. 保护易感人群　接种乙肝疫苗是预防乙型肝炎病毒（HBV）感染非常重要的方法。乙肝疫苗已纳入我国计划免疫管理中，所有新生儿均需接种乙肝疫苗。乙型肝炎特异免疫球蛋白可用于意外事故的被动免疫。甲肝疫苗主要应用于幼儿、学龄前期儿童以及高危人群。人血清免疫球蛋白对甲型肝炎的接触者具有一定的保护作用。

4. 健康教育

（1）**心理指导**：患者常因被隔离而产生孤独、消极、自卑等心理。因此，社区护士要对患者有同理心，关爱患者，向患者及其家属说明隔离的意义，帮助他们树立战胜疾病的信心。

（2）**饮食指导**：急性肝炎患者宜进食清淡易消化的食物；慢性肝炎患者宜进食高蛋白、高维生素、低脂肪、易消化的食物；重症肝炎患者需限制蛋白质的摄入量，以减少肠内氨的来源。避免吸烟酗酒，避免使用对肝脏有害的药物。

（3）**生活指导**：患者的餐具、洗漱用品应专人专用；被患者体液、血液污染的衣物用含氯消毒液彻底浸泡消毒；家中患者的密切接触者可采取预防接种以避免该病的进一步扩散。

意外暴露后，如何预防乙型肝炎

在生活或工作中，如果意外接触了乙型肝炎病毒（HBV）感染者的血液或体液，要立即轻轻挤压伤口，排出伤口中的血液，再用 0.9% 的生理盐水对伤口进行冲洗，然后用消毒液处理伤口。

若已接种过乙型肝炎疫苗，且已知乙型肝炎表面抗体（抗 HBs）≥10mIU/ml 者，可以不进行特殊处理。当即检测 HBV DNA 和 HBsAg，并于 3 个月和 6 个月后复查。

若未接种过乙型肝炎疫苗，或虽接种过乙型肝炎疫苗，但抗 HBs<10mIU/ml 者，此时应立即注射 HBIG 200~400IU，并同时要在不同部位接种一针乙型肝炎疫苗，当即检测 HBV DNA 和 HBsAg。然后分别于 1 个月和 6 个月后接种第 2 针和第 3 针乙型肝炎疫苗，并于 3 个月和 6 个月后复查 HBV DNA 和 HBsAg。

三、肺结核的社区防护

结核病是由结核分枝杆菌感染人体引起的慢性传染病，可侵犯呼吸系统、消化系统、泌尿系统、骨关节运动系统、淋巴系统以及神经系统等，临床上以肺结核最为常见。肺结核的社区防护是社区卫生服务的重要工作内容。

（一）流行过程

1. 传染源 主要为结核病患者，特别是活动性肺结核患者，包括痰涂片阳性的所有患者及痰涂片阴性的部分患者。

2. 传播途径 呼吸道传播是肺结核非常重要的传播途径。肺结核患者通过咳嗽、打喷嚏、吐痰等使带有结核分枝杆菌的飞沫进入空气，被易感者吸入体内，增加感染的概率。

3. 易感人群 未感染过结核分枝杆菌的人群具有普遍易感性，尤其是对结核分枝杆菌无特异性免疫力的人群。

结核病的传播与传染源的病情严重度、排菌量、排出飞沫的大小、居室通风情况、接触者的免疫力等因素有关。

（二）临床表现

患者多有结核病接触史。部分结核病患者早期没有明显的全身症状或仅出现轻微症状，如乏力、盗汗等；可在体检时才发现患有该病。在病程中期和晚期，患者会出现明显症状。肺结核的典型临床表现是起病缓慢，病程长，常见的症状有呼吸道症状和全身症状。呼吸道症状包括咳嗽、咳痰，肺内有空洞形成时痰量增加，如继发感染，痰呈脓性，严重者出现咯血和呼吸困难。全身症状包括午后低热、乏力、夜间盗汗、食欲下降、恶心、体重减轻等。

（三）社区护理与管理

1. 管理传染源 关键是早期发现和彻底治愈肺结核患者。倡导社区居民定期体检，胸部 X 线检查有助于发现早期患者，可疑者需进一步做痰结核分枝杆菌涂片等相关检查。对于确诊病例，应及时转介至结核病防治机构进行统一诊疗。社区护士应做好辖区内肺结核患者的定期随访、督导服药以及健康指导等工作，使患者得到有针对性、彻底、有效的治疗，进而提高社区肺结核的治愈率。

2. 切断传播途径

（1）患者居室需通风良好，保持室内空气新鲜，定期消毒，可有效降低结核病的传播概率。

（2）患者外出时应戴口罩；当咳嗽或打喷嚏时，不要朝向他人，需用双层纸巾遮住口鼻；不要随地吐痰，需将痰液吐于纸巾中，与擦拭口鼻分泌物的纸巾一起焚烧。

（3）患者的餐具和寝具需专用。餐具可煮沸消毒；与他人同桌共餐时使用公筷，以避免传染他人。寝具、衣物等可在阳光下暴晒消毒。

3. 保护易感人群

（1）卡介苗接种：卡介苗是无毒的牛型结核菌活菌疫苗，接种后可使未感染者获得对结核病的特异免疫力，这是预防结核病非常重要的方法。接种对象是新生儿、儿童以及青少年等易感者。社区卫生服务机构需根据国家免疫规划做好卡介苗的预防接种工作。

（2）提高身体素质：社区护士通过健康教育，使广大社区居民提高健康意识，纠正不良的生活习惯，如吸烟、酗酒、久坐、熬夜、饮食不健康等；养成良好的生活习惯，如戒烟酒、适度运动、规律作息、饮食健康等，以提高人群整体的免疫力，预防结核病等传染病的发生。

4. 健康教育　社区护士应定期对社区内居民进行预防结核病相关知识的健康教育，提高居民的防病意识，降低社区结核病的发病率。指导高危人群定期体检，做到早发现、早诊断、早治疗。做好患者的随访工作，指导患者合理用药，督促患者治疗期间定期体检，以观察药物疗效和不良反应。

（刘　璐）

思考题

1. 请简述传染病流行过程需具备的三个基本环节。

2. 王女士，40岁，以乏力、食欲下降2周为主诉就诊。门诊查体：神志清楚、体温38.2℃，脉搏80次/min，呼吸17次/min，血压90/65mmHg；皮肤和巩膜黄染；腹部触诊显示肝大、质软，有轻压痛和叩击痛，脾脏未触及。

请思考：

（1）针对王女士的情况，社区护理的下一步措施是什么？

（2）社区护士如何对该患者进行健康指导？

ER 11-3

练习题

第十二章 ｜ 社区康复护理

ER 12-1
教学课件

ER 12-2
思维导图

学习目标

1. 掌握：康复、社区康复、社区康复护理的概念及常见社区康复护理技术。
2. 熟悉：社区康复护理的对象、特点和环境。
3. 了解：社区康复护理评定内容。
4. 学会：运用社区康复常用护理技术对病残者进行康复护理。
5. 具有良好的人文关怀理念和关爱残疾人的职业道德修养。

随着医学的不断发展，康复医学已渗透到医学的各个学科，并贯穿于健康管理的全过程，能够很大程度地提高患者的生活质量。社区康复不仅是医院康复治疗的延续，也是我国推动实现残疾人"人人享有康复服务"，促进残疾人康复的主要方式。社区康复护理是社区康复的重要组成部分，其开展的范围和实施的质量直接影响社区残疾人和老年患者的康复水平和生活质量。

第一节 概 述

情景导入

为了让社区居民在家门口享受优质康复服务，某社区卫生服务中心计划在年内开设脑血管系统神经康复、运动损伤康复、传统中医康复等康复特色门诊，增设 15 张康复病床，并指派社区护士小李将工作重点转向社区康复护理。

请思考：
1. 社区康复服务的形式有哪些？
2. 社区康复护理的主要工作内容是什么？

一、社区康复

（一）相关概念

1. **康复**（rehabilitation） 是指综合协调地应用医学、社会、教育、职业的各种措施，以减轻伤残者的身体、心理和社会功能障碍，使其得到整体康复而重返社会。康复可以分为医疗康复、教育康复、康复工程、社会康复和职业康复等。

2. **社区康复**（community-based rehabilitation，CBR） 是指在社区范围内，依靠社区领导和行政组织，以及社区的人力、物力、财力、信息和技术等资源，以简单实用的方式在社区内进行病残者的普查、预防和康复工作，使分散在社区的病残者得到全面的康复服务，以达到最终能够参与社会生活的目的。

（二）社区康复服务的方式

1. 社区服务保障模式 由民政部门负责，并结合基层社会保障，对社区里老、幼、伤残人员进行收容和康复训练，如社区敬老院。

2. 卫生服务模式 由卫生机构负责，以伤残者为服务对象，利用初级卫生保健组织网络，以家庭为基地，开展康复治疗、预防服务。

3. 家庭病床模式 由社区医疗卫生机构对患者开设家庭病床，由医务人员定期上门对他们进行基本的康复治疗、康复护理。

4. 社会化模式 是政府强调各级部门各类人员积极参与，针对社区内的老年人、伤残人员和慢性病患者，进行医疗、职业和社会方面的康复训练。

二、社区康复护理

（一）概念

1. 康复护理 是在康复实施过程中，为达到躯体、精神、社会和职业的全面康复目标，由护理人员配合康复师和治疗师等康复专业人员，对康复对象进行健康指导和功能训练，从而减轻残疾的影响，使患者达到最大的功能改善和回归社会。

2. 社区康复护理 是指在社区康复过程中，根据总的康复医疗计划，围绕全面康复目标，针对社区中病、伤、残者进行生理、心理、社会诸方面的康复指导，使他们主动地坚持康复训练，减少残疾的影响，预防继发性残疾，以达到最大限度的康复。社区康复护理的精髓在于"社区组织、社区参与、社区训练、社区依靠、社区受益"。

（二）社区康复护理的对象

1. 残疾人 是指在生理、心理和结构上，存在某种组织、功能丧失或不正常，部分或全部失去了以正常方式从事某种活动能力的人。残疾人是社区康复护理的重点对象。

2. 慢性患者 是指身体结构及功能出现病理改变，无法彻底治愈，需要长期治疗护理和特殊康复训练的患者。患有慢性疾病的患者会出现各种各样的功能障碍，具有患病时间长、疾病不易治愈的特点，社区护理人员可通过康复护理指导其进行功能恢复的锻炼，防止原发病的恶化和预防并发症。因此，此类患者对康复护理的需求更为明显。

3. 老年人 老年人作为社区康复护理的对象分为两类。一类，人体进入老年期后，自身生理功能退化，新陈代谢水平降低，会出现听力和视力功能减退、痴呆及行动不便等；另一类，老年人由于疾病（特别是心脑血管病、高血压、糖尿病及慢性骨关节疾病）引起的功能障碍而致残疾。老年残疾人在生活自理、经济收入、参与家庭和社会生活等方面能力下降，均存在着不同程度的康复需求。

（三）社区康复护理的原则

1. 全面康复 按整体护理观实施康复护理，从生理、心理、职业和社会生活上进行全面的、整体的康复。

2. 三级预防 康复预防工作是康复护理的重要组成部分，结合社区卫生工作任务，积极开展残疾的三级预防工作。

3. 因陋就简，因地制宜 社区和家庭的康复训练方法应简单易行，训练技术要易于领会和掌握，训练的场地要因地制宜，利用社区和家庭资源创设康复的条件。训练的器材因陋就简，就地取材。

4. 自我护理 是指在患者病情允许的情况下，通过社区护士的引导、鼓励、帮助和训练，发挥患者机体的残余功能和潜在功能，以替代丧失的部分功能，使患者最终能部分或全部照顾自己，为重返社会生活创造条件。

（四）社区康复护理的内容

1. 普查社区内残疾人的基本情况 依靠社区力量，开展社区状况调查及社区病、伤、残人员的普查，了解病、伤、残的类别、人数、程度、分布等，制订全面康复的护理计划。

2. 配合和实施各种康复治疗活动 依靠社区力量，以基层康复站和家庭为基地，采用各种康复护理技术，开展康复训练，最大限度地恢复康复对象的生活自理能力，使康复对象的器官功能或肢体功能恢复或改善，防止继发性残疾，改善残疾人的生活自理能力和就业能力。

3. 对患者和家属进行健康教育和指导 建立和完善各种特殊教育系统，组织残疾儿童接受义务教育和特殊教育，对不同的康复护理对象开展有针对性的康复知识的宣传教育活动，提高他们的康复保健意识，以促进康复目标的实现。

4. 给予心理支持 通过心理指导与治疗，帮助患者接受身体残障的事实。残障人员基本上要经历五个时期：震惊期、否认期、愤怒期、对抗独立期和适应期。社区护士首先要了解患者对残障的反应，以真诚关心的态度来对待他，带着同感去倾听患者的诉说。同时，还应及时为患者提供一些有关伤残的资料，如伤残的严重性、康复的可能性、康复治疗方法、如何配合等信息，并给予患者鼓励，使之感受到他是一个被完全接受的个体，协助患者顺利度过心理反应期，进入康复阶段。

5. 开展职业培训和参与环境改造 开展职业培训，进行就业辅导，协助解决残疾人的就业问题。环境改造即根据需要改变社区或家庭中对残疾人活动造成障碍的设施，如把台阶改为平整的无障碍通道，去除门槛，在厕所安装扶手并设立残疾人厕位等，以方便残疾人活动。同时评估护理对象的需要，参与设计改造环境和设施，指导患者正确使用相关设施。

第二节　社区康复护理评定

> **情景导入**
>
> 付先生，45岁，半年前因车祸造成下肢瘫痪，生活不能自理。付先生的妻子来到社区卫生服务站反映情况，寻求帮助。
>
> **请思考：**
> 1. 如何对王先生进行日常生活活动能力评定？
> 2. 如何对付先生开展康复护理服务？

一、社区康复护理评定的概念

康复评定是对病、伤、残人员的功能状况及其水平进行定性和/或定量描述，并对评定结果做出合理解释的过程。康复评定是康复医学的重要组成部分，康复评定不同于临床医学的疾病诊断，不是寻找疾病的病因或进行疾病的诊断，而是客观地评定功能障碍的种类、性质、部位、范围、严重程度、发展趋势、预后和转归。社区康复护理评定也称社区康复护理评价或评估，是社区护理人员收集患者的相关资料，对患者的功能状况进行描述，并对评定结果进行比较、分析及解释，对功能障碍进行诊断的过程。社区康复护理评定是社区康复护理工作的重要内容，是社区康复护理的基础，贯穿于社区康复护理的整个过程。

二、社区康复护理评定的内容

（一）残疾评定

残疾评定是通过对残疾人功能状况进行全面、综合的分析，以了解患者残疾的类别、程度，为制订康复治疗和护理方案、评价治疗和护理效果及判断预后提供依据。

1. WHO 的残疾分类　世界卫生组织（WHO）在 1998 年关于国际病损、失能、残障的分类已被世界各国康复医学界所普遍采用。此标准根据残疾的性质、程度及对日常生活的影响把残疾分为病损、失能和残障三类。

2. 我国的残疾评定　2006 年我国在第二次全国残疾人抽样调查中将残疾分为视力残疾、听力残疾、言语残疾、肢体残疾、智力残疾、精神残疾和多重残疾。

（二）肌力评定

肌力（muscle strength）是指肌肉收缩产生的最大力量。肌力评定是测定受试者在主动运动时某块肌肉或肌群收缩的力量，以评定该肌肉的功能状态。肌力测定对肌肉骨骼系统及神经系统病损，尤其对周围神经系统病损的功能评估十分重要。肌力评定方法有徒手肌力检查和器械检查两种方法。

1. 徒手肌力检查　是目前临床常用的检查肌力的方法。检查时要求受试者在特定的体位下，分别在减重力、抗重力和抗阻力的条件下完成标准动作。检查者通过触摸肌腹、观察肌肉运动情况和关节的活动范围以及克服阻力的能力来确定肌力的大小，分级标准见表 12-1。

表 12-1　徒手肌力测试分级标准

级别	名称	标准	为正常肌力的 %
0	零（O）	无可测知的肌力收缩	1
1	微缩（T）	有轻微收缩，但不能引起关节活动	10
2	差（P）	在减重状态下能做关节全范围运动	25
3	尚可（F）	能抗重力做关节全范围运动，不能抗阻力	50
4	良好（G）	能抗重力、抗一定阻力运动	75
5	正常（N）	能抗重力、抗充分阻力运动	100

2. 器械检查　在肌力超过 3 级时，为了进一步较细致地定量评定，可以使用专门的器械和设备做肌力测试。根据肌肉不同的收缩方式有不同的测试方式，包括等长肌力检查、等张肌力检查及等速肌力检查。

（1）**等长肌力检查**：在标准姿势下用特制测力器测定一块肌肉或一组肌群的等长收缩肌力称为等长肌力检查。常用检查项目包括握力、捏力、背肌力、四肢各组肌力测定。

（2）**等张肌力检查**：即测定肌肉进行等张收缩使关节做全范围运动时所能克服的最大阻力称为等张肌力检查。运动负荷可用哑铃、沙袋及砝码等可定量的负重练习器提供。

（3）**等速肌力检查**：等速运动是整个运动过程中运动速度保持不变的一种收缩方式。用带计算机的 Cybex、kin-com 等等速测力器进行肌力测试。

（三）关节活动度评定

关节活动范围（ROM）是指关节运动时所通过的运动弧，通常以度数表示，亦称关节活动度。关节活动度的评定是对于一些能引起关节活动受限的身体功能障碍性疾病，如关节炎、骨折、烧伤以及手外伤等的重要评定过程。测量工具与测量方法如下：

1. 测量工具　包括量角器、电子角度计、皮尺、两脚规等。

2. 测量方法　关节活动度的测量是一项非常严格的评价技术，有较高的信度、效度要求，必须严格按照要求进行测量。主要体位上要求全身所有的关节按解剖中立位放置为 0°。前臂的运动手掌面在矢状面上状态为 0°，检查时应帮助被检查者保持体位的固定，防止被测关节运动时其他关节参与运动。测量时将量角器的中心点准确对到关节活动轴中心，固定臂与构成关节的近端骨长轴平行，移动臂与构成关节的远端骨长轴平行，并随着关节远端肢体的移动，在量角器刻度盘上读出关节活动度。主要关节活动范围见表12-2。

表12-2　主要关节活动范围

上肢			下肢		
关节	运动	正常值	关节	运动	正常值
肩	屈、伸	屈:0°~180°	髋	屈、伸	屈:0°~125°
		伸:0°~50°			伸:0°~15°
	外展	0°~180°		内收、外展	各0°~45°
	内旋、外旋	各0°~90°		内旋、外旋	各0°~45°
肘	屈、伸	0°~50°	膝	屈、伸	屈:0°~150°
前臂	旋前、旋后	各0°~90°			伸:0°
腕	屈、伸	屈:0°~90°	踝	背屈、跖屈	背屈:0°~20°
		伸:0°~70°			跖屈:0°~45°

(四)日常生活活动能力评定

日常生活活动(activities of daily living, ADL)是指人们为了维持生存以及适应生存环境而每天必须反复进行的最基本的、最具有共性的活动,即进行衣、食、住、行和保持个人卫生,以及进行独立的社区活动所必需的一系列基本活动。

1. **日常生活活动分类**　ADL可以分为基础性日常生活活动(BADL)和工具性日常生活活动(IADL)。

(1)**基础性日常生活活动**:是指维持最基本的生存及生活需要所必须每天反复进行的活动,包括:①自理活动,如进食、梳妆、如厕及穿衣等。②功能性移动,如翻身、转移、行走及上下楼梯。

(2)**工具性日常生活活动**:是指人们在社区中独立生活所需要的关键性和较高级的技能,如使用电话、购物、做饭、洗衣、使用交通工具等。这些活动常需要使用一些工具。

2. **日常生活活动能力评定的基本方法**

(1)**提问法**:是通过提问的方法来收集资料并进行评价,可以采用口头提问和问卷提问两种方式。

(2)**观察法**:是指检查者亲自观察患者进行日常生活活动的具体情况,评估患者的实际活动能力。

(3)**量表法**:是采用经过标准化设计、具有统一的内容及评价标准的检查表评定ADL。

3. **日常生活活动能力评定常用评价工具**　临床常用的ADL评定量表主要有巴塞尔(Barthel)指数和功能独立性评定。用这些量表进行评定既能够可靠地表明不同的功能水平及残损程度,又可以敏感地反映功能的改善或恶化。

(1)**巴塞尔指数**:该评定方法主要通过对进食、洗澡、修饰、穿衣、控制大便、控制小便、如厕、床椅转移、平地行走45m及上下楼梯10项日常活动进行独立程度打分的方法来评定ADL能力,见表12-3。

表12-3　巴塞尔指数

日常活动项目	独立	需部分帮助	需极大帮助	完全不能独立
进食	10	5	0	0
洗澡	5	0	0	0
修饰(洗脸刷牙等)	5	0	0	0
穿衣(系鞋带等)	10	5	0	0
控制大便	10	5(偶尔失控)	0(失禁)	0

日常活动项目	独立	需部分帮助	需极大帮助	完全不能独立
控制小便	10	5(偶尔失控)	0(失禁)	0
如厕(包括拭净、整理衣裤、冲水)	10	5	0	0
床椅转移	15	10	5	0
平地行走45m	15	10	5(需轮椅)	0
上下楼梯	10	5	0	0

注:巴塞尔指数评分正常总分为100分。60分以上说明患者的ADL基本可以自理,60~40分者为中度功能障碍,生活需要帮助;40~20分者为重度功能障碍,生活依赖明显;20分以下者生活完全依赖,完全需要帮助。

(2)**功能独立性评定**(FIM):是近年来提出的一种能更为全面、客观地反映患者ADL能力的评定方法。其内容包括6个方面,共18项。按照患者完成各项活动时的独立程度、对辅助器具或设备的需要以及他人给予帮助的量化分为7级,每项最高得分为7分,最低得分为1分,具体评分标准见表12-4。

表12-4 FIM评分标准

能力	得分	评分标准
完全独立	7	安全规范地完成活动,不用辅助设备,在规定时间内完成
有条件独立	6	需要辅助设备才能完成活动,或超过规定时间,或需考虑安全问题
监护	5	需要他人给予提示或示范就可以完成活动,不需要接触身体的帮助
最小量帮助	4	患者需要接触身体的帮助,但自己在活动中付出的力量≥75%
中度帮助	3	患者需要接触身体的帮助,但自己在活动中付出的力量为50%~75%
最大帮助	2	患者需要接触身体的帮助,但自己在活动中付出的力量为25%~50%
完全依赖	1	患者需要接触身体的帮助,但自己在活动中付出的力量≤25%

注:FIM评分总分最高为126分,最低为18分。按照FIM评分可以对患者的自理能力进行分级。126分:完全独立;108~125分:基本独立;90~107分:极轻度依赖或有条件独立;72~89分:轻度依赖;54~71分:中度依赖;36~53分:重度依赖;19~35分:极重度依赖;18分及以下:完全依赖。

第三节 社区康复护理常用技术

情景导入

张大爷半年前因脑出血导致运动障碍,生活无法自理,出行只能以轮椅代步,整天闷闷不乐。家人得知社区卫生服务中心提供脑血管系统神经康复服务,离家又近,便推着老人前来试试。刚来时,经评估检查,老人的站立能力为0级,步行能力也为0级。在医护人员、家属的鼓励和陪伴下,经过运动康复、作业疗法、语言康复,并结合中医、理疗等综合治疗,半个月后,老人就能辅助站立和行走,肌力、语言方面也有了很大的改善。

请思考:

1.常用的社区康复护理技术有哪些?

2.如何指导张大爷进行日常生活活动能力训练?

一、康复护理环境

环境与健康密切相关,创造一个理想的康复环境,已成为护理工作中一项主要的工作内容。

(一)物理康复环境

为保证康复治疗的顺利进行,物理环境应遵循无障碍设施原则。无障碍设施是为方便残疾人使用的城市道路和建筑物的设计。

1. 出入口 为了方便轮椅使用者的活动,出入口应设有斜坡,倾斜角度在5°左右,或每增长30cm坡度应增加高度2.5cm,宽度为1~1.14m,两侧要有5cm高的凸起围栏以防轮子滑出,出入口内外应有1.5m×1.5m的平台部分与斜坡相接。

2. 楼梯 以电梯代之为宜,电梯的设置必须便于乘坐轮椅者使用,门宽不小于80cm,电梯厢面积不小于1.5m×1.5m,电梯控制装置的高度离地面应在76.2~95cm。若设有楼梯,阶梯的高度应小于15cm,深度为30cm,两侧应设65~85cm高的扶手。

3. 走廊 宽度为1.4m,能同时通过两辆轮椅的走廊宽度不小于1.8m。

4. 房门 取消门槛,门宽要有利于轮椅通过,最少为85cm;以轨道式推拉门为宜,以方便残疾人使用;门把手要低于一般门把手所安装的高度,门锁最好为按压式,方便患者入户。

5. 家居设施高度 由于坐在轮椅上手能触及的最大高度为1.22m,因此,家居设施的高度均应低于一般常规高度。例如:墙上电灯开关应低于92cm;衣柜内挂衣的横木不超过1.22m;桌面高度不超过80cm;椅座不高于45.72cm;洗手池的最低处应大于69cm,使乘坐轮椅者的腿部能进入池底,便于接近水池洗漱;厕所一般采用坐便器,其高度为40~45cm;浴盆盆沿的高度应与轮椅坐高相近,为40~45cm。

6. 扶手 在楼道、走廊、厕所、洗澡间及房间的墙壁上应安装扶手,便于患者和行动不便的老年人在行走和站立时使用。注意地面应防滑、无障碍物。

(二)心理康复环境

为了保障康复治疗能够取得满意的效果,创造良好的心理康复环境是护理工作中不可忽视的重要环节。

1. 创建良好心理康复环境的重要性 心理健康是指在身体、智能及情感上保持最佳状态。目前人们认识到与疾病相伴或导致疾病发生的心理障碍和躯体疾病相比,其治疗难度要大得多。因此建立良好的心理康复环境,其意义和重要性十分明显。所以,康复护理人员在护理工作中,要把医学心理学知识和方法与现代康复护理的理论有机结合起来,使广大的伤、病、残者和老年人通过康复治疗,不仅躯体上的疾病得以改善和恢复,心理问题也得以矫治,从而保证康复计划的顺利实施,最终达到回归家庭和社会的康复目标。

2. 提供良好心理康复环境的措施 良好的康复环境,主要是通过康复医护人员采取相关措施去努力营造的一种温馨、和谐、舒适的生活和治疗环境。

(1)**创造积极的情绪环境**:在社区康复护理过程中,应尽力减轻和改变消极情境,创造一种积极向上的情境,从而使社区康复对象受到一定的感染作用。如让性格开朗、情绪稳定的患者与情绪低落、悲观失望者进行交流,用一方积极的情绪和康复的态度去感染和改变另一方;或在社区康复对象心态不佳时,有意介绍一些康复成功的典型案例,以情境感染来激发出社区康复对象积极的心理状态。

(2)**建立和谐的沟通环境**:应主动加强与社区中康复患者的接触和交谈,态度和蔼亲切,并善于正确运用语言技巧,用康复患者能够理解的最好方式和语言进行交流。对有语言障碍的社区康复对象,交谈中不可急于求成,要善于理解对方情感表达的内容和方式,当对方听不明白时,可表述出容易理解的几种意思,通过让他以点头或摇头示意的方式来确认。

（3）**尊重理解残疾者**：在进行各项护理操作和功能训练前，应取得残疾者的同意后才能为其进行操作或训练，并让他们从心理上对实施的社区康复服务感到满意，因为情绪的好坏可影响到康复效果和身心健康。在工作中对社区残疾者要一视同仁，注意耐心细致，因人而异，要尊重患者的人格，保护好患者的隐私，以诚恳的态度取得患者的信任，建立良好的护患关系。

二、良肢位与功能训练

（一）正确的体位摆放

正确的体位可以避免关节僵硬、关节活动度降低及肌肉挛缩，防止加重患者的残疾，因此，每隔 2~3 小时应对患者的体位进行转换和矫正。体位变化不仅可以促进感觉功能的恢复，还能给予大脑正常的刺激。

1. **仰卧位**　仰卧位可以加重偏瘫患者的痉挛模式，如患手常常放在胸前可使患侧肩胛骨后缩及内收，上肢屈曲、内旋，下肢外旋，足下垂及内翻，要预防这些异常，应在患侧身体长轴方向垫枕头，从肩关节到膝关节（图 12-1）。具体方法：①头部放在枕头上，注意不能使胸椎屈曲。②肩关节抬高向前，用一个枕头放在肩下预防后缩。③整个患侧上肢放置于枕头上，呈外旋肘伸直位。④腕伸展，旋后，掌心向上，手指伸直并分开，拇指外展。⑤患侧臀部下面放一枕头，预防骨盆后缩及下肢外旋。⑥任何时间均应避免半卧位，以免加重躯干及下肢痉挛。⑦将一毛巾卷放在膝关节下面使膝关节略屈，防止下肢外旋；仰卧位时也可定时将上肢抬高过头。

2. **患侧卧位**　患侧卧位对偏瘫患者非常重要，早期采取患侧卧位可以减轻痉挛，促进本体感觉的输入，同时有利于健侧肢体自由活动。①协助患者翻身，患侧肢体在下方，患者头下放置适当的软枕。②躯体稍向后旋，背部用枕头支撑。③患肩向前拉出，以避免受压和后缩。④患侧上肢外展，肘关节伸直，前臂旋后，掌心向上。⑤患侧髋关节略后伸，膝关节呈稍屈曲状态，踝关节应置于屈曲 90° 位，防止足下垂。

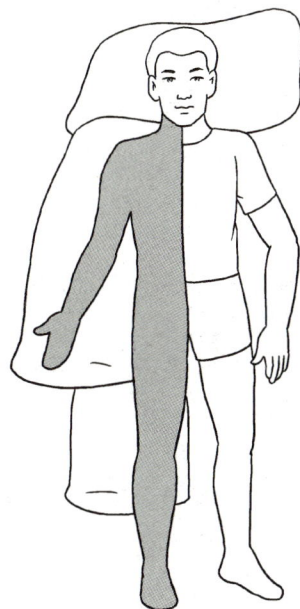

图 12-1　仰卧位

⑥健侧上肢置于身上或身后的枕头上，避免放在身前，以免带动躯干向前引起患侧肩胛骨后缩。⑦健侧下肢自然屈髋屈膝放在患腿前面，腿下放一长枕进行支撑（图 12-2）。

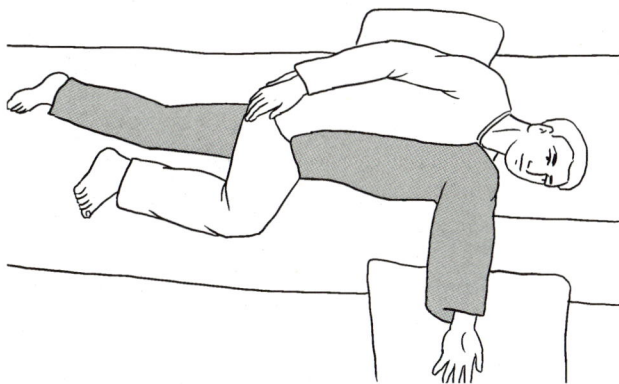

图 12-2　患侧卧位

3. **健侧卧位**　偏瘫患者采取健侧卧位，可以将患侧肢体置于抗痉挛体位，可防止压疮的发生及促进患侧的胸式呼吸。患者向健侧卧位翻身要比向患侧卧位翻身困难，因此在早期需他人帮助。

具体方法：①头放在枕头上，保证患者感到舒适。②胸前放一软枕，患肩充分前伸。③患侧上肢放在枕头上，调高至100°左右。④肘关节、腕关节及手指伸直，手掌向下。⑤患者健侧上肢放在最舒适的位置上。⑥患腿下放一长枕，患侧髋关节、膝关节尽量前屈90°，放置于长枕上，注意患侧踝关节不能内翻悬于枕头边缘，以防造成足内翻及足下垂。⑦健侧肢体自然放置（图12-3）。

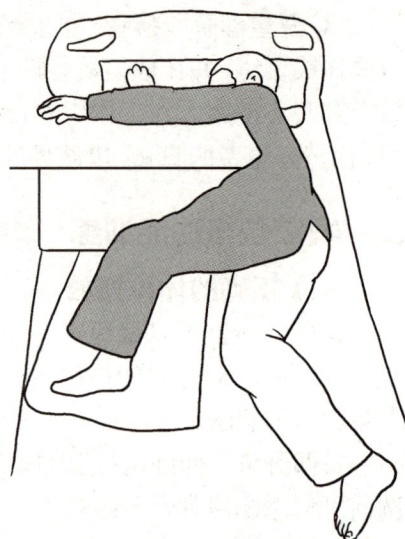

图 12-3　健侧卧位

（二）关节被动训练

关节被动训练是指徒手对麻痹、疼痛等原因导致的活动受限，不能进行主动运动的患者所采用的训练方法，目的是维持关节活动度。

1. 活动头部　在发病早期，通过正确体位摆放及被动运动来保持颈部的活动性非常重要，头部应向各个方向进行运动，特别是向一侧屈曲，用一只手固定一侧肩胛骨，用另一只手将头向对侧运动。

2. 旋转躯干上部　屈曲及旋转躯干可以防止胸椎僵硬，适用于长时间卧床或坐轮椅的患者。具体方法：①站在患者床边面对其躯干，将患者对侧上肢放在肩上，将双手放在患者肩胛骨上，双手重叠在一起，靠近头部的手放在上面。②患者完全放松，向对侧臂部方向抬胸部，重心向一侧转移。③让患者配合康复师的运动，不要有任何阻力，头仍然放在枕头上。④如果患者躯干僵硬或过度活动，躯干可能只能在伸展状态下旋转，应仔细观察胸部运动及位置，必要时将一只手放在胸骨柄上来帮助躯干的屈曲旋转。⑤运动至没有阻力时为止。

3. 保持全身关节活动范围内的被动运动　为了促进患者的日常生活活动能力，必须对其上体进行运动，防止关节活动受限。护士一手固定肢体近端关节，以防止代偿性运动，一手支持远端关节，按照各关节固定的各个轴进行各关节各方向的运动，当活动到最大幅度时宜做短暂维持。每日训练2次，每种运动每次3~5遍。如肩关节运动训练的具体方法：①屈曲、伸展：一手握腕关节使其呈背伸位、拇指外展、手指伸展、手掌向上，另一手扶持肘关节使其呈伸展位，随着上肢功能的恢复，逐渐扩大关节的活动范围。②内收、外展：在进行肩关节外展、内收运动训练时，一手固定腕关节使其背伸、拇指外展、手指伸展，另一手扶持肩胛骨下角，在上肢外展的同时使肩胛骨下角向上旋转，偏瘫早期患者仅完成正常关节活动范围的50%即可。③内旋、外旋：患者取仰卧位，肩关节外展80°、肘关节屈曲90°，一手固定肘关节，另一手握腕关节，以肘关节为轴，前臂向前、向后运动，完成肩关节内旋、外旋训练，偏瘫早期患者仅完成正常活动的50%即可（图12-4）。

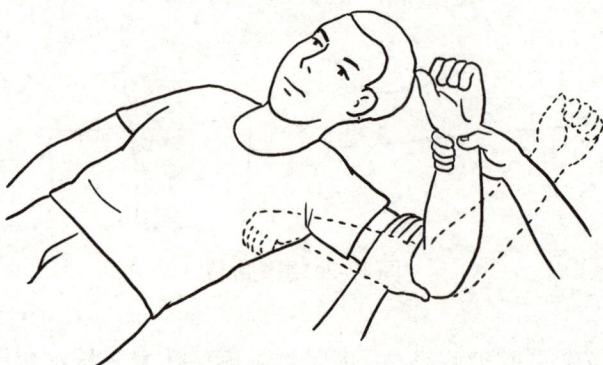

图 12-4　肩关节运动

桥式运动

  髋关节的运动训练中髋伸展运动即为桥式运动（图 12-5），这项运动可帮助换床垫、穿脱衣服、定时抬高臀部，还可预防压疮的发生，抑制了下肢的伸肌痉挛，促进了分离运动的产生。具体方法是患者取仰卧位，双膝屈曲，抬高臀并保持平衡，护士将一只手放在患侧股内下端，将膝关节向下压，并将股骨踝部向足方向牵拉；另一只手的手指伸直刺激臀部，帮助患者伸展；然后让患者健足抬离床面，保持骨盆处于水平位，不要让骨盆向健侧旋转。

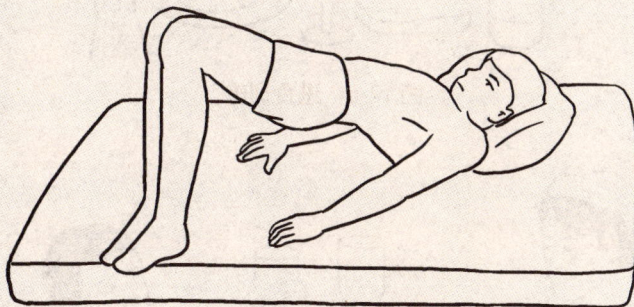

图 12-5　桥式运动

三、日常生活活动能力训练

  日常生活活动是指人们在日常生活中完成衣、食、住、行等所需要的基本动作以及将这些活动连续起来的转移活动。患者通过日常生活活动能力训练，掌握一定的方法和技巧，可最大限度地提高生活自理能力。

  制订的训练计划应在患者力所能及的范围内，在进行日常生活活动能力训练时，应注意以下几点：日常生活活动要与训练目的相结合；对患者的训练要有针对性；患者必须参与到活动中去；在辅助患者活动时，要用手引导患者进行活动；在患侧对患者整个身体进行引导和控制。

（一）饮食动作训练

  饮食是人体摄取营养的必要途径，营养是保证人体健康的重要条件。康复患者常因进食不能自理而直接影响营养的补充。因此，对意识清醒、全身状况稳定的患者进行饮食动作训练，有助于促进其身体康复，对提高生活活动能力具有很重要的意义。

  1. 进食训练　具体方法：①患者身体靠近餐桌，患侧上肢放在桌子上，手臂处于正确的位置可以帮助患者在进食时保持对称直立的坐姿。②将食物及餐具放在便于使用的位置，必要时碗、盘应用吸盘固定。③用健手握持筷（勺）子，把筷（勺）子放进碗内，拨动筷（勺）子把食物送进口中，咀嚼、吞咽食物。④帮助患者用健手把食物放在患手中，再由患手将食物放入口中，以训练健、患手功能的转换。⑤当患侧上肢恢复一定主动运动时，可用患手进食。⑥丧失抓握能力、协调性差或关节活动受限者，应将食具加以改良，如使用加长加粗的叉、勺，或将叉、勺用活套固定于手上（图 12-6）。

  2. 饮水训练　具体方法：①杯中倒入适量的温水，放于适当的位置。②可用患手持杯，健手帮助，以稳定患手，端起后送至嘴边（图 12-7）。③缓慢倾斜杯子，倒少许温水于口中，咽下。④必要时用吸管饮水。

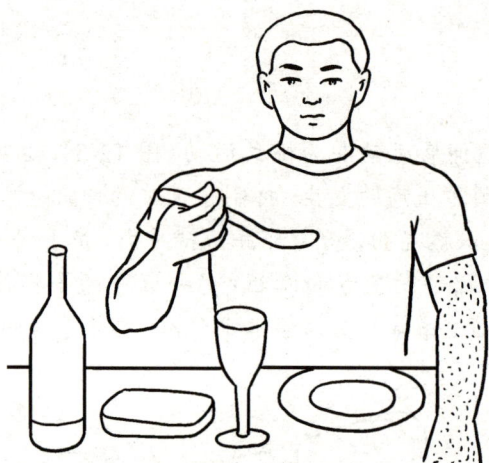

图 12-6　进食训练

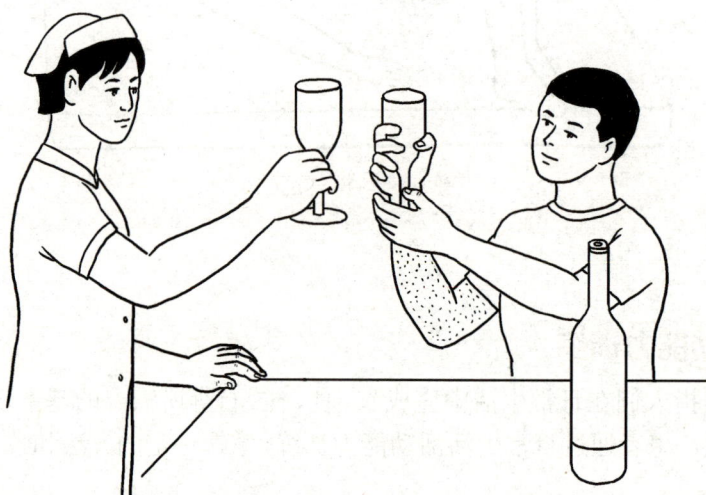

图 12-7　饮水训练

（二）穿脱衣服训练

衣物穿脱是日常生活活动中必需的动作。康复患者因功能障碍，造成衣物穿脱困难，只要患者能保持坐位平衡，有一定的协调性和准确性，就要开始指导其进行穿脱衣物训练，以尽快获得独立生活的能力。下面以偏瘫患者为例介绍瘫痪患者穿脱衣服训练。

1. **穿脱开衫上衣**　穿衣时，患者取坐位，健手找到衣领，将衣领朝前平铺在双膝上，患侧袖子垂直于双腿之间。用健手将患肢套进衣袖并拉至肩峰→健侧上肢转到身后，将另一侧衣袖拉到健侧斜上方→穿入健侧上肢→整理并系好扣子。脱衣过程与穿衣相反，健手解开扣子→健手脱患侧衣服至肩下→脱健侧衣服至肩下→两侧自然下滑脱出健手→脱出患手（图 12-8）。

2. **穿脱套头上衣**　穿衣时，患者取坐位，健手将衣服平铺在健侧大腿上，领子放于远端，患侧袖子垂直于双腿之间。健手将患肢套进袖子并拉到肘以上→穿健侧袖子→健手将套头衫背面举过头顶→套过头部→整好衣服。脱衣先将衣服上推至胸部以上→用健手拉住衣服背部→从头转到前面→脱出健手→脱出患手。

3. **穿、脱裤子**　穿裤子时，患者取坐位，健手置于腘窝处将患腿抬起放在健腿上。健手穿患侧裤腿，拉至膝盖以上→放下患腿，全脚掌着地→穿健侧裤腿，拉至膝上→抬臀或站起向上拉至腰部→整理并系紧腰带。脱裤时，患者取站立位，松开腰带→裤子自然下落→坐下抽出健腿→抽出患腿→健腿从地上挑起裤子→整理好，备用（图 12-9）。

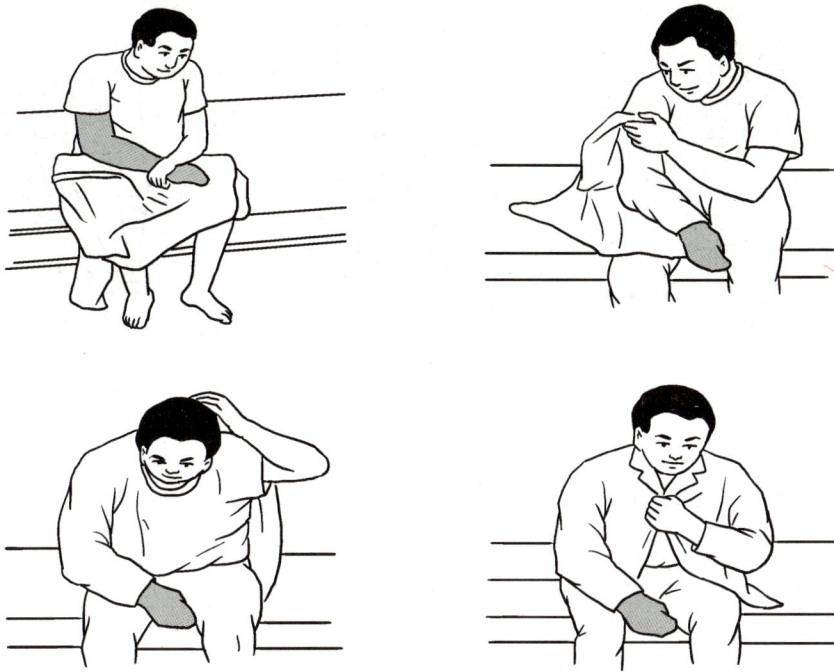

图 12-8　穿开衫衣服

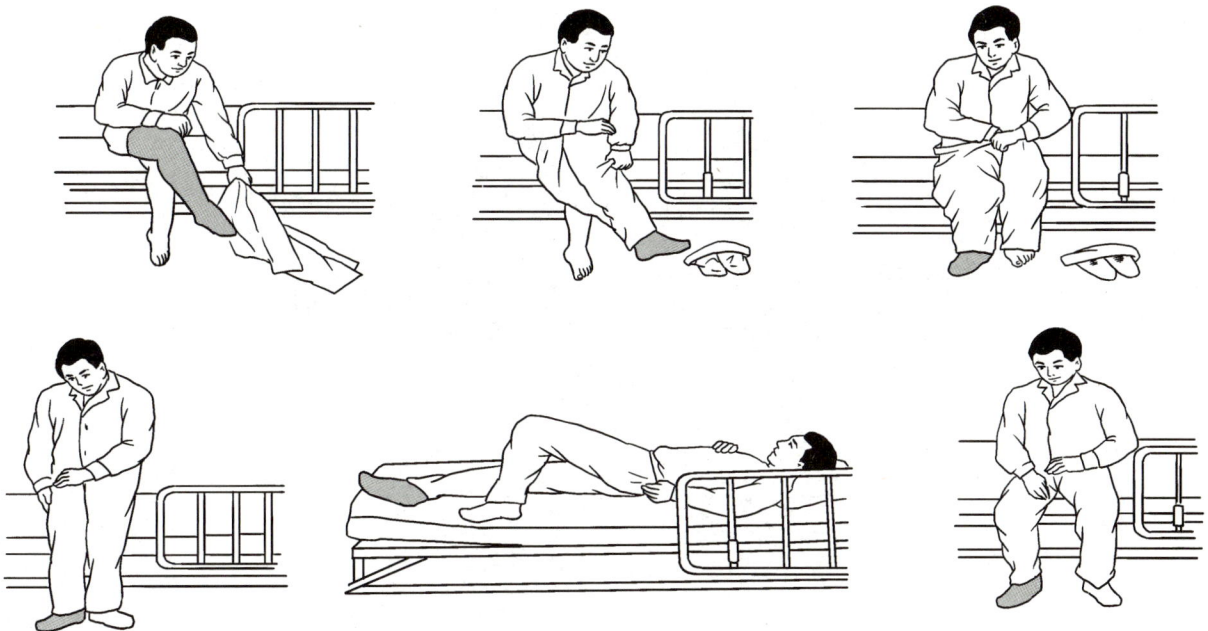

图 12-9　穿裤子

4.**穿脱鞋袜**　穿鞋袜时,患者取坐位,双手交叉将患腿抬起放在健腿上→健手为患足穿鞋或穿袜子→放下患腿,全脚掌着地,身体重心转移至患侧→将健腿放在患腿上→穿好健足的鞋或袜子。脱鞋或脱袜子顺序与穿相反(图 12-10)。

(三) 个人卫生训练

清洁卫生是人不可缺少的需要。全身皮肤的清洁对于调节体温和预防并发症有重要的意义。康复患者生活不能自理,大多不能解决个人卫生问题,不仅影响健康,也影响个人形象。因此,当患者能在轮椅上坚持坐位 30 分钟以上,健侧肢体肌力良好时,即可进行个人卫生训练。训练方法如下:

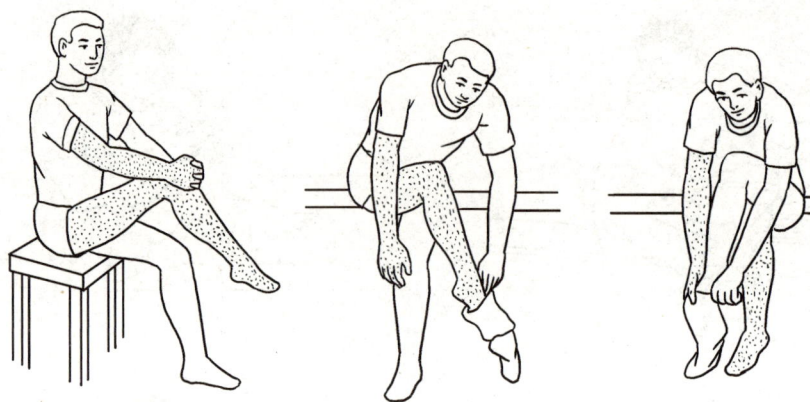

图 12-10　穿袜子

1. 洗脸、洗手、剪指甲等训练　具体方法：①患者坐在洗脸池前，用健手打开水龙头放水，调节水温。健手洗脸、洗患手及前臂（图 12-11 A）。洗健手时，患手贴在水池边伸开放置，将毛巾固定在水池边缘，涂过香皂后，健手及前臂在患手或毛巾上擦洗（图 12-11B）。拧毛巾时，将毛巾套在水龙头上或患侧前臂上，用健手将两端合拢，向一个方向拧干（图 12-11 C）。②打开牙膏盖时，可借助身体将物体固定（如用膝夹住），用健手将盖旋开，刷牙的动作由健手完成，必要时可用电动牙刷代替。③清洗义齿或指甲，用带有吸盘的毛刷、指甲锉等，固定在水池边缘清洗。④剪指甲时，可将指甲剪固定在木板上进行操作（图 12-11D）。

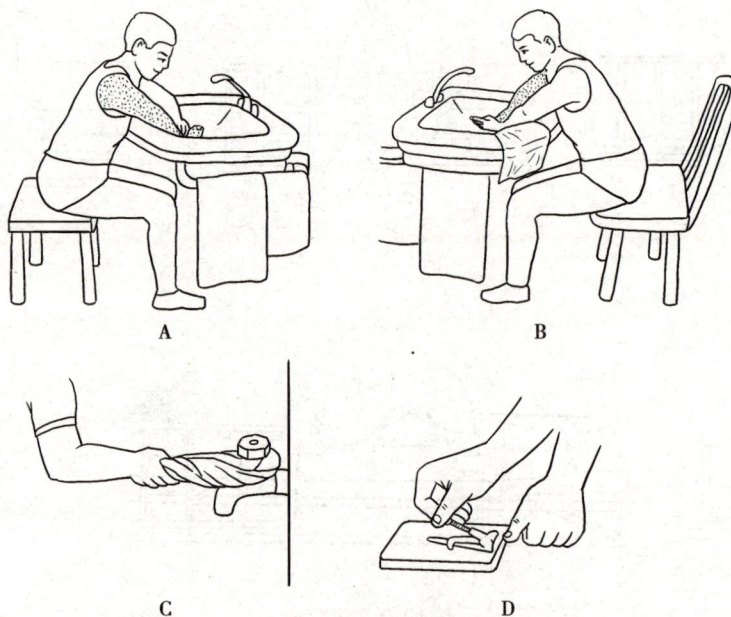

图 12-11　洗脸、洗手、剪指甲

2. 洗澡训练　具体方法：①盆浴时，患者坐在紧靠浴盆的椅子上，脱去衣物，用双手托住患腿放入盆内，再用健手握住盆沿，健腿撑起身体前倾，抬起臀部移至盆内，健腿放入盆内；亦可用一块木板，下面拧两个橡皮柱固定在浴盆一端，患者将臀部移向盆内木板上，健腿放入盆内，再帮助患腿放入盆内。②洗涤时，用健手握毛巾擦洗或将毛巾一端缝上布套，套于患臂上协助擦洗，也可借用长柄海绵球擦洗背部和身体远端。③拧干毛巾时，将毛巾压在腿下或夹在患侧腋下，用健手拧干。④洗毕，出浴盆顺序与前面步骤相反。⑤淋浴时，患者可坐淋浴凳或椅子，这样洗澡较容易进行（图 12-12）。

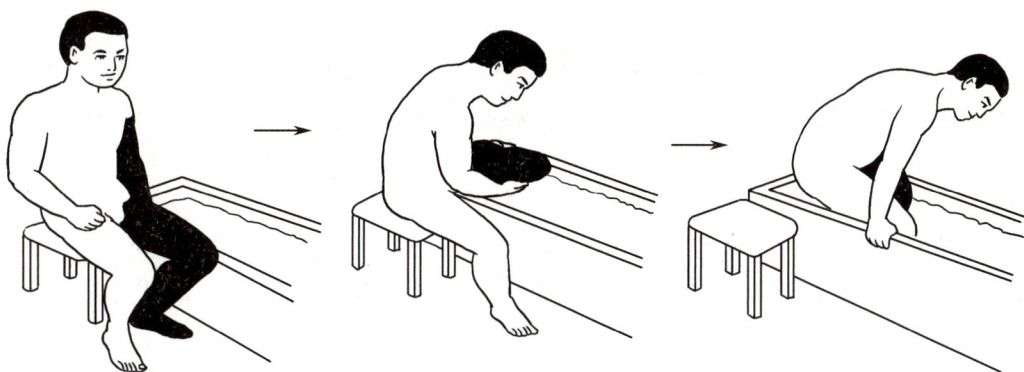

图 12-12　洗澡

（四）日常生活活动能力训练的注意事项

1. 训练前做好各项准备。如帮助患者排空大小便，避免训练中排泄物污染训练器具；固定好各种导管，防止训练中导管脱落等。

2. 训练应由易到难，循序渐进，切忌急躁，可将日常生活活动的动作分解为若干个细小动作，反复练习，并注意保护，以防发生意外。

3. 训练时要提供充足的时间和必要的指导，护理人员要有极大的耐心，对患者的每一个微小进步都应给予恰当的肯定和赞扬，以增强患者的信心。

4. 训练后要注意观察患者的精神状态和身体状况，如是否过度疲劳，有无身体不适，以便及时进行处理。

第四节　常见病、伤、残人员的社区康复护理

情景导入

刘先生，58 岁，居家劳动时突然从梯子上坠落，摔倒在地，造成脊髓挫裂伤，损伤平面以下运动及感觉功能丧失，二便失禁，神志不清。经住院治疗 2 个月后，病情好转，现回到家中继续进行康复治疗。社区护士小王在家庭访视时对刘先生进行康复护理评估。刘先生双下肢肌力为 0 级，双下肢肌肉萎缩，感觉平面为髋关节以下 7cm，大小便失禁，情绪低落。

请思考：

1. 护士小王如何对刘先生进行二便管理？
2. 对刘先生应采取哪些康复护理措施？

一、脑血管意外偏瘫患者的社区康复护理

（一）概述

脑血管意外又称脑卒中或中风，是指脑血管痉挛、闭塞或破裂，造成急性脑循环障碍导致局限性或弥漫性脑功能缺损的临床综合征，主要表现有运动功能障碍、感觉功能障碍、ADL 能力障碍、言语功能障碍、认知功能障碍等，其中偏瘫表现为对侧肢体的瘫痪，是最常见的一种临床综合征。临床上将分脑血管意外为两大类：缺血性脑血管意外和出血性脑血管意外。脑血管意外致残后严重影响患者的日常生活，同时社会和家庭负担明显加重。因此，脑血管意外患者出院后在家庭和社区阶段的康复治疗是极为重要的，尤其是肢体功能障碍的训练。

（二）社区康复护理

1. 康复护理目标 通过康复训练，防止并发症和减少后遗症；恢复或重建功能，发挥残余功能；调整患者的心理状态；学习辅助工具的使用，最大限度完成生活自理，提高生活质量，争取早日回归社会。

2. 康复护理措施

（1）**急性期的康复护理**：急性期指发病1周的这段时间。原则：积极抢救生命，早期介入康复护理，预防并发症，为功能恢复创造条件。①按摩：可促进血液、淋巴回流，防止或减轻局部水肿。按摩要轻柔、缓慢，有节奏地进行。对肌张力高者采用均匀压力手法，使其放松，对肌张力低者，则给予快速叩击、抚摸手法等。②被动运动：肢体被动活动每日2次以上，直至主动运动恢复。先活动大关节后活动小关节，先上肢后下肢，运动幅度从小到大，循序渐进，缓慢进行。③良肢位摆放：早期注意床上的正确体位，对防止痉挛、预防继发性损伤及诱发分离运动具有重要意义。体位安置方法见本章第三节。④体位变换：一般每2小时翻身、按摩一次。⑤二便管理：大小便失禁者经常更换垫布，保持局部皮肤清洁。⑥饮食管理：保证营养，对意识障碍、吞咽困难者注意防止误吸。

（2）**恢复期的康复护理**：发病后1~3周左右，病情稳定，便进入恢复期，可以进行功能训练。主要是调适心理的综合训练，恢复或重建身体功能，预防并发症及减少后遗症。①心理护理：多数脑卒中患者表现为睡眠障碍、抑郁，所以要积极进行心理疏导，取得家庭与社会的支持和配合。②体位转换：利用各种护理治疗机会，如发药、打针等，指导患者主动、正确地进行体位转换并保持正确的姿势。③提高患者的生活自理能力：日常活动中注意用健手带动患手共同完成一些动作，如洗漱、穿脱衣服和鞋袜、写字及拿取物品等。④运动功能训练：一般按照运动发育顺序和不同姿势反射水平进行。其顺序一般为：翻身→坐位→坐位平衡→双膝直立平衡→单膝直立平衡→坐到站→站立平衡→步行。主要的训练模式有床上翻身训练、上肢及手功能训练、桥式运动、床边坐起训练、坐位平衡训练、从坐起到站立训练、站立及站立平衡训练、步行训练、上下楼梯训练及日常生活活动能力训练等。

3. 后遗症期的康复护理 此期开始时间无明显界限，一般认为发病半年后。后遗症包括肢体痉挛、肌力减退、挛缩畸形、共济失调、姿势异常甚至瘫痪等。目的是继续训练和尽可能利用残余功能，争取最大限度地实现日常生活自理，并尽可能改善患者的周围环境以适应残疾，同时进行职业康复训练，使患者尽可能回归社会。

（1）经过训练仍然不能行走者，应每日练习翻身和坐位，以减少压疮、肺炎及尿路感染等并发症的发生。

（2）定期到医院或社区康复机构进行评价或指导，在医务人员指导下继续进行维持性康复训练（包括全身体质增强和针对性训练），以防功能退化。

（3）必要时使用辅助器具，如手杖、步行器及轮椅等，以补偿患肢功能。

（4）对患侧肢体功能不可恢复或恢复较差者，应充分发挥健侧的代偿功能。

（5）家庭的环境应做必要的改造，如去除门槛、台阶改为坡道等，以适应患者完成日常生活活动的需要。

（6）**心理护理**：引导患者正确对待疾病，帮助其树立战胜疾病的信心，以积极的人生态度对待生活。

（7）**健康教育**：社区护士应向患者耐心讲解康复知识，指导患者进行自我护理和康复训练，由替代护理变为自我护理，保证患者顺利地回归社会。

（8）**职业训练和社会回归康复**：针对患者的功能障碍程度，提供就业指导和训练，努力帮助他们解决就业问题。

二、脊髓损伤患者的社区康复护理

（一）概述

脊髓损伤是指由损伤或疾病等因素引起的脊髓结构或功能损害，导致损伤平面以下运动、感觉、自主神经功能的障碍。脊髓损伤根据损伤的程度通常分为完全性脊髓损伤、不完全性脊髓损伤。主要表现为损伤平面以下运动和感觉障碍、肌肉痉挛、排便功能障碍、性功能障碍等。

（二）康复护理措施

1. 正确体位　见本章第三节。

2. 呼吸功能训练　鼓励患者用腹式呼吸配合缩唇呼吸进行呼吸功能训练，用胸部叩击、胸部震颤、超声雾化吸入法等协助排痰，帮助患者完成有效的呼吸。

3. 运动功能训练　指导患者进行运动功能训练，如翻身训练、坐位训练、转移训练、立位训练及步行训练等。

4. 排尿功能训练

（1）早期进行留置导尿引流尿液，每2~4小时开放尿管1次，训练膀胱自主收缩功能。

（2）采用间歇性清洁导尿，使膀胱周期性地扩张和排空，维持正常的生理状态，降低尿路感染率，促进膀胱功能恢复。

（3）鼓励患者多饮水，每日饮水2 000~2 500ml。

（4）盆底肌肉锻炼：指导患者收缩耻骨、尾骨周围肌肉，每次10秒，重复10次，5~10次/d。

5. 排便功能训练

（1）**按摩法**：用双手示指、中指、无名指重叠，沿结肠走行方向，由升结肠→横结肠→降结肠→乙状结肠方向做环状按摩，可促进肠蠕动，帮助排便，2次/d，每次10分钟。

（2）**调理饮食**：指导患者多吃蔬菜、水果、粗粮等膳食纤维多的食物，多饮水。

（3）**手指按压肛门周围**：2次/d，每次5分钟，以反射性引起肠蠕动，促进排便。

（4）**药物疗法**：有便秘者，可口服软便剂如液状石蜡、番泻叶及麻仁丸，或使用肛门栓剂。

6. 日常生活活动训练　训练进食、洗漱、穿衣及如厕等，也可借助辅助器具来补偿功能性缺陷和运动限制。

7. 心理-社会问题　脊髓损伤患者由于存在各种功能障碍，影响自己的婚姻、教育、就业等，往往会产生抑郁、自卑等心理状况，应争取患者及家属的合作，调动患者的积极性，并根据患者职业爱好和功能状态进行就业指导训练，争取使患者早日回归社会。

8. 创造良好的居家环境　建议患者家属改造居家环境，如不设门槛，使用坐便器，安置扶手，采用能摇动的床；房间布局简洁，以便患者上下轮椅，且有较大的活动空间等。

9. 配备相应的辅助器具　配备轮椅、矫形固定器、功能性电刺激器、生活自助器具等。

10. 并发症的处理　常见并发症有肺炎、血栓性静脉炎、尿路感染、肌肉萎缩及关节挛缩等，应及时做好相应的处理。

知识链接

常用的康复器械

1. **平行杠**　是患者利用上肢支撑体重进行站立、步行等训练的康复训练设备，主要用于站立训练、步行训练、肌力训练、关节活动度训练等。

2. **站立架**　是训练患者站立功能的装置，可使功能障碍者稳定地保持在站立位，常见类型有单人型、双人型、四人型等，主要适用于脊髓损伤者及脑瘫患儿。

3. 肋木 是靠墙壁安装、具有一组横杆的平面框架，主要用于矫正姿势，肌力、耐力训练及关节活动度训练等。

4. 辅助步行训练器 是室内外辅助步行的用具，主要适用于神经、骨关节功能损伤患者。

5. 偏瘫康复器 是利用健侧肢体对患侧肢体进行被动性训练的设备，可以增加患者的关节活动度，主要适用于偏瘫患者。

三、常见骨与关节疾病患者的社区康复护理

（一）颈椎病的社区康复护理

1. 概述 颈椎病是由于颈椎间盘退行性改变和突出、颈椎骨质增生，刺激或压迫周围的神经和血管等组织而引起一系列临床症状的疾病。常表现为颈、肩、臂、背部疼痛，一侧或两侧手臂麻木，以及头痛、头晕、心慌、胸闷、多汗、上下肢无力等症状。颈椎病根据临床表现的特点分为神经根型（最常见）、脊髓型、椎动脉型、交感神经型、混合型。

2. 康复护理

（1）**保持正确体位，纠正不良姿势**：①睡眠姿势：枕头不宜过高、过硬、过低，一般枕高 10cm，同肩宽。②正确坐姿：自然端坐位，挺胸收腹，保持颈椎的生理弯曲，避免头颈部过度前屈或过度后仰。避免长时间处于同一姿势，1 小时左右变换姿势一次。使用电脑应目光平视，双肩放松。

（2）**正确有效牵引**：通常采用颌枕吊带牵引法，重量一般从 3~5kg 开始，逐渐增加至 8~10kg 或体重的 1/12~1/8。每日 1~2 次，每次 15~30 分钟。20 次为一疗程，一般需牵引 4~6 周。

（3）**活动颈部**：一般工作 1~2 小时，头颈部向左右前后转动数次，伏案工作过久后，应抬头向远方眺望 30 分钟。

（4）**注意颈部保暖**：冬季可用围巾或围领保护。

（5）**颈肩部训练**：如每天坚持做颈椎病康复操，对颈肩部肌肉进行训练。

（6）应用理疗、按摩、药物等综合疗法，也在家中进行颈部局部热敷。

（7）**避免损伤**：颈肩部肌肉劳损是加重颈椎退行性改变的重要因素，要保护颈部免受外力伤害。

（二）腰椎间盘突出症的社区康复护理

1. 概述 腰椎间盘突出症因椎间盘退行性改变所致，造成纤维环破裂和髓核组织突出，压迫神经根，引起一系列症状和体征。发病以腰 4~5、腰 5~骶 1 椎间盘最多见。主要症状为腰腿痛，腰部有压痛、叩痛，多有弯腰劳动或长期坐卧工作史。

2. 康复护理

（1）急性期卧硬板床休息 3 周，避免弯腰活动。指导患者采用正确的起床方式，先戴好腰围再慢慢坐起，避免腰部用力。

（2）**牵引**：一般采用仰卧位持续牵引。牵引重量为 10~40kg，20~30min/ 次，12 次 /d。

（3）**推拿**：为临床应用最广和效果较好的方法，可采用推、揉、对抗牵引或颤动、引伸等手法。15~20min/ 次，每日或隔日 1 次。

（4）应用理疗、按摩、药物等综合疗法。

（5）**腰背肌或腹肌的肌力训练**：①5 点支撑法：用头、双脚、双肘 5 点支撑，将臀部抬起，臀部尽量抬高，保持 10 秒，重复，20 次 / 组，2~3 次 /d。②3 点支撑法：用头、双脚支撑，将臀部抬起，臀部尽量抬高，保持 10 秒，重复，20 次 / 组，2~3 次 /d。③4 点支撑法：用双手、双脚将身体全部撑起，呈拱桥状，保持 10 秒，重复，20 次 / 组，2~3 次 /d。④飞燕点水法：头、双上肢、双下肢向后伸，腹部接触床面尽量少，呈飞燕状，保持 10 秒，重复，20 次 / 组，2~3 次 /d。

（6）**行为护理**：坐姿端正，背部紧靠椅背。卧位时膝关节下方垫枕头或垫子，使膝关节微曲。

长时间站立时双脚轮流放在小凳子上或轮流抬高。搬运重物时将重物负荷落在两脚间,屈膝屈髋提重物,保持脊柱伸直。

(郝庆娟)

思考题

1. 简述社区康复护理的对象和内容。

2. 李先生,71岁,因左侧肢体活动不便到医院就诊。查体:神志清楚,能正常交流,左侧肢体肌力为3级。经磁共振成像(MRI)检查诊断为"脑血栓",医生立即给予溶栓、抗凝等治疗,现患者病情稳定。

ER 12-3

练习题

请思考:

(1)李先生的日常生活活动训练应从哪几个方面进行指导?

(2)进行日常生活活动能力训练时应注意哪些问题?

附录一 居民健康档案封面

居民健康档案封面

编号□□□□□□ – □□□ – □□□ – □□□□□

居民健康档案

姓　　名:

现 住 址:

户籍地址:

联系电话:

乡镇(街道)名称:

村(居)委会名称:

建档单位:

建 档 人:

责任医生:

建档日期:　　　年　　月　　日

附录二 居民个人基本信息表

居民个人基本信息表

姓名：　　　　　　　　　　　　　　　　　　　　　　　　　　编号□□□-□□□□□

性别	1男　2女　9未说明的性别　0未知的性别　　□	出生日期	□□□□ □□ □□
身份证号		工作单位	
本人电话		联系人姓名	联系人电话
常住类型	1户籍　2非户籍　　　　　　　　□	民族	01汉族　99少数民族　　□

血型	1A型　2B型　3O型　4AB型　5不详/Rh：1阴性　2阳性　3不详　　　　　□/□
文化程度	1研究生　2大学本科　3大学专科和专科学校　4中等专业学校　5技工学校　6高中　7初中 8小学　9文盲及半文盲　10不详　　　　　　　　　　　　　　　　　　　　　　□
职业	0国家机关，党群组织，企业、事业单位负责人　1专业技术人员　2办事人员和有关人员 3商业、服务业人员　4农、林、牧、渔、水利业生产人员　5生产、运输设备操作人员及有关人员 6军人　7不便分类的其他从业人员　8无职业　　　　　　　　　　　　　　　　　　□
婚姻状况	1未婚　2已婚　3丧偶　4离婚　5未说明的婚姻状况　　　　　　　　　　　　　□
医疗费用 支付方式	1城镇职工基本医疗保险　2城镇居民基本医疗保险　3新型农村合作医疗 4贫困救助　5商业医疗保险　6全公费　7全自费　8其他　　　　　　　　　□/□/□
药物过敏史	1无　2青霉素　3磺胺　4链霉素　5其他　　　　　　　　　　　　　□/□/□/□
暴露史	1无　2化学品　3毒物　4射线　　　　　　　　　　　　　　　　　□/□/□

既往史	疾病	1无　2高血压　3糖尿病　4冠心病　5慢性阻塞性肺疾病　6恶性肿瘤　7脑卒中　8严重精神障碍 9结核病　10肝炎　11其他法定传染病　12职业病　13其他 □ 确诊时间　　年　　月/□ 确诊时间　　年　　月/□ 确诊时间　　年　　月 □ 确诊时间　　年　　月/□ 确诊时间　　年　　月/□ 确诊时间　　年　　月
	手术	1无　2有：名称①　　　时间　　　/名称②　　　时间　　　　　　□
	外伤	1无　2有：名称①　　　时间　　　/名称②　　　时间　　　　　　□
	输血	1无　2有：原因①　　　时间　　　/原因②　　　时间　　　　　　□

家族史	父亲	□/□/□/□/□/□	母亲	□/□/□/□/□/□
	兄弟姐妹	□/□/□/□/□/□	子女	□/□/□/□/□/□
	1无　2高血压　3糖尿病　4冠心病　5慢性阻塞性肺疾病　6恶性肿瘤　7脑卒中 8严重精神障碍　9结核病　10肝炎　11先天畸形　12其他			

遗传病史	1无　2有：疾病名称　　　　　　　　　　　　　　　　　　　　　□
残疾情况	1无残疾　2视力残疾　3听力残疾　4言语残疾　5肢体残疾 6智力残疾　7精神残疾　8其他残疾　　　　　　　　　　　　□/□/□

生活环境*	厨房排风设施	1无　2油烟机　3换气扇　4烟囱　　　　　　　　　　　□
	燃料类型	1液化气　2煤　3天然气　4沼气　5柴火　6其他　　　　□
	饮水	1自来水　2经净化过滤的水　3井水　4河湖水　5塘水　6其他　□
	厕所	1卫生厕所　2一格或二格粪池式　3马桶　4露天粪坑　5简易棚厕　□
	禽畜栏	1无　2单设　3室内　4室外　　　　　　　　　　　□

填表说明

1. 本表用于居民首次建立健康档案时填写。如果居民的个人信息有所变动，可在原条目处修改，并注明修改时间或重新填写。若失访，在空白处写明失访原因；若死亡，写明死亡日期和死亡原因。若迁出，记录迁往地点基本情况、档案交接记录。0~6岁儿童无须填写该表。

2. 性别　按照国标分为男、女、未知的性别及未说明的性别。

3. 出生日期　根据居民身份证的出生日期，按照年（4位）、月（2位）、日（2位）顺序填写，如19490101。

4. 工作单位　应填写目前所在工作单位的全称。离退休者填写最后工作单位的全称；下岗待业或无工作经历者须具体注明。

5. 联系人姓名　填写与建档对象关系紧密的亲友姓名。

6. 民族　少数民族应填写全称，如彝族、回族等。

7. 血型　在前一个"□"内填写与ABO血型对应编号的数字；在后一个"□"内填写与"Rh"血型对应编号的数字。

8. 文化程度　指截至建档时间，本人接受国内外教育所取得的最高学历或现有水平所相当的学历。

9. 药物过敏史　表中药物过敏主要列出青霉素、磺胺或者链霉素过敏，如有其他药物过敏，请在其他栏中写明名称。

10. 既往史

（1）疾病：填写现在和过去曾经患过的某种疾病，包括建档时还未治愈的慢性病或某些反复发作的疾病，并写明确诊时间，如有恶性肿瘤，请写明具体的部位或疾病名称，如有职业病，请填写具体名称。对于经医疗单位明确诊断的疾病都应以一级及以上医院的正式诊断为依据，有病史卡的以卡上的疾病名称为准，没有病史卡的应有证据证明是经过医院明确诊断的。可以多选。

（2）手术：填写曾经接受过的手术治疗。如有，应填写具体手术名称和手术时间。

（3）外伤：填写曾经发生的后果比较严重的外伤经历。如有，应填写具体外伤名称和发生时间。

（4）输血：填写曾经接受过的输血情况。如有，应填写具体输血原因和发生时间。

11. 家族史　指直系亲属（父亲、母亲、兄弟姐妹、子女）中是否患过所列出的具有遗传性或遗传倾向的疾病或症状。有则选择具体疾病名称对应编号的数字，可以多选。没有列出的请在"其他"中写明。

12. 生活环境　农村地区在建立居民健康档案时需根据实际情况选择填写此项。

附录三　居民健康体检表

居民健康体检表

姓名：　　　　　　　　　　　　　　　　　　　　　　　编号□□□－□□□□□

体检日期	年　　月　　日		责任医生		
内容	检查项目				
症状	1 无症状　2 头痛　3 头晕　4 心悸　5 胸闷　6 胸痛　7 慢性咳嗽　8 咳痰　9 呼吸困难　10 多饮　11 多尿　12 体重下降　13 乏力　14 关节肿痛　15 视物模糊　16 手脚麻木　17 尿急　18 尿痛　19 便秘　20 腹泻　21 恶心呕吐　22 眼花　23 耳鸣　24 乳房胀痛　25 其他				
	□/□/□/□/□/□/□/□/□/□				
一般状况	体温	℃	脉率		次/分钟
	呼吸频率	次/min	血压	左侧　　　　/　　　mmHg	
				右侧　　　　/　　　mmHg	
	身高	cm	体重		kg
	腰围	cm	体质指数（BMI）		kg/m²
	老年人健康状态自我评估*	1 满意　2 基本满意　3 说不清楚　4 不太满意　5 不满意			□
	老年人生活自理能力自我评估*	1 可自理（0~3分）　　　2 轻度依赖（4~8分）3 中度依赖（9~18分）　4 不能自理（≥19分）			□
	老年人认知功能*	1 粗筛阴性2 粗筛阳性，简易智力状态检查，总分			□
	老年人情感状态*	1 粗筛阴性2 粗筛阳性，老年人抑郁评分检查，总分			□

生活方式	体育锻炼	锻炼频率	1 每天　2 每周一次以上　3 偶尔　4 不锻炼	□
		每次锻炼时间	min　坚持锻炼时间	年
		锻炼方式		
	饮食习惯		1 荤素均衡　2 荤食为主　3 素食为主　4 嗜盐　5 嗜油　6 嗜糖	□/□/□
	吸烟情况	吸烟状况	1 从不吸烟　2 已戒烟　3 吸烟	□
		日吸烟量	平均　支	
		开始吸烟年龄	岁　戒烟年龄	岁
	饮酒情况	饮酒频率	1 从不　2 偶尔　3 经常　4 每天	□
		日饮酒量	平均　两	
		是否戒酒	1 未戒酒　2 已戒酒,戒酒年龄:岁	□
		开始饮酒年龄	岁　近一年内是否曾醉酒　1 是　2 否	□
		饮酒种类	1 白酒 2 啤酒 3 红酒 4 黄酒 5 其他	□/□/□/□
	职业病危害因素接触史		1 无 2 有(工种　从业时间　年)　毒物种类　粉尘　防护措施 1 无 2 有	□
			放射物质　防护措施 1 无 2 有	□
			物理因素　防护措施 1 无 2 有	□
			化学物质　防护措施 1 无 2 有	□
			其他　防护措施 1 无 2 有	□
脏器功能	口腔		口唇 1 红润　2 苍白　3 发绀　4 皲裂　5 疱疹	□/□/□
			齿列 1 正常　2 缺齿　3 龋齿 ┼ 4 义齿(假牙) ┼	
			咽部 1 无充血　2 充血　3 淋巴滤泡增生	□
	视力		左眼 右眼　(矫正视力:左眼 右眼)	
	听力		1 听见　2 听不清或无法听见	□
	运动功能		1 可顺利完成　2 无法独立完成其中任何一个动作	□
查体	眼底 *		1 正常　2 异常	□
	皮肤		1 正常　2 潮红　3 苍白　4 发绀　5 黄染　6 色素沉着　7 其他	□
	巩膜		1 正常　2 黄染　3 充血　4 其他	□
	淋巴结		1 未触及　2 锁骨上　3 腋窝　4 其他	□
	肺		桶状胸:1 否　2 是	□
			呼吸音:1 正常　2 异常	□
			啰音:1 无　2 干啰音　3 湿啰音　4 其他	□
	心脏		心率　次/min　心律:1 齐　2 不齐　3 绝对不齐	□
			杂音:1 无　2 有	□
	腹部		压痛:1 无　2 有	□
			包块:1 无　2 有	□
			肝大:1 无　2 有	□
			脾大:1 无　2 有	□
			移动性浊音:1 无　2 有	□
	下肢水肿		1 无　2 单侧　3 双侧不对称　4 双侧对称	□
	足背动脉搏动 *		1 未触及　2 触及双侧对称　3 触及左侧弱或消失　4 触及右侧弱或消失	□
	肛门指诊 *		1 未及异常　2 触痛　3 包块　4 前列腺异常　5 其他	□
	乳腺 *		1 未见异常　2 乳房切除　3 异常泌乳　4 乳腺包块　5 其他	□/□/□/□

妇科 *	外阴	1 未见异常　2 异常		□
	阴道	1 未见异常　2 异常		□
	宫颈	1 未见异常　2 异常		□
	宫体	1 未见异常　2 异常		□
	附件	1 未见异常　2 异常		□
其他 *				
辅助检查	血常规 *	血红蛋白_____g/L 白细胞_____×10⁹/L 血小板_____×10⁹/L 其他_____		
	尿常规 *	尿蛋白_____尿糖_____尿酮体_____尿潜血_____ 其他_____		
	空腹血糖 *	_____mmol/L 或_____mg/dl		
	心电图 *	1 正常　2 异常		□
	尿微量白蛋白 *	_____mg/dl		
	大便潜血 *	1 阴性　2 阳性		□
	糖化血红蛋白 *	%		
	乙型肝炎 表面抗原 *	1 阴性　2 阳性		□
	肝功能 *	血清谷丙转氨酶 U/L　血清谷草转氨酶 U/L 白蛋白 g/L　总胆红素 µmol/L 结合胆红素 µmol/L		
	肾功能 *	血清肌酐 µmol/L　　血尿素 mmol/L 血钾浓度 mmol/L　血钠浓度 mmol/L		
	血脂 *	总胆固醇 mmol/L　甘油三酯 mmol/L 血清低密度脂蛋白胆固醇 mmol/L 血清高密度脂蛋白胆固醇 mmol/L		
	胸部 X 线片 *	1 正常　2 异常		□
	B 超 *	腹部 B 超　1 正常　2 异常		□
		其他　　　　1 正常　2 异常		□
	宫颈涂片 *	1 正常　2 异常		□
	其他 *			
现存主要 健康问题	脑血管疾病	1 未发现　2 缺血性卒中　3 脑出血　4 蛛网膜下腔出血　5 短暂性脑缺血发作 6 其他		□/□/□/□/□
	肾脏疾病	1 未发现　2 糖尿病肾病　3 肾功能衰竭　4 急性肾炎　5 慢性肾炎 6 其他		□/□/□/□/□
	心脏疾病	1 未发现　2 心肌梗死　3 心绞痛　4 冠状动脉血运重建　5 充血性心力衰竭 6 心前区疼痛　7 其他		□/□/□/□/□
	血管疾病	1 未发现　2 夹层动脉瘤　3 动脉闭塞性疾病　4 其他		□/□/□
	眼部疾病	1 未发现　2 视网膜出血或渗出　3 视乳头水肿　4 白内障　5 其他		□/□/□
	神经系统疾病	1 未发现　2 有		□
	其他系统疾病	1 未发现　2 有		□

住院治疗情况	住院史	入/出院日期	原因	医疗机构名称	病案号
		/			
		/			
	家庭病床史	建/撤床日期	原因	医疗机构名称	病案号
		/			
		/			

主要用药情况	药物名称	用法	用量	用药时间	服药依从性 1 规律 2 间断 3 不服药
	1				
	2				
	3				
	4				
	5				
	6				

非免疫规划预防接种史	名称	接种日期	接种机构
	1		
	2		
	3		

健康评价	1 体检无异常　2 有异常　　　　　　　　　　　　　□ 异常1 _____ 异常2 _____ 异常3 _____ 异常4 _____

健康指导	1 纳入慢性病患者健康管理 2 建议复查 3 建议转诊　　　　　　　□/□/□	危险因素控制：　　　　□/□/□/□/□/□ 1 戒烟　2 健康饮酒　3 饮食　4 锻炼 5 减体重（目标　　kg） 6 建议接种疫苗 7 其他

填表说明

1. 本表用于老年人、高血压、2 型糖尿病和严重精神障碍患者等的年度健康检查。一般居民的健康检查可参考使用，肺结核患者、孕产妇和 0~6 岁儿童无须填写该表。

2. 表中带有 * 号的项目，在为一般居民建立健康档案时不作为免费检查项目，不同重点人群的免费检查项目按照各专项服务规范的具体说明和要求执行。对于不同的人群，完整的健康体检表指按照相应服务规范要求做完相关检查并记录的表格。

3. 一般状况

体质指数 = 体重（kg）/ 身高的平方（m²）。

老年人生活自理能力评估：65 岁及以上老年人需填写此项，详见老年人健康管理服务规范附件。

老年人认知功能粗筛方法：告诉被检查者 "我将要说三件物品的名称（如铅笔、卡车、书），请您立刻重复"。过 1 分钟后请其再次重复。如被检查者无法立即重复或 1 分钟后无法完整回忆三件物品名称为粗筛阳性，需进一步行 "简易智力状态检查量表" 检查。

老年人情感状态粗筛方法：询问被检查者 "你经常感到伤心或抑郁吗" 或 "你的情绪怎么样"。如回答 "是" 或 "我想不是十分好"，为粗筛阳性，需进一步行 "老年抑郁量表" 检查。

4. 生活方式

体育锻炼：指主动锻炼，即有意识地为强体健身而进行的活动。其不包括因工作或其他需要而必须进行的活动，如为上班骑自行车、做强体力工作等。锻炼方式填写最常采用的具体锻炼方式。

吸烟情况:"从不吸烟者"不必填写"日吸烟量""开始吸烟年龄""戒烟年龄"等。

饮酒情况:"从不饮酒者"不必填写其他有关饮酒情况项目,已戒酒者填写戒酒前相关情况,"日饮酒量"折合成白酒量(啤酒/10=白酒量,红酒/4=白酒量,黄酒/5=白酒量)。

职业暴露情况:指因患者职业原因造成的化学品、毒物或射线接触情况。如有,需填写具体化学品、毒物、射线名或填不详。

职业病危险因素接触史:指因患者职业原因造成的粉尘、放射物质、物理因素、化学物质的接触情况。如有,需填写具体粉尘、放射物质、物理因素、化学物质的名称或填不详。

5. 脏器功能

视力:填写采用对数视力表测量后的具体数值(为5分记录),对佩戴眼镜者,可戴其平时所用眼镜测量矫正视力。

听力:在被检查者耳旁轻声耳语"你叫什么姓名"(注意检查时检查者的脸应在被检查者视线之外),判断被检查者听力状况。

运动功能:请被检查者完成以下动作:"两手触枕后部""捡起这支笔""从椅子上站起,行走几步,转身,坐下。"判断被检查者运动功能。

6. 查体　如有异常请在横线上具体说明,如可触及的淋巴结部位、个数;心脏杂音描述;肝脾肋下触诊大小等。建议有条件的地区开展眼底检查,特别是针对高血压或糖尿病患者。

眼底:如果有异常,具体描述异常结果。

足背动脉搏动:糖尿病患者必须进行此项检查。

乳腺:检查外观有无异常,有无异常泌乳及包块。

妇科:外阴　记录发育情况及婚产式(未婚、已婚未产或经产式),如有异常情况请具体描述。

　　阴道　记录是否通畅,黏膜情况,分泌物量、色、性状以及有无异味等。

　　宫颈　记录大小、质地、有无糜烂、撕裂、息肉、腺囊肿;有无接触性出血、举痛等。

　　宫体　记录位置、大小、质地、活动度;有无压痛等。

　　附件　记录有无块物、增厚或压痛;若扪及块物,记录其位置、大小、质地;表面光滑与否、活动度、有无压痛以及与子宫及盆壁关系。左右两侧分别记录。

7. 辅助检查　该项目根据各地实际情况及不同人群情况,有选择地开展。老年人、高血压、2型糖尿病和严重精神障碍患者的免费辅助检查项目按照各专项规范要求执行。

尿常规中的"尿蛋白、尿糖、尿酮体、尿潜血"可以填写定性检查结果,阴性填"−",阳性根据检查结果填写"+""++""+++"或"++++",也可以填写定量检查结果,定量结果需写明计量单位。

大便潜血、肝功能、肾功能、胸部X线、B超检查结果若有异常,请具体描述异常结果。其中B超写明检查的部位。65岁及以上老年人腹部B超为免费检查项目。

其他:表中列出的检查项目以外的辅助检查结果填写在"其他"一栏。

8. 现存主要健康问题　指曾经出现或一直存在,并影响目前身体健康状况的疾病。可以多选。若有高血压、糖尿病等现患疾病或者新增的疾病需同时填写在个人基本信息表既往史一栏。

9. 住院治疗情况　指最近1年内的住院治疗情况。应逐项填写。日期填写年月,年份应填写4位。如因慢性病急性发作或加重而住院/家庭病床,请特别说明。医疗机构名称应写全称。

10. 主要用药情况　对长期服药的慢性病患者了解其最近1年内的主要用药情况,西药填写化学名及商品名,中药填写药品名称或中药汤剂,用法、用量按医生医嘱填写,用法指给药途径,如:口服、皮下注射等。用量指用药频次和剂量,如:每日三次,每次5mg等。用药时间指在此时间段内一共服用此药的时间,单位为年、月或天。服药依从性是指对此药的依从情况,"规律"为按医嘱服药,"间断"为未按医嘱服药,频次或数量不足,"不服药"即为医生开了处方,但患者未使用此药。

11. 非免疫规划预防接种史　填写最近1年内接种的疫苗的名称、接种日期和接种机构。

12. 健康评价　无异常是指无新发疾病、原有疾病控制良好无加重或进展,否则为有异常,填写具体异常情况,包括高血压、糖尿病、生活能力、情感筛查等身体和心理的异常情况。

13. 健康指导　纳入慢性病患者健康管理是指高血压、糖尿病、严重精神障碍患者等重点人群定期随访和健康体检。减体重的目标是指根据居民或患者的具体情况,制定下次体检之前需要减重的目标值。

附录四 接诊记录表

接诊记录表

姓名：_____   编号□□□-□□□□□

就诊者的主观资料：

就诊者的客观资料：

评估：

处置计划：

医生签字：_____
接诊日期：____年____月____日

填表说明：

1. 本表供居民由于急性或短期健康问题接受咨询或医疗卫生服务时使用，应以能够如实反映居民接受服务的全过程为目的、根据居民接受服务的具体情况填写。

2. 就诊者的主观资料　包括主诉、咨询问题和卫生服务要求等。

3. 就诊者的客观资料　包括查体、实验室检查、影像检查等结果。

4. 评估　根据就诊者的主、客观资料作出的初步印象、疾病诊断或健康问题评估。

5. 处置计划　指在评估基础上制订的处置计划，包括诊断计划、治疗计划、患者指导计划等。

附录五 会诊记录表

会诊记录表

姓名：　　　　　　　　　　　　　　　　　　　　　　　　　编号□□□－□□□□□

会诊原因：

会诊意见：

会诊医生及其所在医疗卫生机构：

医疗卫生机构名称	会诊医生签字		

责任医生：

会诊日期：　　年　　月　　日

填表说明：

1. 本表供居民接受会诊服务时使用。

2. 会诊原因　责任医生填写患者需会诊的主要情况。

3. 会诊意见　责任医生填写会诊医生的主要处置、指导意见。

4. 会诊医生及其所在医疗卫生机构：填写会诊医生所在医疗卫生机构名称并签署会诊医生姓名。来自同一医疗卫生机构的会诊医生可以只填写一次机构名称，然后在同一行依次签署姓名。

附录六　双向转诊单

双向转诊单

存根

患者姓名＿＿＿＿＿＿＿＿性别＿＿＿＿＿＿＿＿年龄＿＿＿＿＿＿＿＿档案编号

家庭住址＿＿＿＿＿＿＿＿＿＿＿＿＿＿＿＿＿＿＿＿＿＿＿＿＿＿＿＿＿＿联系电话

于＿＿＿＿＿年＿＿月＿＿日因病情需要，转入＿＿＿＿＿＿＿＿＿＿＿＿＿＿＿＿＿＿＿单位

＿＿＿＿＿＿＿＿＿＿＿＿＿＿＿＿＿＿＿＿＿＿科室＿＿＿＿＿＿＿＿＿＿＿＿＿＿接诊医生

转诊医生（签字）：

年　　月　　日

双向转诊（转出）单

＿＿＿＿＿＿＿＿＿＿＿＿＿＿（机构名称）：

现有患者＿＿＿＿＿＿＿＿性别＿＿＿＿＿＿＿＿年龄＿＿＿＿＿＿＿＿因病情需要，需转入

贵单位，请予以接诊。

初步印象：

主要现病史（转出原因）：

主要既往史：

治疗经过：

转诊医生（签字）：

联系电话：

＿＿＿＿＿＿＿＿＿＿＿＿＿（机构名称）

年　　月　　日

填表说明

1. 本表供居民双向转诊转出时使用，由转诊医生填写。

2. 初步印象　转诊医生根据患者病情做出的初步判断。

3. 主要现病史　患者转诊时存在的主要临床问题。

4. 主要既往史　患者既往存在的主要疾病史。

5. 治疗经过　经治医生对患者实施的主要诊治措施。

存根

患者姓名＿＿＿＿＿＿＿＿性别＿＿＿＿＿＿＿＿年龄＿＿＿＿＿＿＿＿病案号

家庭住址＿＿＿＿＿＿＿＿＿＿＿＿＿＿＿＿＿＿＿＿＿＿＿＿＿＿＿＿联系电话

于＿＿＿＿＿年＿＿月＿＿日因病情需要，转回＿＿＿＿＿＿＿＿＿＿＿＿＿＿＿＿＿＿单位

＿＿＿＿＿＿＿＿＿＿＿＿接诊医生。

转诊医生（签字）：

年　　月　　日

双向转诊（回转）单

_____（机构名称）：

现有患者_____因病情需要，现转回贵单位，请予以接诊。

诊断结果_____住院病案号

主要检查结果：

治疗经过、下一步治疗方案及康复建议：

转诊医生（签字）：

联系电话：

_____（机构名称）

年　　月　　日

填表说明：

1. 本表供居民双向转诊回转时使用，由转诊医生填写。

2. 主要检查结果　填写患者接受检查的主要结果。

3. 治疗经过　经治医生对患者实施的主要诊治措施。

4. 康复建议　填写经治医生对患者转出后需要进一步治疗及康复提出的指导建议。

附录七　居民健康档案信息卡

居民健康档案信息卡

（正面）

姓名		性别		出生日期			年	月	日
健康档案编号				□□□-□□□□□					
ABO 血型	□A □B □O □AB			Rh 血型	□ Rh 阴性 □ Rh 阳性 □不详				
慢性病患病情况： □无　　　□高血压　　□糖尿病　　□脑卒中　　□冠心病　□哮喘 □职业病　□其他疾病									
过敏史：									

（反面）

家庭住址		家庭电话	
紧急情况联系人		联系人电话	
建档机构名称		联系电话	
责任医生或护士		联系电话	
其他说明：			

填表说明

1. 居民健康档案信息卡为正反两面，根据居民信息如实填写，应与健康档案对应项目的填写内容一致。

2. 过敏史：过敏主要指青霉素、磺胺、链霉素过敏，如有其他药物或食物等其他物质（如花粉、酒精、油漆等）过敏，请写明过敏物质名称。

附录八　高血压患者随访服务记录表

高血压患者随访服务记录表

姓名：　　　　　　　　　　　　　　　　　　　　　　　　编号□□□-□□□□□

随访日期		年　　月　　日	年　　月　　日	年　　月　　日	年　　月　　日
随访方式		1门诊　2家庭 3电话□	1门诊　2家庭 3电话□	1门诊　2家庭 3电话□	1门诊　2家庭 3电话□
症状	1无症状 2头痛头晕 3恶心呕吐 4眼花耳鸣 5呼吸困难 6心悸胸闷 7鼻衄出血不止 8四肢发麻 9下肢水肿	□/□/□/□/□ □/□ 其他：	□/□/□/□/□ □/□ 其他：	□/□/□/□/□ □/□ 其他：	□/□/□/□/□ □/□ 其他：
体征	血压/mmHg				
	体重/kg	/	/	/	/
	体质指数（BMI)/ (kg•m^{-2})	/	/	/	/
	心率/ (次•min^{-1})				
	其他				
生活方式指导	日吸烟量/支	/	/	/	/
	日饮酒量/两	/	/	/	/
	运动	___次/周　___min/次 ___次/周　___min/次	___次/周　___min/次 ___次/周　___min/次	___次/周　___min/次 ___次/周　___min/次	___次/周　___min/次 ___次/周　___min/次
	摄盐情况 （咸淡）	轻/中/重/ 轻/中/重	轻/中/重/ 轻/中/重	轻/中/重/ 轻/中/重	轻/中/重/ 轻/中/重
	心理调整	1良好　2一般 3差　□	1良好　2一般 3差　□	1良好　2一般 3差　□	1良好　2一般 3差　□
	遵医行为	1良好　2一般 3差　□	1良好　2一般 3差　□	1良好　2一般 3差　□	1良好　2一般 3差　□
辅助检查*					
服药依从性		1规律　2间断 3不服药□	1规律　2间断 3不服药□	1规律　2间断 3不服药□	1规律　2间断 3不服药□
药物不良反应		1无　2有____　□	1无　2有____　□	1无　2有____　□	1无　2有____　□
此次随访分类		1控制满意　2控制不 满意　3不良反应 4并发症　□	1控制满意　2控制不 满意　3不良反应 4并发症　□	1控制满意　2控制不 满意　3不良反应 4并发症　□	1控制满意　2控制不 满意　3不良反应 4并发症　□

用药情况	药物名称1									
	用法用量	每日 次	每次	每日 次	每次	每日 次	每次	每日 次	每次	
	药物名称2									
	用法用量	每日 次	每次	每日 次	每次	每日 次	每次	每日 次	每次	
	药物名称3									
	用法用量	每日 次	每次	每日 次	每次	每日 次	每次	每日 次	每次	
	其他药物									
	用法用量	每日 次	每次	每日 次	每次	每日 次	每次	每日 次	每次	
转诊	原因									
	机构及科别									
下次随访日期										
随访医生签名										

填表说明:

1. 本表为高血压患者在接受随访服务时由医生填写。每年的健康体检后填写健康体检表。若失访,在随访日期处写明失访原因;若死亡,写明死亡日期和死亡原因。

2. 体征 体质指数(BMI)=体重(kg)/身高的平方(m²),体重和体质指数斜线前填写目前情况,斜线后填写下次随访时应调整到的目标。如果是超重或是肥胖的高血压患者,要求每次随访时测量体重并指导患者控制体重;正常体重人群可每年测量一次体重及体质指数。如有其他阳性体征,请填写在"其他"一栏。

3. 生活方式指导 在询问患者生活方式时,同时对患者进行生活方式指导,与患者共同制定下次随访目标。

日吸烟量:斜线前填写目前吸烟量,不吸烟填"0",吸烟者写出每天的吸烟量"××支",斜线后填写吸烟者下次随访目标吸烟量"××支"。

日饮酒量:斜线前填写目前饮酒量,不饮酒填"0",饮酒者写出每天的饮酒量相当于白酒"××两",斜线后填写饮酒者下次随访目标饮酒量相当于白酒"××两"。(啤酒/10=白酒量,红酒/4=白酒量,黄酒/5=白酒量)。

运动:填写每周几次,每次多少分钟。即"××次/周,××min/次"。横线上填写目前情况,横线下填写下次随访时应达到的目标。

摄盐情况:斜线前填写目前摄盐的咸淡情况。根据患者饮食的摄盐情况,按咸淡程度在列出的"轻、中、重"之一上划"√"分类,斜线后填写患者下次随访目标摄盐情况。

心理调整:根据医生印象选择对应的选项。

遵医行为:指患者是否遵照医生的指导去改善生活方式。

4. 辅助检查 记录患者上次随访到这次随访之间在各医疗机构进行的辅助检查结果。

5. 服药依从性 "规律"为按医嘱服药,"间断"为未按医嘱服药,频次或数量不足,"不服药"即为医生开了处方,但患者未使用此药。

6. 药物不良反应 如果患者服用的降压药物有明显的药物不良反应,具体描述哪种药物,何种不良反应。

7. 此次随访分类 根据此次随访时的分类结果,由随访医生在4种分类结果中选择一项在"□"中填上相应的数字。"控制满意"是指血压控制满意,无其他异常、"控制不满意"是指血压控制不满意,无其他异常、"不良反应"是指存在药物不良反应、"并发症"是指出现新的并发症或并发症出现异常。如果患者同时并存几种情况,填写最严重的一种情况,同时结合上次随访情况确定患者下次随访时间,并告知患者。

8. 用药情况 根据患者整体情况,为患者开具处方,并填写在表格中,写明用法、用量。同时记录其他医疗卫生机构为其开具的处方药。

9. 转诊 如果转诊要写明转诊的医疗机构及科室类别,如××市人民医院心内科,并在原因一栏写明转诊原因。

10. 下次随访日期 根据患者此次随访分类,确定下次随访日期,并告知患者。

11. 随访医生签名 随访完毕,核查无误后随访医生签署其姓名。

附录九　2型糖尿病患者随访服务记录表

2型糖尿病患者随访服务记录表

姓名：　　　　　　　　　　　　　　　　　　　　　　　　　　编号□□□-□□□□□

	随访日期				
	随访方式	1门诊　2家庭 3电话　□	1门诊　2家庭 3电话　□	1门诊　2家庭 3电话　□	1门诊　2家庭 3电话　□
症状	1无症状 2多饮 3多食 4多尿 5视物模糊 6感染 7手脚麻木 8下肢浮肿 9体重明显下降	□/□/□/□/□/ □/□ 其他	□/□/□/□/□/ □/□ 其他	□/□/□/□/□/ □/□ 其他	□/□/□/□/□/ □/□ 其他
体征	血　压/mmHg				
	体　重/kg	/	/	/	/
	体质指数/ (kg·m^{-2})	/	/	/	/
	足背动脉搏动	1触及正常　　　□ 2减弱(双侧左侧右侧) 3消失(双侧左侧右侧)	1触及正常　　　□ 2减弱(双侧左侧右侧) 3消失(双侧左侧右侧)	1触及正常　　　□ 2减弱(双侧左侧右侧) 3消失(双侧左侧右侧)	1触及正常　　　□ 2减弱(双侧左侧右侧) 3消失(双侧左侧右侧)
	其　他				
生活方式指导	日吸烟量	/　　　支	/　　　支	/　　　支	/　　　支
	日饮酒量	/　　　两	/　　　两	/　　　两	/　　　两
	运动	___次/周　___min/次 ___次/周　___min/次	___次/周　___min/次 ___次/周　___min/次	___次/周　___min/次 ___次/周　___min/次	___次/周　___min/次 ___次/周　___min/次
	主食(g·d^{-1})	/	/	/	/
	心理调整	1良好　2一般 3差　□	1良好　2一般 3差　□	1良好　2一般 3差　□	1良好　2一般 3差　□
	遵医行为	1良好　2一般 3差　□	1良好　2一般 3差　□	1良好　2一般 3差　□	1良好　2一般 3差　□
辅助检查	空腹血糖值	_____mmol/L	_____mmol/L	_____mmol/L	_____mmol/L
	其他检查*	糖化血红蛋白___% 检查日期：___月___日 _____	糖化血红蛋白___% 检查日期：___月___日 _____	糖化血红蛋白___% 检查日期：___月___日 _____	糖化血红蛋白___% 检查日期：___月___日 _____
服药依从性		1规律　2间断 3不服药□	1规律　2间断 3不服药□	1规律　2间断 3不服药□	1规律　2间断 3不服药□
药物不良反应		1无　2有　　□	1无　2有　　□	1无　2有　　□	1无　2有　　□
低血糖反应		1无　2偶尔 3频繁　□	1无　2偶尔 3频繁　□	1无　2偶尔 3频繁　□	1无　2偶尔 3频繁　□

此次随访分类		1 控制满意　2 控制不满意　3 不良反应　4 并发症　□		1 控制满意　2 控制不满意　3 不良反应　4 并发症　□		1 控制满意　2 控制不满意　3 不良反应　4 并发症　□		1 控制满意　2 控制不满意　3 不良反应　4 并发症　□	
用药情况	药物名称1								
	用法用量	每日　次	每次	每日　次	每次	每日　次	每次	每日　次	每次
	药物名称2								
	用法用量	每日　次	每次	每日　次	每次	每日　次	每次	每日　次	每次
	药物名称3								
	用法用量	每日　次	每次	每日　次	每次	每日　次	每次	每日　次	每次
	胰岛素	种类： 用法和用量：		种类： 用法和用量：		种类： 用法和用量：		种类： 用法和用量：	
转诊	原因								
	机构及科别								
下次随访日期									
随访医生签名									

填表说明：

1. 本表为 2 型糖尿病患者在接受随访服务时由医生填写。每年的健康体检填写健康体检表。若失访，在随访日期处写明失访原因；若死亡，写明死亡日期和死亡原因。

2. 体征　体质指数(BMI)= 体重(kg)/ 身高的平方(m²)，体重和体质指数斜线前填写目前情况，斜线后填写下次随访时应调整到的目标。如果是超重或是肥胖的患者，要求每次随访时测量体重并指导患者控制体重；正常体重人群可每年测量一次体重及体质指数。如有其他阳性体征，请填写在"其他"一栏。

3. 生活方式指导　在询问患者生活方式时，同时对患者进行生活方式指导，与患者共同制定下次随访目标。

日吸烟量：斜线前填写目前吸烟量，不吸烟填"0"，吸烟者写出每天的吸烟量"×× 支"，斜线后填写吸烟者下次随访目标吸烟量"×× 支"。

日饮酒量：斜线前填写目前饮酒量，不饮酒填"0"，饮酒者写出每天的饮酒量相当于白酒"×× 两"，斜线后填写饮酒者下次随访目标饮酒量相当于白酒"×× 两"。(啤酒 /10= 白酒量，红酒 /4= 白酒量，黄酒 /5= 白酒量)。

运动：填写每周几次，每次多少分钟。即"×× 次 / 周,××min / 次"。横线上填写目前情况，横线下填写下次随访时应达到的目标。

主食：根据患者的实际情况估算主食(米饭、面食、饼干等淀粉类食物)的摄入量。为每天各餐的合计量。

心理调整：根据医生印象选择对应的选项。

遵医行为：指患者是否遵照医生的指导去改善生活方式。

4. 辅助检查　为患者进行空腹血糖检查，记录检查结果。若患者在上次随访到此次随访之间到各医疗机构进行过糖化血红蛋白(控制目标为 7%，随着年龄的增长标准可适当放宽)或其他辅助检查，应如实记录。

5. 服药依从性　"规律"为按医嘱服药，"间断"为未按医嘱服药，频次或数量不足，"不服药"即为医生开了处方，但患者未使用此药。

6. 药物不良反应　如果患者服用的降糖药物有明显的药物不良反应，具体描述哪种药物，何种不良反应。

7. 低血糖反应　根据上次随访到此次随访之间患者出现的低血糖反应情况。

8. 此次随访分类　根据此次随访时的分类结果，由责任医生在 4 种分类结果中选择一项在"□"中填上相应的数字。"控制满意"是指血糖控制满意，无其他异常、"控制不满意"是指血糖控制不满意，无其他异常、"不良反应"是指存在药物不良反应、"并发症"是指出现新的并发症或并发症出现异常。如果患者同时并存几种情况，填写最严重的一种情况，同时结合上次随访情况确定患者下次随访时间，并告知患者。

9. 用药情况　根据患者整体情况，为患者开具处方，并填写在表格中，写明用法、用量。同时记录其他医疗卫生机构为其开具的处方药。

10. 转诊　如果转诊要写明转诊的医疗机构及科室类别，如 ×× 市人民医院内分泌科，并在原因一栏写明转诊原因。

11. 下次随访日期　根据患者此次随访分类，确定下次随访日期，并告知患者。

12. 随访医生签名　随访完毕，核查无误后随访医生签署其姓名。

[1] 徐国辉. 社区护理[M]. 4版. 北京：人民卫生出版社，2019.

[2] 鲁亚平. 社区护理[M]. 北京：高等教育出版社，2018.

[3] 赵晓华，左凤林，陈丽云. 社区护理[M]. 北京：高等教育出版社，2018.

[4] 涂英，沈翠珍. 社区护理学[M]. 3版. 北京：人民卫生出版社，2018.

[5] 顾建钧，李明，刘薇群. 社区护理管理概引[M]. 上海：复旦大学出版社，2018.

[6] 左凤林. 社区护理[M]. 北京：中国医药科技出版社，2018.

[7] 李鲁. 社会医学[M]. 5版. 北京：人民卫生出版社，2017.

[8] 姜新峰，王秀清. 社区护理[M]. 2版. 北京：人民卫生出版社，2020.

[9] 毛萌，江帆. 儿童保健学[M]. 4版. 北京：人民卫生出版社，2020.

[10] 姜丽萍. 社区护理学[M]. 5版. 北京：人民卫生出版社，2021.

[11] 史周华. 预防医学[M]. 3版. 北京：中国中医药出版社，2021.

[12] 张晓霞. 社区护理[M]. 北京：中国医药科技出版社，2022.

[13] 安力彬，陆虹. 妇产科护理学[M]. 7版. 北京：人民卫生出版社，2022.

[14] 胡秀英，肖惠敏. 老年护理学[M]. 5版. 北京：人民卫生出版社，2022.

[15] 吴文君. 社区护理学[M]. 2版. 北京：中国医药科技出版社，2022.

[16] 李葆华，赵志新. 传染病护理学[M]. 北京：人民卫生出版社，2022.

中英文名词对照索引